中医临床必读丛书

三因极一病证方论

宋·陈　言　著
王咪咪　整理

人民卫生出版社

图书在版编目(CIP)数据

三因极一病证方论/宋·陈言著;王咪咪整理. —北京:人民卫生出版社,2007.7
(中医临床必读丛书)
ISBN 978-7-117-08626-4

Ⅰ.三… Ⅱ.①陈…②王… Ⅲ.中医学临床-中国-南宋 Ⅳ.R24

中国版本图书馆 CIP 数据核字(2007)第 045428 号

门户网:www. pmph. com	出版物查询、网上书店
卫人网:www. ipmph. com	护士、医师、药师、中医师、卫生资格考试培训

中医临床必读丛书

三因极一病证方论

著　者:宋·陈言
整　理:王咪咪
出版发行:人民卫生出版社(中继线 010-59780011)
地　址:北京市朝阳区潘家园南里 19 号
邮　编:100021
E - mail:pmph @ pmph. com
购书热线:010-59787592　010-59787584　010-65264830
印　刷:北京九州迅驰传媒文化有限公司
经　销:新华书店
开　本:850×1168　1/32　印张:14.375
字　数:286 千字
版　次:2007 年 7 月第 1 版　2025 年 4 月第 1 版第 12 次印刷
标准书号:ISBN 978-7-117-08626-4/R·8627
定　价:26.00 元

打击盗版举报电话:010-59787491　E-mail:WQ @ pmph. com
(凡属印装质量问题请与本社市场营销中心联系退换)

出版者的话

中医要发展创新,提高临床疗效是必由之路。而提高临床疗效的捷径,就是继承前人宝贵的诊疗理论和丰富的临床经验。古今大凡著名医家,无不是在熟读古籍,继承前人经验的基础上而成为一代宗师的。厚积薄发,由博返约,是读书成才的必然过程。步入 21 世纪,中医的发展与创新仍然离不开继承,而继承的第一步必须是熟读中医古籍,奠定基础。这好比万丈高楼,筑基必坚;参天大树,扎根必深。

为了在新世纪进一步发展中医,提高中医临床疗效水平,针对目前中医现状,国家中医药管理局启动了"优秀中医临床人才研修项目"。该计划首批精选培养名中医 200 名左右,期望在新世纪再培养一大批中医临床大家,为我国人民的医疗保健再做贡献。做临床,必读古籍;做名医,更需要熟悉古籍并能灵活应用。为了适应中医临床人才培养计划,我们从"优秀中医临床人才研修项目"必读书目中先期精选了中医各科必读的 70 余种整理后已相继出版发行,应广大读者要求,经全国著名中医专家王永炎、余瀛鳌等推荐和论证,续增 34 种,使《中医临床必读丛书》的出版渐臻完备。本丛书共 105 种,所选精当,涵盖面广,多为历代医家推崇,尊为必读经典著作,在中医学发展的长河中,占有重要的学术地位。

本次整理突出了以下特点:①力求原文准确,每种医籍均由各科专家遴选精善底本,加以严谨校勘,为读者提供精确的

1

原文。②原则上只收原文,不作校记和注释,旨在使读者在研习之中渐得旨趣,体悟真谛。③每书撰写了导读,介绍该书的作者生平、成书背景、学术特点,及对临床的指导意义以及如何学习运用等内容,提要钩玄,以启迪读者。为便于读者检索,书后附以索引。

期望本丛书的出版,能真正起到读古籍,筑根基,做临床,提疗效的作用,有助于中医临床人才的培养和成长,以推动我国中医药事业的发展与创新。

一、经典著作

《灵枢经》

《黄帝内经素问》

《伤寒论》

《金匮要略》

《温病条辨》

《温热经纬》

二、诊断类著作

《脉经》

《诊家枢要》

《濒湖脉学》

三、通用著作

《中藏经》

《伤寒总病论》

《素问玄机原病式》

《三因极一病证方论》

《素问病机气宜保命集》

《内外伤辨惑论》

《儒门事亲》

《脾胃论》

《兰室秘藏》

《格致余论》

《丹溪心法》

《景岳全书》

《医贯》

《理虚元鉴》

《明医杂著》

《万病回春》

《慎柔五书》

《内经知要》

《医宗金鉴》

《石室秘录》

《医学源流论》

《兰台轨范》

《杂病源流犀烛》

《古今医案按》

《笔花医镜》

《类证治裁》

《医林改错》

《血证论》

《名医类案》

《医学衷中参西录》

《丁甘仁医案》

四、各科著作

（一）内科

《金匮钩玄》

《秘传证治要诀及类方》

《医宗必读》

《医学心悟》

《证治汇补》

《医门法律》

《张氏医通》

《张聿青医案》

《临证指南医案》

《症因脉治》

《医学入门》

《先醒斋医学广笔记》

《温疫论》

《温热论》

《湿热论》

《串雅内外编》

《医醇賸义》

《时病论》

（二）外科

《外科精义》

《外科发挥》

《外科正宗》

《外科证治全生集》

《疡科心得集》

（三）妇科

《经效产宝》

《妇人大全良方》

《女科经纶》

《傅青主女科》

《竹林寺女科秘传》

《济阴纲目》

《女科辑要》

（四）儿科

《小儿药证直诀》

《活幼心书》

《幼科发挥》

《幼幼集成》

（五）眼科

《秘传眼科龙木论》

《审视瑶函》

《银海精微》

《目经大成》

《眼科金镜》

（六）耳鼻喉科

《重楼玉钥》

《口齿类要》

《喉科秘诀》

（七）针灸科

《针灸甲乙经》

《针灸资生经》

《针经摘英集》

《针灸大成》

《针灸聚英》

3

（八）骨伤科

《永类钤方》

《仙授理伤续继秘方》

《世医得效方》

《正体类要》

《伤科汇纂》

《厘正按摩要术》

（九）养生

《寿亲养老新书》

《遵生八笺》

《老老恒言》

五、方药类著作

《太平惠民和剂局方》

《医方考》

《本草原始》

《医方集解》

《本草备要》

《得配本草》

《成方切用》

《时方妙用》

《验方新编》

人民卫生出版社

2007 年 3 月

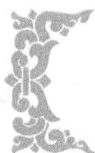

序

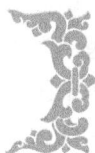

　　中医药学是具有中国特色的生命科学，是科学与人文融合得比较好的学科，在人才培养方面，只要遵循中医药学自身发展的规律，只要把中医理论知识的深厚积淀与临床经验的活用有机的结合起来，就能培养出优秀的中医临床人才。

　　近百余年西学东渐，再加上当今市场经济价值取向的作用，使得一些中医师诊治疾病，常以西药打头阵，中药作陪衬，不论病情是否需要，一概是中药加西药。更有甚者不切脉、不辨证，凡遇炎症均以解毒消炎处理，如此失去了中医理论对诊疗实践的指导，则不可能培养出合格的中医临床人才。对此，中医学界许多有识之士颇感忧虑而痛心疾首。中医中药人才的培养，从国家社会的需求出发，应该在多种模式多个层面展开。当务之急是创造良好的育人环境。要倡导求真求异，学术民主的学风。国家中医药管理局设立了培育名医的研修项目，首先是参师襄诊，拜名师制订好读书计划，因人因材施教，务求实效。论其共性则需重视"悟性"的提高，医理与易理相通，重视易经相关理论的学习；还有文献学、逻辑学，生命科学原理与生物信息学等知识的学习运用。"悟性"主要体现在联系临床，提高思想思考思辩的能力，破解疑难病例获取疗效。再者是熟读一本临证案头书，研修项目精选的书目可以任选，作为读经典医籍研修晋阶保底的基本功。第二是诊疗环境，我建议城市与乡村、医院与诊所、病房与门诊可以兼顾，总以多临证多研讨为主。若参师三五位以上，年诊千例以上，必有上乘学问。第三是求真务实,"读经典做临床"关键在"做"字上苦下功夫,敢于置疑而后验证、诠释进而创新,诠证创新自然寓于继承之中。

中医治学当溯本求源,古为今用,继承是基础,创新是归宿,认真继承中医经典理论与临床诊疗经验,做到中医不能丢,进而才是中医现代化的实施。厚积薄发、厚今薄古为治学常理。所谓勤求古训、融汇新知,即是运用科学的临床思维方法,将理论与实践紧密联系,以显著的疗效、诠释、求证前贤的理论,寓继承之中求创新发展,从理论层面阐发古人前贤之未备,以推进中医学科的进步。

综观古往今来贤哲名医均是熟谙经典,勤于临证,发遑古义,创立新说者。通常所言的"学术思想"应是高层次的成就,是锲而不舍长期坚持"读经典做临床"在取得若干鲜活的诊疗经验的基础上,应是学术闪光点凝聚提炼出的精华。笔者以弘扬中医学学科的学术思想为己任而决不敢言自己有什么学术思想,因为学术思想一定要具备有创新思维与创新成果,当然是在继承为基础上的创新;学术思想必有理论内涵指导临床实践,能以提高防治水平;再者学术思想不应是一病一证一法一方的诊治经验与心得体会。如金元大家刘完素著有《素问玄机原病式》,自述"法之与术,悉出《内经》之玄机",于刻苦钻研运气学说之后,倡"六气皆从火化",阐发火热病证脉治,创立脏腑六气病机、玄府气液理论。其学术思想至今仍能指导温热、瘟疫的防治。非典型传染性肺炎(SARS)流行时,运用玄府气液理论分析证候病机,确立治则治法,遣药组方获取疗效,应对突发公共卫生事件造福群众。毋庸置疑刘完素是"读经典做临床"的楷模,而学习历史,凡成中医大家名师者基本如此,即使当今名医具有卓越学术思想者,亦无例外,因为经典医籍所提供的科学原理至今仍是维护健康防治疾病的准则,至今仍葆其青春,因此"读经典做临床"具有重要的现实意义。

值得指出,培养临床中坚骨干人才,造就学科领军人物是当务之急。在需要强化"读经典做临床"的同时,以唯物主义史观学习易经易道易图，与文、史、哲，逻辑学交叉渗透融合，提高"悟性"指导诊疗工作。面对新世纪东学西渐是另一股潮流，国外学者研究老聃、孔丘、朱熹、沈括之学，以应对技术高速发展与理论相对滞后的矛盾日趋突出的现状。譬如老聃是中国宇宙论的开拓者，惠施则注重宇宙中一般事物的观察。他解释宇宙为总包一切之"大一"与极微无内之"小一"构成，大而无外小而无内，大一寓有小一，小一中又涵有大一，两者相兼容而为用。如此见解不仅对中医学术研究具有指导作用，对宏观生物学与分子生物学的链接，纳入到系统复杂科学的领域至关重要。近日有学者撰文讨论自我感受的主观症状对医学的贡献和医师参照的意义；有学者从分子水平寻求直接调节整体功能的物质，而突破靶细胞的发病机制；有医生运用助阳化气，通利小便的方药能同时改善胃肠症状治疗幽门螺杆菌引起的胃炎，还有医生使用中成药治疗老年良性前列腺增生，运用非线性方法，优化观察指标，不把增生前列腺的直径作为惟一的"金"指标，用综合量表评价疗效而获得认许，这就是中医的思维，要坚定地走中国人自己的路。

　　人民卫生出版社为了落实国家中医药管理局设立的培育名医的研修项目，先从研修项目中精选70余种陆续刊行，为进一步扩大视野，续增的品种也是备受历代医家推崇的中医经典著作，为我们学习提供了便利条件，只要我们"博学之，审问之，慎思之，明辩之，笃行之"，就会学有所得、学有所长、学有所进、学有所成。治经典之学要落脚临床，实实在在去"做"，切忌坐而论道，应端正学风，尊重参师，教学相长，使自己成为中医界骨干人才。名医不是自封的，需要同行认可，而社会认可更为重要。让我们互相勉励，为中国中医名医战略实施取得实效多做有益的工作。

王永炎

2007年3月5日

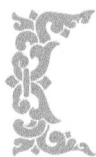

导　读

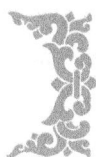

　　《三因极一病证方论》是南宋至今非常有影响的中医临床用书，近千年来曾多次被翻刻、抄录。书中所确立的"三因学说"发展了张仲景的病因病理学理论，奠定了中医病因学说的基础，为后世医家所遵循，于临床治疗有着重要的参考价值。《四库全书总目提要》对此书的评价为"每类有论有方，理致简赅，非他家俚鄙冗杂之比。"

一、《三因极一病证方论》与作者

　　本书作者为南宋著明医学家陈言（无择），号鹤溪道人，青田（今属浙江）人。精于方脉，治病多效。作者曾于绍兴三十一年（1161）集方，编成《依源指治》一书，六卷八十一门，论述病因病理，集注《脉经》，并附方若干，然未刊印发行。又经过十余年的临床实践，作者在对中医医理的进一步研究中更认识到"医事之要，无出三因；辨因之初，无逾脉息"，于淳熙元年（1174）撰成《三因极一病源论粹》（简称《三因方》），现在流行书名《三因极一病证方论》为《宋志》所改，后人多沿袭之。

　　《三因极一病证方论》的主旨是将中医的繁杂病因分为内因（七情）、外因（六淫）、不内外因三类，对《金匮要略》的三因说法大加发挥，此书文词典雅，理致简赅，后世医家多受其影响。全书18卷，分为180门，包括内、外、妇、儿、五官各科。内科为详论，占有 12 卷篇幅。在叙述中，由各卷分及各门，论述病证、病因之后追索方剂。其中首叙医学总论，关于病因一项为本书的理论重点，指出"凡治病，必须识因，不知其因，病源无目。"陈氏将病因归纳为内因、外因和不内外因三者，并指出"六淫，天之常气，冒之则先从经络流入，内合于脏腑，为外所因；七情人之常性，动之则先自脏腑郁发，外形于肢体，为内所因；其如饮食饥饱，叫呼伤气，尽神度量，疲极筋力，阴阳违逆，乃至虎狼毒虫，金疮踒折，疰忤附着，畏压溺等，有悖常理，为不内外因。"此三因说虽源于张仲景的《金匮要略》，但本书提法更为简单明确，且在详述各科病证的基础上，结合临床，分别三因，阐明病因对于治疗的重要性，以拟定治法方药。体现着"分别三因，归于一治"、"三因极一"的思想。也是对张仲景病因学理论的进一步发展。

书中所载方剂有相当一部分为宋以前文献中首次出现，并有较大影响，如严用和所编《济生方》中就多取材于本书。书中将饮食饥饱、尽神度量、疲极筋力等归于不内外因，后世虽有不少医家提出异议，认为当属内因，但本书仍可视为祖国医学病因学的雏形，对研究中医病因学说和各科临床治疗均有着重要的参考价值。

二、主要学术特点及对临床的指导意义

1. 分别三因，归于一治

在南宋之前，中医的各类理论及临床医书可以说已初具规模。但随着社会科技对自然的认知、发展及人们对不断完善治疗疾病方法的探索，仍在不断涌现着新的、更完备的医学理论。《三因极一病证方论》就是在这种情况下诞生的。早在张仲景的《金匮要略》中，就有了六淫、七情致病说，隋·巢元方的《诸病源候论》又在病源病证方面的总结使中医的病因、病证、病理学说得到了理论上的确立。而"三因极一"的本义则是更明确地指出"医事之要，无出三因"，"倘识三因，病无余蕴"。陈

言所说的三因，分为内因（七情所伤，发自肺腑，形于肢体）、外因（六淫为病，起于经络，合于脏腑）、不内外因（饮食饥饱，呼叫伤气，以及虎狼毒虫，金疮压溺等）。陈氏认为，断其所因为病源，然后配合诸证，随因施治，则药石针艾，无施不可。强调临证施治必须详审三因之所在，并认为病因审治是疗效优劣的关键。这种论点是中医病因病理发展史上的第一次，且在原来《金匮要略》、《诸病源候论》基础上发展了病因病理学理论，奠定了中医病因学说的基础，这一观点且为后世医家所认可，并遵循，使中医学术理论的发展迈出了重要一步，这也正是此书第一个最重要的学术特点。

2. 继承古贤，高于古贤

　　该书分为 18 卷，其中前一卷半为论脉辨证，相当于总论，作者的理论是"辨因之初，无逾脉息"，对脉诊极为关注，其指导思想，在论述自己的三因方论之前，首先要融合千百年中的中医理论精华，才能在病因明确的情况下正确施治，提高疗效。这在他第二卷的"五科凡例"中得到了淋漓尽致的展现。此段中用了十一个"凡"字，阐释了一名医生所必备的品质："一、凡学医，必识五科七事……因脉以识病，因病以辨证，随证以施治……。二、凡学脉，须先识七表八里九道脉，名体证状，了然分别……。三、凡审病，须先识名，所谓中伤寒、暑、风、湿、瘟疫、时气，皆外所因；脏腑虚实，五劳六极，皆内所因；其如金疮踒折，虎狼毒虫，涉不内外因……。四、凡用药，须熟读本草，广看方书，雷公炮炙，随方过制……。五、凡治病，先须识因，不知其因，病源无目。……六、凡学医……脉有浮沉迟数，病有风劳气冷，证有虚实寒热，治有汗下补吐。……七、凡看古方类例，最是朝代沿革，升合分两差殊……，并在最后总结到：凡古书所诠，不出脉病证治四科，而撰述家有不知此，多致显晦，文义重复，要当以四字类明之，四字者，即名、体、性、用也……。如病，太阳伤风为名，头项疼腰脚痛为体，德味备缺为性，汗下补吐为用……。以此推之，读脉经，

看病源，推方证，节本草，皆用此方，无余蕴也。由此可以看
到作者著书之中是揉进了其对中医古贤成就的全部心得，甚至
包括历史沿革中度量衡的差误对中药分量的影响。在此基础上
再阐发的认识和主张，使读者会感到，此著作的底蕴很深，会
让人信得过，体现了作者一种继承古贤，又高出古贤的气度，
这也正是本书的第二个学术特点。此书所论并非针对一药一方、
一病一论，而是要求一名医生要在全面认识和学习中医理论诊
病的基础上，归纳三因学说，准确认识病因，以指导临床治疗
用药。

3. 方论简要，条理清晰

是书将中医历来的复杂病因分为内因（喜、怒、忧、思、
悲、恐、惊）、外因（风、寒、暑、湿、燥、火）、不内外因
（饮食饥饱、呼叫伤气、虎狼毒疮、金疮压溺及其他偶然性因素
等）。又以每门一病，一百八十余门的篇幅，叙述其各病病因、
表现、辨证及施治，看似繁杂，确井井有条。前一卷半述以总
论，后十二卷皆为内科诸病。最后四卷半述以外、妇、儿、五
官诸科。各科病证叙述以门分类，在各门的论述中又会根据病
证不同，以三因理论分述证、因、状、治。如脚气证，在内科
杂病中病因复杂，表现各异，仅在设论中就有：叙脚气论、叙
千金论（千金论脚气）、脚气脉证、叙太阳经脚气证、太阳经脚
气治法、阳明经脚气证、阳明经脚气治法、少阳经脚气证、少
阳经脚气治法、料简三阳并合脚气证、三阳并脚气证治法、太
阴经脚气证兼治法、少阴经脚气证兼治法、厥阴经脚气证兼治
法、料简三阴合并脚气证、三阴并合脚气治法、脚气总论等，
分经述及十几条之多。对于一般病证又以叙论、证治别之，如
"伤暑"叙述中以症状、病因、病理、鉴别述其暑病，再以伤暑
证治，述方列药，对不同症状的暑病列以不同方剂，详审病因
以施治，同为伤暑，表现则不同。同一湿证，又可有伤湿、寒
湿、风湿、风湿寒、风湿温、暑湿风等之别。而面对胸痹、健
忘、虚烦、痿证等病因相对简单的疾病，就以证治、论方并述，

简单明了。各项列证简要清晰，使读者一目了然，不失为本书
的又一学术特点。

4. 以理带方，以理归治

本书在叙述中虽有一百八十门，一千五百余方，但这并不
是一部以病证分类的一般方书。而是以病之"三因"归类，以
其病因属性选择适当方剂，每一门都体现着"分别三因，归于
一治"的思想。在虚烦证治中，述及伤寒属外因，忧烦属内因，
霍乱兼不内外因。所选方剂为淡竹茹汤、温胆汤、酸枣仁汤。
在心痛一症，书中记外所因心痛，表现为厥阴心痛，两胁急；
手心主心痛，彻背，心烦；足太阴心痛，腹胀满；手太阴心痛，
短气不足以息；足少阴心痛，烦剧；背腧诸经心痛，心与背相
引；诸腑心痛，难以俯仰……此皆诸经、诸腧、诸腑涉邪所致
病，属外所因。内所因心痛证治：肝心痛者，色苍苍如死灰状；
脾心痛者，如针锥刺其心腹，蕴蕴然气满；肺心痛者，若从心
间起，动作痛益甚；肾心痛者，与背相引，……喜怒忧郁所致，
属内所因。不内外因心痛，方证中所谓九种心痛，除风、冷、
热为外所因，其余饮、食、悸、虫、注、去来痛者，均属不内
外。更有卒中客忤、鬼击、尸疰，亦属不内外。细致准确的辨
别病因，是保证治疗效果的根本。本书的各门论治均以论述三
因之理引出方治，在强调病因学说的基础上，由因制方，使读
者更明确病因与方剂之关系，也体现了本书的宗旨"分别三因，
归于一治"。

5. 以病因学说为基础的综合性临床医书

方书是中医发展中以理、法、方、药贯穿临床实用的一种
非常受欢迎的临床用书体裁，在中医古籍中占有重要地位。方
书亦由于时代、作者、编写角度的不同各具特色。除有专科、
专病方书，亦有年代限制或地区限制的方书，或大型文献类方
书。而以病因学说为基础的方书还是少见的。书中的方剂并不
依方剂本身的功能特点，也不依据疾病的病位、病性分类，而
是依各类病的不同病因分类，且又打破了《诸病源候论》中所

述的病源、病理理论，只以内、外、不内外三因归类所属，这在中医学术上是一次创新，并由此发展了仲景的病因病理学理论，奠定了中医病因学说的基础，虽然也许还不尽完美，但却为后世针对病证的选方用药提供了重要的参考依据，使选方用药更有针对性，体现了"因脉而识病，因病而辨证，随证以施治，则能事毕矣。"这样一种学术特点。

三、如何学习应用《三因极一病证方论》

1. 学习作者阅读古籍结合实践，善于总结的思想方法

读一部医书，首先要在总体上加以理解，作者在目录的叙述中，可以明确感到作者熟读了《黄帝内经》、《伤寒论》、《脉经》、《诸病源候论》等经典，并能深刻的认识到："分人迎、气口，以辨内外因；列表里九道，以叙感伤病。六经不昧，五脏昭然，识病推因，如指诸掌，类明条备，文略义详，倘能留神，思过半矣。"概括地总结了辨三因的方法、作用及如果这样做了，较之以往的巨大进步。从书的第一段，就教给了读者学习的方法，并给予对本书阅读的足够吸引力。

2. "三因致病说"的认知方法

病因学说在宋之前就已被当时的医家所广泛知晓，但把病因提高到辨病施治的首位，并能准确地确定病因，为施治选方打下坚实的基础，本书可谓是做了巨大贡献。随着第二卷的展开，结合病证治疗，重点讨论了三因致病说。从而将复杂的病因分为内因（喜怒忧思悲恐惊）也就是七情，来自人体本身的，由自身的作用而成致病因素者；外因（风寒暑湿燥火）也就是六淫，来自自然界的不时之气，由不正常的外界邪气通过人体而致病者；不内外因（饮食饥饱、虎狼毒虫、金疮压溺及其他偶然因素所致的人体发病）。或者说是那些既非内因，又非外因的致病因素。正因为其分类的粗犷，也就难免会有不同意见，但从总体上无疑了人们病因方面的清晰轮廓，使之很容易明确其疾病属性，从而对循因施治的准确性有了可靠保证。

3. 强调学以致用的重要性

一本临床医书，学得最有体会者就是将书中所说的很快应用于临床实践，并指导临床应用。我们在学过程中也是这样，本书的目的就是希望读者学会归纳疾病症状，审定病因，且由病因审治应用于临床的选方用药。这个过程在书中各门中记述得都非常清楚。如腰痛一章，外因腰痛即述六经在外受六淫侵害后所致疼痛，选方以独活寄生汤、小续命汤等；内因腰痛则以七情伤脏，致虚羸不足，所致腰痛，选以鹿角丸、安肾丸、青娥丸等补肾、壮筋之药；又有不内外因，由房劳、打仆伤损等所致，选用熟地黄汤、橘子酒等治疗。各门在脉、病、证、治的叙述中都遵循这种读脉经、看病源、推方证、节本草的方式，反复强调病因审治的方法。

此书近千年来广受后人喜爱，以多种版本广泛流传，在很大程度上就是因为实用性强，只要读过就很快能在临床中得以施用，并取得良好效果。

4. 古方、新方并举，体会方剂变化

正如在介绍本书特点时所讲，宋以前方书已大量涌现，且在医书中占有很大比例，而每每沿用、摘录，只做少少改动就另起一方名者屡见不鲜。独《三因方》在后人总结其特点时一再强调，此方书中所载方剂，有相当一部分系宋以前医学文献中首次出现，且在之后一百年问世并流传很广的《严氏济生方》中多引用了《三因方》中的方剂。另在《四库全书总目提要》中对此书的评价也谈到此书："文词典雅，理致简赅，非他家俚鄙冗杂之比。"所以有必要在阅读此书时，将各门下所列方剂与相关疾病常用方剂作一比较，探讨其方剂的衍变，从中得到更大收获。

《三因极一病证方论》是一部强调病因审治的综合性临床用书，相信对每位读过此书的读者都会留下深刻印象。

王咪咪

2007 年 3 月 1 日

整理说明

宋·陈言（无择）淳熙元年甲午（1174）年所撰《三因极一病证方论》（简称《三因方》）以病因学说为宗旨，分证论治列方的综合性方书。全书分为18卷，180论，1500方。近千年来在中医的发展过程中发挥了巨大作用，流传甚广。至今除元配补本外，还有康熙初年的日本抄本、刻本及多种清刻本、清抄本，并被收入《四库全书·医家类》中，民国间有石印本，建国后有铅印本、点校本等二十余种版本。此次的点校整理有两点需说明：

一、版本

本次点校以宋刊配补元·麻沙复刻本为底本，以日本元禄六年癸酉（1693）越后刻本为主校本，以建国后各类排印本为参校本。正由于此书由问世至今已有千年之遥，无论是何种版本，都有可能在转刻、转抄的过程中出现笔误、漏字等错误，通过不同版本的校正，将最大可能地减少错误，保持这部有重大影响医书的准确性与完整性。

二、校勘

受时间及今天读者阅读习惯的影响，在重新点校古医书之后，在体例、目录、字形诸方面都会有一定的变化，为了能使大家在阅读简体字横排本的古书时，还能留下原有古书的印象，现将所有改动之处明示于下：

1. 此次将原书之繁体字竖排本改为简体横排本时，首先将正文中各方剂用法的"右"字改为"上",不出注。

2. 原书虽有目录,但不规范,各卷、门的相应信息未能在目录中完整显示,今据正文予以补充,使其目录与正文完整呼应,凡改动处不出注。

3. 本书此次点校的底本与校本只有句读,并无标点。此次全部做了标点,便于读者对中医古书的理解。

4. 由于时间的迁延,书中多处用字与今天用字不同,除繁简字外尚有一些异体字有待统一,尤其是药名、病名需全书统一:如班猫,当为"班蝥";胸鬲当为"胸膈"等。但也有些字现在用简体了,在中医书中却始终保留了繁体,如症瘕用"癥瘕";旋复花用"旋覆花";尤其是当归丸、地黄丸等做"当归圆、地黄圆"等。这类字很多,不一一举例了。

5. 书后附有方剂索引,便于读者查阅。

序

　　余绍兴辛巳，为叶表弟㭌伯材集方六卷。前叙阴阳病脉证，次及所因之说，集注脉经，类分八十一门，方若干道，题曰《依源指治》，伯材在行朝，得书欲托贵人刊行，未几下世遂已。淳熙甲午，复与友人汤致德远，庆德夫，论及医事之要，无出三因，辨因之初，无逾脉息，遂举《脉经》曰，关前一分，人命之主，左为人迎，右为气口，盖以人迎候外因，气口候内因，其不应人迎、气口，皆不内外因，倘识三因，病无余蕴。故曰医事之要，无出此也，因编集应用诸方，类分一百八十门，得方一千五十余道，题曰《三因极一病源论粹》。或曰现行医方山积，便可指示，何用此为，殊不知晋汉所集，不识时宜，或诠次混淆，或附会杂揉，古文简脱，章旨不明，俗书无经，性理乖误，庸辈妄用，无验有伤，不削繁芜，罔知枢要，乃辨论前人所不了义，庶几开古贤之蹊径，为进学之骈𥗝，使夫见月忘指可也，于是乎书。

青田鹤溪陈　言无择序

11

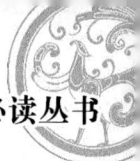

目录

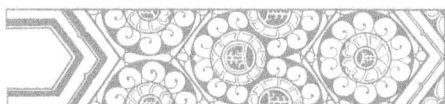

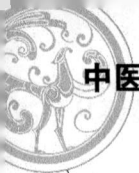

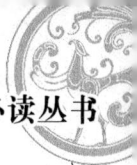

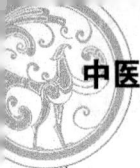

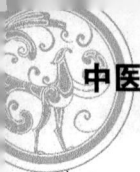

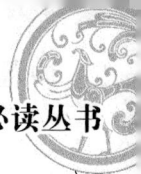

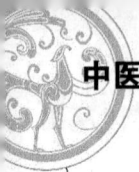

目

录

目

录

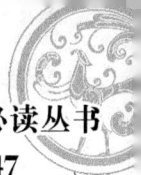

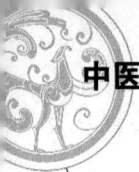

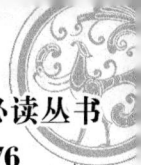

目

录

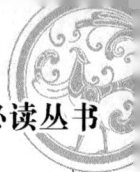

目

录

24

目录

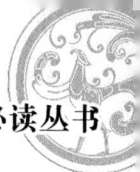
卷之一

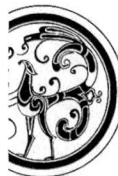

脉 经 序

学医之道，须知五科七事。五科者，脉病证治及其所因；七事者，所因中复分为三，博约之说，于斯见矣。脉为医门之先，虽流注一身，其理微妙，广大配天地，变化合阴阳，六气纬虚，五行丽地，无不揆度，是以圣人示教。有精微气象之论，后贤述作，为《太素》、《难经》之文，仲景类集于前，叔和诠次于后，非不昭著，六朝有高阳生者，剽窃作歌诀，刘元宾从而解之，遂使雪曲应稀，巴歌和众，经文溺于覆瓿，正道医于诐辞，良可叹息。今乃料简要义，别白讨论，分人迎气口，以辨内外因。列表里九道，以叙感伤病，六经不昧，五脏昭然，识病推因，如指诸掌，类明条备，文略义详，倘能留神，则思过半矣。

学 诊 例

凡欲诊脉，先调自气，压取病人息，以候其迟数，过与不及，所谓以我医彼，智与神会，则莫之敢违。

凡诊脉，须先识脉息两字，脉者血也，息者气也，脉不自动，为气使然，所谓长则气治，短则气病也。

1

凡诊，须识人迎气口，以辨内外因，其不与人迎气口相应，为不内外因，所谓关前一分，人命之主。

凡诊，须先识五脏六经本脉，然后方识病脉，岁主脏害，气候逆传，阴阳有时，与脉为期，此之谓也。

凡诊，须认取二十四字名状，与关前一分相符，推说证状，与病者相应，使无差忒，庶可依源治疗。

总 论 脉 式

经云，常以平旦阴气未动，阳气未散，饮食未进，经脉未盛，络脉调匀，乃可诊有过之脉，或有作为，当停宁食顷，俟定乃诊，师亦如之。

释曰，停宁俟定，即不拘于平旦，况仓卒病生，岂待平旦，学者知之。

经云，切脉动静，而视精明，察五色，观五脏有余不足，六腑强弱，形之盛衰，可以参决死生之分。

释曰，切脉动静者，以脉之潮会，必归于寸口，三部诊之。左关前一分为人迎，以候六淫，为外所因。右关前一分为气口，以候七情，为内所因。推其所自，用背经常，为不内外因。三因虽分，犹乃未备，是以前哲类分二十四字。所谓七表八里九道，七表者，浮、芤、滑、实、弦、紧、洪；八里者，微、沉、缓、涩、迟、伏、濡、弱；九道者，细、数、动、虚、促、结、代、革、散；虽名状不同，证候差别，皆以人迎气口一分而推之，与三部相应而说证。故《脉赞》曰，关前一分，人命之主，左为人迎，右为气口，神门决断，两在关后。而汉论亦曰，人迎紧盛伤于寒，以此推明，若人迎浮盛则伤风，虚弱沉细为暑湿，皆外所因。喜则散，怒则激，忧涩思结悲紧恐沉惊动，皆内所因。看与何部相应，即知何经何脏受病，方乃不失病机也。其如诊按表里，名义情状，姑如后说，但经所述，谓脉者血之府也，长则气治，短则气病，数则烦心，大则病进，文藻虽雅，义理难寻，动静之辞，有博有约，博则二十四字，不滥丝毫，约则浮沉迟数，总括纲纪，故知浮为风为虚，沉为湿为实，迟为寒为冷，数为热为燥，风湿寒热属于外，虚实冷燥属于内，内外既分，三因颖别，学者宜详览，不可惮烦也。

经中所谓视精明者，盖五脏精明聚于目，精全则目明，神定则视审，审视不了，则精明败矣，直视上视，眩瞑眊瞑，皆可兼脉而论病状也。

所谓察五色者，乃气之华也，赤欲如帛裹朱，不欲如赭，白欲如白璧之泽，不欲如垩，青欲如苍玉之泽，不欲如蓝，黄欲如罗裹雄黄，不欲如黄土，黑欲如漆重泽，不欲如炭，五色精败，寿不久矣。

所谓观五脏有余不足者，候之五声，五声者，脏之音，中之守也，中盛则气胜，中衰则气弱，故声如从室中言者，是气之涩也，言微终日乃复言者，是气之夺，谵妄不避善恶，神明之乱也，郑声言意不相续，阴阳失守也，故曰得守者生，失守者死。

所谓六腑强弱，以候形之盛衰，头者精明之府，头倾视深，精神夺矣。背者胸中之府，背曲肩随，胸将坏矣。腰者肾之府，转摇不能，肾将惫矣。膝者筋之府，屈伸不能，筋将惫矣。骨者髓之府也，行则振掉，骨将愈矣。仓廪不藏者，肠胃不固也，水泉不止者，膀胱不藏也。得强者生，失强者死，此等证状，医者要门，在脉难明，惟证易辨，是故圣智备论垂教，学者宜兼明之，不可忽也。

三 部 分 位

三部从鱼际至高骨得一寸，名曰寸口，从寸口至尺，名曰尺泽，故曰尺中，寸后尺前名曰关，阳出阴入，以关为界。又云，阴得尺内一寸，阳得寸内九分，从寸口入六分为关分，从关分又入六分为尺分，故三部共得一寸九分。

六 经 所 属

心部在左手寸口，属手少阴经，与小肠手太阳经合。

肝部在左手关上，属足厥阴经，与胆足少阳经合。

肾部在左手尺中，属足少阴经，与膀胱足太阳经合。

肺部在右手寸口，属手太阴经，与大肠手阳明经合。

脾部在右手关上，属足太阴经，与胃足阳明经合。

右肾在右手尺中，属手厥阴（心包）经，与三焦手少阳经合。

手少阴之脉起于心中，出属心系下膈，络小肠。其支者，从心系上夹咽系目。其直者，复从心系却上肺，出腋下，下循臑内后廉，行太阴心主之后，下肘内廉，

4

循臂内后廉，抵掌后兑骨之端，入掌内廉，循小指之内出其端。

手太阳之脉起于小指之端，循手外侧上腕，出踝中，直上循臂骨下廉，出肩解，绕肩胛交肩上，入缺盆，络心，循咽，下膈，抵胃，属小肠。其支别者，从缺盆循颈，上颊，至目兑眦，却入耳中。其支者别颊上颐，抵鼻至目内眦。

足厥阴之脉起于大指聚毛之际，上循足跗上廉，去内踝一寸，上踝八寸，交出太阴之后，上腘内廉，循股入阴毛中，环阴器，抵小腹，夹胃属肝，络胆，上贯膈，布胁肋，循喉咙之后，上入颃颡，连目系，上出额，与督脉会于巅。其支从目系下颊里，环唇内。其支复从肝别贯膈，上注肺。

足少阳之脉起于目兑眦，上抵头角，下耳后，循颈行手少阳之脉前，至肩上，却交出少阳之后，入缺盆。其支别者，从耳中出走耳前，至目兑眦后。其支别者，自兑眦下大迎，合手少阳于颐，下交颊车，下颈，合缺盆，下胸中，贯膈，络肝，属胆，循胁里出气冲，绕毛际，横入髀厌中。直者，从缺盆下腋，循胸，过季胁，下合髀厌中，以下循髀太阳，出膝外廉，下外辅骨之前，直下抵绝骨之端，下出外踝之前，循足跗上，入小指次指之间。其支者，从跗上入大指，循歧骨内，出其端，还贯入爪甲，出三毛。

足少阴之脉起于小指之下，斜趋足心，出然谷之下，循内踝之后，别入跟中，上腨内，出腘内廉，上股内后廉，贯脊，属肾，络膀胱，其直者，从肾上贯膈膈，入肺中，循喉咙，夹舌本。其支从肺出，络心，注胸中。

足太阳之脉起于目内眦，上额，交巅上。其支别者，从巅至耳上角。其直行者，从巅入络脑，还出，别下项，循肩膊内，夹脊，抵腰中，入循膂，络肾，属膀胱。其支别者，从腰中，下贯臀，入腘中。其支别者，从髆内左右别下贯胛，夹脊内过髀枢，循髀外后廉，下合腘中，下贯腨内，出外踝之后，循京骨至小指外侧端。

手太阴之脉起于中焦，下络大肠，还循胃口，上膈，属肺，从肺系横出腋下，下循臑内，行少阴心主之前，下肘中，循臂内上骨下廉，入寸口，上鱼，循鱼际出大指之端。其支者，从腕后直出次指内廉，出其端。

手阳明之脉起于大指次指之端，循指上廉，出合谷两骨之间，上入两筋之中，循臂上廉，入肘外廉，循臑内前廉，上肩，出髃肩之前廉，上出柱骨之会上，下入缺盆，络肺，下膈，属大肠。其支者，从缺盆上颈，贯颊，下入齿缝中，还出，夹口，交人中，左之右，右之左，上夹鼻孔。

足太阴之脉起于大指之端，循指内侧白肉际，过核骨后，上内踝前廉，上腨内，循箭骨后，交出厥阴之前，上循膝股内前廉，入腹，属脾，络胃，上膈，夹咽，连舌本，散舌下。其支者，复从胃别上膈，注心中。

足阳明之脉起于鼻，交頞中，下循鼻外，入上齿中还出，夹口，环唇，下交承浆，却循颐后下廉，出大迎，循颊车，上耳前，过客主人，循发际，至额颅。其支者，从大迎前，下人迎，循喉咙，入缺盆，下膈，属胃，络脾。其直行者，从缺盆下乳内廉，下夹脐，入气冲中。其支者，起胃下口，循腹里下，至气冲中，而合以下髀关，抵伏兔下，入膝膑中，下循骱外廉，下足跗，入中指内间。其支者，下膝三寸而别，以下入大指间，出其端。

手厥阴之脉起于胸中，出属心包，下膈，历络三焦。其支者，循胸，出胁，下腋三寸，上抵腋下，下循臑内，行太阴少阴之间，入肘内，下臂，行两筋之间，入掌中，循中指，出其端。其支者，从掌中，循小指次指，出其端。

手少阳之脉起于小指次指之端，上出次指之间，循出表腕，出臂外两骨之间，上贯肘，循臑外，上肩，交出足少阳之后，入缺盆，交膻中，散络心包，下膈，遍属三焦。其支者，从膻中上，出缺盆，上项，夹耳后，直上出耳上角以屈，下颊，至𬇙。其支者，从耳后入耳中，却出，至目锐眦。

五 脏 所 属

左寸，外以候心，内以候膻中，右寸，外以候肺，内以候胸中。

左关，外以候肝，内以候膈中，右关，外以候脾，内以候胃脘。

左尺，外以候肾，内以候腹中，右尺，外以候心主，内以候腰。

释曰，六脏，六腑，十二经络，候之无逾，三部要之，前布六经，乃候淫邪外入，自经络而及于脏。后说六脏，乃候情意内郁，自脏腑出而应于经，内外所因，颖然明白，学诊之道，当自此始。外因虽自经络而入，必及于脏，须识五脏部位，内因郁满于中，必应于经，亦须徇经说证，不可偏局。故经云，上竟上，胸喉中事也，下竟下，腰足中事也，不可不通。

五脏本脉体

人之脉者，乃血之隧道也，非气使则不能行，故血为脉，气为息，脉息之名，自是而分，呼吸者，气之橐籥，动应者，血之波澜，其经以身寸度之，计十六丈二尺，一呼，脉再动，一吸，脉再动，呼吸定息，脉五动，闰以太息，则六动，一动一寸，故一息脉行六寸，十息六尺，百息六丈，二百息十二丈，七十息四丈二尺，计二百七十息，漏水下二刻，尽十六丈二尺，营周一身，百刻之中，得五十营，故曰，脉行阳二十五度，行阴二十五度也。息者以呼吸定之，一日计一万三千五百息，呼吸进退，既迟于脉，故八息三分三毫三厘，方行一寸，八十三息三分三毫行一尺，八百三十三息三分行一丈，八千三百三十三息行十丈，余六丈二尺，计五千一百六十七息，通计一万三千五百息，方行尽十六丈二尺，经络气周于一身，一日一夜大会于风府者，是也。脉属阴，阴行速，犹太阴一月一周天，息属阳，阳行迟，犹太阳一岁一周天，如是则应天常度，故春肝脉弦细而长，夏心脉浮大而洪，长夏脾脉软大而缓，秋肺脉浮涩而短，冬肾脉沉涩而滑，各以其时而候旺相休困，脉息无不及太过之患，故曰平人。平人常气禀于胃，必以胃气为本，取其资成也，合本脏气三分，微似弦洪缓涩沉，则为平脉，若真脏脉见，则不佳矣，广如后说。

六经本脉体

六经所以分手足阴阳者，以足为本，手为标。如足厥阴风木肝，与足少阳相火胆为表里，同在一处，足太阴湿土脾，与足阳明燥金胃，足少阴君火肾，与足太阳寒水膀胱，皆相附近，至于手三阴三阳，相去颇远，盖足阴阳本乎地，莫方有常，手阴阳法乎天，变化无定，足为常度，手为揆度，体常尽变，故为奇度，奇常揆度，其道一也。足厥阴肝脉，在左关上，弦细而长；足少阴肾脉，在左尺中，沉濡而滑；足太阴脾脉，在右关上，沉软而缓；足少阳胆脉，在左关上，弦大而浮；足阳明胃脉，在右关上，浮长而涩；足太阳膀胱脉，在左尺中，洪滑而长；手厥阴心主包络，在右尺中，沉弦而数；手少阴心脉，在左寸口，洪而微实；手太阴肺脉，在右寸口，涩短而浮；手少阳三焦脉，在右尺中，洪散而急；手阳明大肠脉，在右寸口，浮短而滑；手太阳小肠脉，在左寸口，洪大而紧，此手足阴阳六经脉体，及其消息盈虚，则化理不住，运动密移，与天地参同，彼春之暖，为夏之暑，彼秋之忿，为冬之怒，四变之动，脉与之应者，乃气候之至脉也。故要论云，厥阴之至其脉弦（一云沉短而数），少阴之至其脉钩（一云紧细而微），太阴之至其脉沉（一云紧大而长），少阳之至大而浮（一云乍疏乍数乍短乍长），阳明之至短而涩（一云

9

浮大而短），太阳之至大而长。本脉至脉，虽识体状，又须推寻六气，交变，南政，北政，司天，在泉，少阴之脉，应与不应，如要论所诠，乙庚丙辛丁壬戊癸金水木火四运者，皆曰北政。少阴在泉，故寸不应，甲己土运，德流四政，譬如巡狩而居南面北，谓之南政。少阴在天，故寸亦不应，若北政厥阴在泉，则右不应，太阴在泉，则左不应；若南政厥阴司天，则右不应，太阴司天，则左不应。诸不应者，反其诊则见矣，此乃常度，合不应而反应，是谓太过，应而不应，是谓不及，皆为外淫所因。所以欲知少阴应否者，以君火为万物资始，不可不知，此且以一岁而论之。若细推寻，当以日论，精微之道，不可不知。若岁主藏害，自当揆度平治，不能反隅，则不复也。

五脏传变病脉

右手关前一分为气口者，以候脏气郁发，与胃气兼并，过与不及，乘克传变也，以内气郁发，食气入胃，淫精于脉，自胃口出，故候于气口，以五脏皆禀气于胃，胃者，五脏之本，脏气不能自致于手太阴，必因胃气而至，邪气胜，胃气衰，故病甚，胃气绝，真脏独见，则死。

假如春肝脉，弦多胃少，曰肝病，但弦，无胃气，曰死。若其乘克，春虽有胃气，而有涩脉见，则秋必病，涩甚，则今病，夏心脉，洪多胃少，曰心病，但洪，无胃气，曰死。如乘克见微沉，则冬病，沉甚，则今病，秋肺脉，涩多胃少，曰肺病，但涩，无胃气，曰死。秋见洪，为夏病，洪甚，为今病，冬肾脉，沉多胃少，曰肾病，但沉，无胃气，曰死。冬见濡，为长夏病，濡甚，为今病。

长夏脾脉，濡多胃少，曰脾病，但濡，无胃气，曰死。长夏见弦脉，为春病，弦甚，为今病。又如春肝脉，合弦细而长，太过则实强，令人善怒，忽忽眩冒癫疾，不及则微虚，令人胸痛引背，两胁胠满。夏心脉，合洪而微实，太过则来去皆盛，令人身热肤痛，为浸淫，不及则来不盛去反盛，令人烦心，上咳唾，下气泄。秋肺脉，合浮而短涩，太过则中坚傍虚，令人逆气背痛，愠愠然，不及则毛而微，令人呼吸少气，上咯血，下喘声。冬肾脉，合沉而紧实，太过则如弹石，令人解㑊，脊脉痛，少气，不欲言，不及则其去如数，令人心悬如饥，眇中清，脊中痛，少腹满，小便变。长夏脾脉，当沉而濡长，太过则如水之流，令人四肢不举，不及则如乌之喙，令人九窍不通，名曰重强，太过不及，脉之大要，迫近而微，不可失机。又人之五脏，配木火土金水，以养魂神意魄志，生怒喜思忧恐。故因怒则魂门弛张，木气奋激，肺金乘之，脉必弦涩；因喜则神廷融泄，火气赫羲，肾水乘之，脉必沉散；因思则意舍不宁，土气凝结，肝木乘之，脉必弦弱；因忧则魄户不闭，金气涩聚，心火乘之，脉必洪短；因恐则志室不遂，水气旋却，脾土乘之，脉必沉缓；此盖五情动不以正，侮所不胜，既不慕德，反谓能胜而乘之，侮反受邪，此之谓也。其病有五，五五二十五变，若其能所传授，胜克流变，又当详而论之。故经曰，五脏受气于其能生，传之于其所胜，气舍于其所生，死于其所不胜。如肝受气于心，传于脾，气舍于肾，至肺而死；心受气于肺，传于脾，气舍于肝，至肾而死；脾受气于肺，传于肾，气舍于心，至肝而死；肺受气于肾，传于肝，气舍于脾，至心而死；肾受气于肝，传于心，气舍于肺，至脾而死；则知肝死于肺，候于秋，庚笃辛死，余皆仿此。又如甲乙主寅卯，丙丁主巳午，庚辛主申酉，壬癸主亥子，戊己主辰戌丑未，一日一夜五分，则可以占死者之早暮，此病之次也。然卒发者不必治于传，或其传化不以次，不以次入者，忧恐怒喜思，令不得以其次，故令人有大病矣，此五脏传变之大要，学者幸留神焉。

六经中伤病脉

左手关前一分为人迎者，以候寒暑燥湿风热中伤于人，其邪咸自脉络而入，以迎纳之，故曰人迎。前哲方论，谓太阳为诸阳主气，凡感外邪，例自太阳始，此考寻经意。似若不然，风喜伤肝，寒喜伤肾，暑喜伤心包，湿喜伤脾，热伤心，燥伤肺，以暑热一气，燥湿同源，故不别论，以类推之，风当自少阳入，湿当自阳明入，暑当自三焦入，寒却自太阳入，故经曰，阴为之主，阳与之正，别于阳者，知病从来，此之谓也。诸太阳伤寒，左手尺中与人迎，皆浮紧而盛，浮者，足太阳脉也，紧者，伤寒脉也，盛者，病进也。其证，头项强，腰脊痛，无汗，恶寒，不恶风。阳明伤湿，右手关上与人迎，皆涩细而长，涩者，足阳明脉也，细者，伤湿脉也，长者，病袭也。其证，关节疼痛，重痹而弱，小便涩秘，大便飧泄。少阳伤风，左手关上与人迎，皆弦浮而散，弦者，足少阳脉也，浮者，伤风脉也，散者，病至也。其证，身热，恶风，自汗，项强，筋满。手少阳伤暑，右手尺中与人迎，皆洪虚而数，洪者，手少阳脉也，虚者，伤暑也，数者，病增也。其证，身热，恶寒，头痛，状如伤寒，烦渴。足太阴伤湿，右手关上与人迎，皆濡细而沉，濡者，足太阴脉也，细者，湿脉也，沉者，病着也。其证，身重，脚弱，关节烦疼，冷痹胀满。足少阴伤寒，左尺中与人迎，皆沉紧而数，沉者，足少阴脉也，紧者，寒脉也，数者，病传也。其证，口燥，舌干而渴，背恶寒，反发热倦怠。足厥阴伤风，左关上与人迎，皆弦弱而急，弦者，厥阴脉也，弱者，风脉也，急者，病变也。其证，自汗，恶风而倦，小腹急痛。手厥阴心包伤暑，在右尺中与人迎，皆沉弱而缓，沉者，心包脉也，弱者，伤暑也，缓者，病倦也。其证，往来寒热，状如疟疾，烦渴眩晕，背寒，面垢。此乃分布六经，感伤外邪，除燥热外，叙此四气，以为宗兆，若其传变，自当依六经别论所伤，随经说证，对证施治。或燥热伤心肺，亦当依经推明理例调治，如四气兼并，六经交错，亦当随其脉证，审处别白，或先或后，或合或并，在络在经，入表入里，四时之动，脉与之应，气候以时，自与脉期，微妙在脉，不可不察，察之有纪，从阴阳始，始之有经，从阴阳生，此之谓也。

五用乖违病脉

　　察脉必以人迎气口分内外所因者，乃学诊之要道也，所以《脉赞》云，关前一分，人命之主，然既有三因，固不可尽，详而考之，于理自备，且如疲极筋力，尽神度量，饮食饥饱，叫呼走气，房室劳逸，及金疮蹉折，虎狼毒虫，鬼疰客忤，畏压溺等，外非六淫，内非七情，内外不收，必属不内不外。虽汉论曰，人迎紧盛伤于寒，气口紧盛伤于食，殊不知饮食入胃，能助发宿蕴，其所以应于气口者，正由七情郁发，因食助见，本非宿食能应气口，且如宿食脉，有浮大而微涩者，有数而滑实者，（在阴则涩，在阳则滑，）宿食不化，脉则沉紧，宿食成痕，脉则沉重，此等名证，皆曰伤胃。胃何关于气口耶，其如疲极筋力，其脉弦数而实，筋痛则动，皆伤肝也，凝思则滑，神耗则散，皆伤心也；绹诵耗气，脉濡而弱，叫呼走气，脉散而急，皆伤肺也，房劳失精，两尺浮散，男子遗精，女子半产，弦大而革，皆伤肾也。右件明文，气口何与，况脏寒蛔厥，脉自微浮，及为紧滑，胃虚不食，其脉必缓。亦有微濡，五饮停伏，浮细而滑，久畜沉积，沉细而软，形虚自汗，脉皆微濡，挥霍变乱，脉自沉伏，僵仆坠下，脉则细滑，蹉折伤损，瘀血在内，疝瘕癥癖，五内作痛，脉皆弦紧，中寒癥结，脉则迟涩，五积六聚，食饮痰气，伏留不散，隧道节滞，脉皆促结，三消热中，尺中洪大，癫狂神乱，关上洪疾，气实脉沉，血实脉滑，气血相搏，脉亦沉实，妇人妊娠，脉则和滑，遁尸尸疰，脉沉而不至寸。或三部紧急，鬼祟附着，脉两手乍大乍小，乍短乍长，阳邪来见，脉则浮洪，阴邪来见，脉则沉紧，鬼疰客忤，三部皆滑，洪大嫋嫋，沉沉泽泽，但与证不相符者，皆五尸鬼邪遁疰之所为也。如诊得此等脉证，虽与人迎气口相应，亦当分数，推寻三因，交结四句，料简所谓单内单外，不内不外，亦内亦外，亦不内外，脉理微妙，艺能难精，学然后知不足，教然后知困，此之谓也。然形于朕兆，堕于数义，未有不学而能者，未有学而不成者，学者宜留心焉。又如忽见异像，惊惑眩乱，脉多失序，急虚卒中，五脏闭绝，脉不往来，譬如堕溺，脉不可察，与夫金疮踒折，顿走血气，脉亦无准，学者当看外证，不必拘脉。

脉偶名状

浮者，按之不足，举之有余，与人迎相应，则风寒在经，与气口相应，则荣血虚损。

沉者，举之不足，按之有余，与人迎相应，则寒伏阴经，与气口相应，则血凝腹脏。

迟者，应动极缓，按之尽牢，与人迎相应，则湿寒凝滞，与气口相应，则虚冷沉积。

数者，去来促急，一息数至，与人迎相应，则风燥热烦，与气口相应，则阴虚阳盛。

虚者，迟大而软，按之豁然，与人迎相应，则经络伤暑，与气口相应，则荣卫走本。

实者，按举有力，不疾不迟，与人迎相应，则风寒贯经，与气口相应，则气血壅脉。

缓者，浮大而软，去来微迟，与人迎相应，则风热入脏，与气口相应，则怒极伤筋。

紧者，动转无常，如纫单线，与人迎相应，则经络伤寒，与气口相应，则脏腑作痛。

洪者，来之至大，去之且长，与人迎相应，则寒壅诸阳，与气口相应，则气攻百脉。

细者，指下寻之，来往如线，与人迎相应，则诸经中湿，与气口相应，则五脏凝涩。

滑者，往来流利，有如贯珠，与人迎相应，则风痰潮溢，与气口相应，则涩饮凝滞。

涩者，参伍不调，如雨沾沙，与人迎相应，则风湿寒痹，与气口相应，则津汗血枯。

弦者，端紧径急，如张弓弦，与人迎相应，则风走注痛，与气口相应，则饮积溢疼。

弱者，按之欲绝，轻软无力，与人迎相应，则风湿缓纵，与气口相应，则筋绝痿弛。

结者，往来迟缓，时止更来，与人迎相应，则阴散阳生，与气口相应，则积阻气节。

促者，往来急数，时止复来，与人迎相应，则痰壅阳经，与气口相应，则积留胃腑。

芤者，中空傍实，如按慈葱，与人迎相应，则邪壅吐衄，与气口相应，则荣虚妄行。

微者，极细而软，似有若无，与人迎相应，则风暑自汗，与气口相应，则微阳脱泄。

动者，在关如豆，厥厥不行，与人迎相应，则寒疼冷痛，与气口相应，则心惊胆寒。

伏者，沉隐不出，着骨乃得，与人迎相应，则寒湿
痼闭，与气口相应，则凝思滞神。

长者，往来流利，出于三关，与人迎相应，则微邪
自愈，与气口相应，则脏气平治。

短者，按举似数，不及本部，与人迎相应，则邪闭
经脉，与气口相应，则积遏脏气。

濡者，按之不见，轻手乃得，与人迎相应，则寒湿
散漫，与气口相应，则飧泄缓弱。

革者，沉伏实大，如按鼓皮，与人迎相应，则中风
着湿，与气口相应，则半产脱精。

散者，有阳无阴，按之满指，与人迎相应，则淫邪
脱泄，与气口相应，则精血败耗。

代者，脏绝中止，余脏代动，无问内外所因，得此
必死。

七 表 病 脉

浮为在表，为风（应人迎），为气（应气口），为
热，为痛，为呕，为胀，为痞，为喘，为厥，为内结，
为满不食，浮大为鼻塞，浮缓为不仁，浮大长为风眩癫
疾，浮滑疾为宿食，浮大而涩为宿食滞气，浮短为肺伤
诸气，浮滑为饮，为走刺，浮细而滑为伤饮，浮滑疾紧
为百合病，浮数大便坚，小便数，浮紧为淋，为癃闭。

寸芤为吐血，微芤为衄血，关芤为大便出血，尺芤
为下焦虚，小便出血。

滑为吐，为满，为咳，为热，为伏痰，为宿食，为
蓄血，为经闭，为鬼疰，为血气俱实，滑散为瘫缓，滑

数为结热，滑实为胃热，和滑为妊娠，滑而大小不匀必吐，为病进，为泄利，滑而浮大，小腹痛，溺则阴中痛，大便亦然。

实为热，为呕，为痛，为气塞，为喘咳，为大便不禁，实紧为阴不胜阳，为胃寒，为腰痛。

弦为寒，为痛，为饮，为疟，为水气，为中虚，为厥逆，为拘急，为寒癖，弦紧为恶寒，为疝瘕，为癖，为瘀血，双弦胁急痛，弦而钩为胁下刺痛，弦长为积，随左右上下。

紧为寒，为痛（头骨肉等），为咳，为喘，为满，浮紧为肺有水，紧滑为蛔动，为宿食，为逆吐，紧急为遁尸，紧数为寒热。

洪为胀，为满，为痛，为热，为烦，洪实为癫，洪紧为痈疽，为喘急，亦为胀，洪大为祟，洪浮为阳邪来见。

八 里 病 脉

微为虚，为弱，为衄，为呕，为泄，为亡汗，为拘急，微弱为少气，为中寒。

沉为在里，为实，为水，为寒，为喘，为癥，为瘕，沉弱为寒热，沉细为少气，臂不能举，沉滑为风水，为下重，沉紧为上热下冷，沉重而直前绝者，为瘀血，沉重而中散，为寒食成瘕，沉重不至寸，徘徊绝者为遁尸，沉紧为悬饮，沉迟为痼冷，沉重为伤暑发热。

缓为在下，为风，为寒，为弱，为痹，为疼，为不仁，为气不足，为眩晕，缓而滑为热中，缓而迟，虚寒相搏，食冷则咽痛。

涩为少血，为亡汗，为气不足，为逆冷，为下痢，为心痛，涩而紧为痹，为寒湿。

迟为寒，为痛，迟而涩为癥瘕咽酸。

伏为霍乱，为疝瘕，为水气，为溏泄，为停痰，为宿食，为诸气上冲，为恶脓贯肌。

濡为虚，为痹，为自汗，为气弱，为下重，濡而弱为内热外冷自汗，为小便难。

弱为虚，为风热，为自汗。

九 道 病 脉

细为气血俱虚，为病在内，为积，为伤湿，为后泄，为寒，为神劳，为忧伤过度，为腹满，细而紧为癥瘕积聚，为刺痛，细而滑为僵仆，为发热，为呕吐。

数为热，为虚，为吐，为痛，为烦渴，为烦满。

动为痛，为惊，为挛，为泄，为恐。

虚为寒，为虚，为脚弱，为食不消化，为伤暑。

促，经并无文。

释曰，其促有五，一曰气，二曰血，三曰饮，四曰食，五曰痰，但脏热则脉数，以气血痰饮留滞不行，则止促，止促非恶脉也。

结为痰，为饮，为血，为积，为气。

释曰，气寒脉缓则为结，数则为促，虽缓数不同，结亦当如促脉分别，可也。

散，经无文。

释曰，六腑气绝于外，则手足寒，上气，五脏气绝于内，则下利不禁，甚者不仁，其脉皆散，散则不聚，病亦危矣。

革为满，为急，为虚寒相搏，妇人半产漏下。

释曰，革者革也，固结不移之状，三部应之，皆危脉也。

代者，一脏绝，他脏代至。

释曰，代真死脉，不分三部，随应皆是。

如前所例，皆本圣经，学者当熟读，令心开眼明，识取体状，然后交络互织，所谓六经流注，五脏相传，各以部位推寻，使了然不昧，其如随病分门，诸脉证状，尤当参对审详之，如是精诚，方可为医者之万分，不尔则倚傍圣教，欺罔贤良，为含灵之巨贼，幸宜勉旃。

卷之二

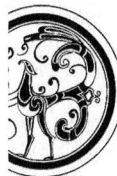

太医习业

国家以文武医人官，盖为养民设，未有不自学古而得之者。学古之道，虽别而同，为儒必读五经三史，诸子百家，方称学者。医者之经，《素问》、《灵枢》是也。史书，即诸家本草是也。诸子，《难经》、《甲乙》、《太素》、《中藏》是也。百家，《鬼遗》、《龙树》、《金镞刺要》、《铜人》、《明堂》、《幼幼新书》、《产科保庆》等是也。儒者不读五经，何以明道德性命，仁义礼乐。医不读《灵》、《素》，何以知阴阳运变，德化政令；儒不读诸史，何以知人材贤否，得失兴亡；医不读本草，何以知名德性味，养生延年；儒不读诸子，何以知崇正卫教，学识醇疵；医不读《难》、《素》，何以知神圣工巧，妙理奥义；儒不读百家，何以知律历制度，休咎吉凶；医不读杂科，何以知脉穴骨空，奇病异证，然虽如是，犹未为博。况经史之外，又有文海类集，如汉之班马，唐之韩柳，及我大宋，文物最盛，难以概举。医文汉亦有张仲景、华佗，唐则孙思邈、王冰等，动辄千百卷，其如本朝《太平圣惠》，乘闲集效，神功万全，备见崇文，《名医别录》，岂特汗牛充栋而已哉，使学者一览无遗，博则博矣，倘未能反约，则何以适从。予今所述，乃收拾诸经筋髓，其亦反约之道也，读医方者，当推上圣养民设教为意，庶不负于先觉也。

五 科 凡 例

凡学医，必识五科七事。五科者，脉病证治，及其所因。七事者，所因复分为三，故因脉以识病，因病以辨证，随证以施治，则能事毕矣。故经曰：有是脉而无是诊者，非也，究明三因，内外不滥，参同脉证，尽善尽美。

凡学脉，须先识七表八里九道名体证状，了然分别，然后以关前一分应动相类，分别内外及不内外，又须知二十四脉，以四脉为宗，所谓浮沉迟数，分风寒暑湿，虚实冷热，交结诸脉，随部说证，不亦约乎。

凡审病，须先识名，所谓中伤寒暑风湿瘟疫时气，皆外所因；脏腑虚实，五劳六极，皆内所因；其如金疮踒折，虎狼毒虫，涉不内外；更有三因备具，各有其名，所谓名不正则言不顺，言不顺则事不成，学不可不备。

凡学审证，须知外病自经络入，随六经所出，并营输源经合各有穴道，起没流传，不可不别。内病自五脏郁发，证候各有部分，溢出诸脉，各有去处，所谓上竟上，头项胸喉中事也，下竟下，腹肚腰足中事也。

凡用药，须熟读本草，广看方书，雷公炮炙，随方过制，汗下补吐，轻重涩滑，燥润等性，量病浅深，饮服多寡，五德五味，七情八反，升合分两，朝代不同，一一备学，将欲对治，须识前后。故经曰：先去新病，病当在后。

凡治病，先须识因，不知其因，病源无目，其因有三，曰内，曰外，曰不内外，内则七情，外则六淫，不内不外，乃背经常。《金匮》之言，实为要道，《巢氏病源》，具列一千八百余件，盖为示病名也，以此三条，病源都尽，不亦反约乎。

凡学医，既明五科，每科须识其要，脉有浮沉迟数，病有风劳气冷，证有虚实寒热，治有汗下补吐，若于三因推明，外曰寒热风湿，内曰喜怒忧思，不内外曰劳逸作强，各有证候，详而推之，若网在纲，有条不紊。

凡看古方类例，最是朝代沿革，升合分两差殊，若数味皆用分两，不足较也，第中间有用升合枚数，大段不同，升斗秤尺，本自积黍，黍自不可见，度量衡卒亦难明，今以钱谱推测，粗知梗概。

凡度者，分寸尺丈引，本以一黍之广为分，十分为寸，十寸为尺，十尺为丈，十丈为引，观今之尺，数等不同，如周尺长八尺，京尺长一尺六寸，淮尺长一尺二寸，乐尺长一尺二寸五分，并以小尺为率，小尺既自三微起，却自可准，唐武德年，铸开元钱，八分，当十二钱半得一尺，排钱比之，十一个已及一尺，又不知唐用何尺，顾汉唐龠量，并用尺寸分布，尺寸如是不齐，将何凭据，博古君子，必有说矣。

凡量者，龠合升斗斛，本以黄钟龠容十二铢，合龠为合，重二十四铢，今以钱准，则六铢钱四个，比开元钱三个重，升斗斛皆累而成数，汉唐同用，至宋绍兴，升容千二百铢，则古文六铢钱二百个，开元二百二十个，以绍兴一升得汉五升，其余私用，不足计也。

凡衡者，铢两斤钧石，亦以黄钟龠所容重十二铢，两之为两，二十四铢为两，十六两为斤，三十斤为钧，四钧为石，每两则古文六铢钱四个，开元钱三个，至宋广秤，以开元钱十个为两，今之三两，得汉唐十两明矣，《千金》、《本草》，皆以古三两为今一两，以古三升为今一升，诸药类例，尤为难辨，且如半夏一升准五两，不知用何升何两，此修合制度之要务，不可不知。汉铜钱质如周钱，文曰半两，重如其文，孝文五年，钱益多而轻，乃更铸四铢，其文为半两，杂以铅铁锡，非淆杂为巧，则不得赢，而奸或盗，磨钱质取镕，有司言钱轻重，请郡国铸五铢，周郭有质，令不得磨取镕，则知汉以二半两钱为两，重十铢明矣，汉唐例以二十四铢为一两，抑未知修史人改作唐例，亦不可知，观钱谱汉无六铢钱，至唐方有，今以五铢钱十六个，正得开元钱十个重，又以六铢钱十二个，正得开元钱九个重，则知开元钱每个以重八铢，唐武德四年铸开元通宝，径八分，重二铢四累，积十钱为两，似难考据，明《食货志》，必有说焉。

按药书，汉方汤液，大剂三十余两，小剂十有余两，用水六升或七升，多煎取二升三升，并分三服。若以古龠量水七升，煎今之三十两，未淹得过，况散末药只服方寸刀圭匕，圆子如梧桐子大，极至三十粒，汤液岂得如此悬绝。又如风引汤，一剂计五十五两，每两只用三指撮，水三升，煮三沸，去滓温服一升，观其煮制，每只三指撮，未应料剂如此之多，此又可疑也。今以臆说，汉方当用半两钱二枚为一两，且以术附汤方较，若用汉两计一百八十铢，得开元钱二十二个半重，若分三服，已是今之七钱半重一服，若以唐方准计，三百三十六铢，得开元钱四十二个重，每服计今之十四钱重，大略可知，若以开元钱准得一百单五个重，分三服，每服计三十五钱重，此犹是小剂，况有大剂各件，两数之多者，未易概举，留心此道，幸少详焉。

凡古书所诠，不出脉病证治四科，而撰述家有不知此，多致显晦，文义重复，要当以四字类明之，四字者，即名体性用也。如脉，浮则为名，举有余按不足为体，为风为虚曰性，可补可汗曰用。如病，太阳伤风为名，感已啬啬为体，恶风自汗为性，传变经络为用。如证，太阳风证为名，头项疼腰脚痛为体，不与诸经滥为性，候其进退为用。如治，药桂则为名，出处形色为体，德味备缺为性，汗下补吐为用。以此推之，读脉经，看病源，推方证，节本草，皆用此法，无余蕴矣。

纪 用 备 论

夫阴阳运五气行乎天地之间，则神明为之纪，故有德化政令变眚之异，物类禀五行孕于八方之内，则生灵赖其资，故有功能气味性用之殊，苟气运之失常，非药石则不疗，所谓功夺造化，恩备财成者，无逾于药石也，故敷和彰显溽蒸清洁凄沧者，五气之德也。安魂育神益气定魄守志者，百药之功也。生荣蕃茂丰备紧敛清谧者，五气之化也。通润悦择轻身润泽益精者，百药之能也。舒启明曜安静劲切凝肃者，五气之政也。开明利脉滑肤坚肌强骨者，百药之气也。风热湿燥寒者，五气之令也。酸苦甘辛咸者，百药之味也。顾兹气运，与万物虽种种不齐，其如成象效法，无相夺伦，一一主对，若合符契，至于胜复盛衰，不能相多，往来升降，不能相无，故各从其动而兴灾变，亦不相加也，于是有振发销铄骤注肃杀凛冽者，五气之变也。在药，则有收敛干焦甜缓敛涩滋滑者，百药之性也。散落燔焫霜溃苍陨冰雪者，五气之眚也。在药则有軏衄溢汗呕吐涎涌泄利者，百药之用也。德化者气之祥，功能者药之良，政令者气之章，气味者药之芳，古之治法，遇岁主脏害，虽平治之不同，必以所胜而命之，故经曰，上淫于下，所胜平之，平天气也，下淫于内，所胜治之，治地气也，故司天之气，风淫所胜，平以辛凉，诸气在泉，风淫于内，治以辛凉，此之谓也。至于折抑主客，郁发胜复，治之亦莫越于功能气味，盖从其德化政令之所为也，今则不然，惟取其性用之所利，而治其灾变之所伤，寒者热之，热者寒之，温者清之，清者温之，散者收之，收者散之，滑者涩之，涩者滑之，燥者润之，急者缓之，坚者软之，脆者柔之，衰者补之，强者泻之，故略去功能气味，随其性用，以备治法之总目，合和修治之大纲，备御灾变之要略尔，卫生明哲之士，当不拘于此也。夫五味各随其所喜攻，酸先入肝，苦先入心，甘先入脾，辛先入肺，咸先入肾，久而增气，则脏气偏胜，偏胜则有偏害，偏害则致偏绝，夭之由也，是以政理观

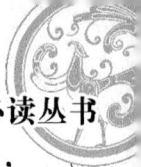

化，药集商量，服饵云，药不具五味五气，而久服之，虽且获胜，久必暴夭，此之谓也。近世庸俗为治，使人单服附子，为害滋多，可不谨乎。

脏腑配天地论

韩子曰，形而上者谓之天，形而下者谓之地，介于其两间者谓之人，人受天地之中以生，莫不禀二气以成形，是以六气纬空，五行丽地，人则默而象之，故足厥阴肝居于巳，手厥阴右肾居于亥，巳亥为天地之门户，故风木化焉。足少阴肾居于子，手少阴心居于午，子午得天地之正中，故君火位焉。足太阴脾居于未，手太阴肺居于丑，丑未为归脏之标本，故湿土守焉。足少阳胆居于寅，手少阳三焦居于申，寅申握生化之始终，故相火丽焉。足阳明胃居于酉，手阳明大肠居于卯，卯酉为日月之道路，故燥金行焉。足太阳膀胱居于辰，手太阳小肠居于戌，辰戌为七政之魁罡，故寒水注焉，此三才应奉，二气相须，不刊之说，如指诸掌。至于五行六气，第相资生，亦莫不有自然之序，如厥阴风木生少阴君火，君火生太阴湿土，湿土生少阳相火，相火生阳明燥金，燥金生太阳寒水，顺天道而右旋，所谓运行也，或问君火生土，土复能生相火，火复生金，其义何在，此生成之道也。相火既已发焰，晕晕灰灭，非土不成，未见虚空能聚火，金在矿，非火不能煅出，所以河图火七居西室，金九居南室，盖互显其成能也，若以一性而推之，无所不备，故木焚则为火，绞则为水，石击则为火，熔则为水，洲澶之内，江河竞注，大海之中，火光常起，此皆性之本有也，又何疑土中火，火中金，夫木火土金水，此乃常度，人皆知之。至于风暑湿燥寒，谓之揆度，鲜有能明其状者，故以木比风，以火比暑，以土比湿，以金比燥，以水比寒，仍以上下二气而配手足三阴三阳，则谓之奇度，又况五行各各不同，有正气，有太过，有不及，天地气化既然，人之脏腑亦然，感而为病，或外邪，或本气，或禀赋，必当推类，随三度而调之，非究心明道之士，孰能与此。

三　因　论

夫人禀天地阴阳而生者，盖天有六气，人以三阴三阳而上奉之，地有五行，人以五脏五腑而下应之，于是资生皮肉筋骨、精髓血脉、四肢九窍、毛发齿牙、唇舌总而成体，外则气血循环，流注经络，喜伤六淫，内则精神魂魄志意思，喜伤七情。六淫者，寒暑燥湿风热是。七情者，喜怒忧思悲恐惊是。若将护得宜，怡然安泰，役冒非理，百痾生焉。病诊既成，须寻所自，故前哲示教，谓之病源，绝不云乎，治之极于二者因得之，闭户塞牖，系之病者，数问其经，以从其意，是欲知致病之本也。然六淫天之常气，冒之则先自经络流入，内合于脏腑，为外所因；七情人之常性，动之则先自脏腑郁发，外形于肢体，为内所因；其如饮食饥饱，叫呼伤气，尽神度量，疲极筋力，阴阳违逆，乃至虎狼毒虫，金疮踒折，疰忤附着，畏压溺等，有背常理，为不内外因。《金匮》有言，千般疢难，不越三条，以此详之，病源都尽，如欲救疗，就中寻其类例，别其三因，或内外兼并，淫情交错，惟其深浅，断其所因为病源，然后配合诸证，随因施治，药石针艾，无施不可。

外 所 因 论

夫六淫者，寒暑燥湿风热是也。以暑热一气，燥湿同源，故上经收而为四，即冬伤寒，春温病，春伤风，夏飧泄，夏伤暑，秋痎疟，秋伤湿，冬咳嗽，此乃因四时而序者，若其触冒，则四气皆能交结以病人。且如温病，憎寒发热，不特拘伤寒也，冒风暑湿，皆有是证，但风散气，故有汗，暑消气，故倦怠，湿溢血，故重着，虽折伤诸证不同，经络传变咸尔，不可不知，飧泄亦然。经曰，寒甚为肠癖，又热湿久客肠胃，滑而下利，亦不止于伤风，咳疟诸证，亦以寒暑风湿互络而为病因，初不偏胜于暑也。咳论以微寒为咳，热在上焦咳为肺痿，厉风所吹，声嘶发咳，岂独拘于湿也。以是观之，则知四气本乎六化，六化本乎一气，以运变而分阴阳，反则为六淫。故经曰，阴为之主，阳与之正，逆之则为病，乃乱生化之常矣，常则天地四塞矣，治之必求其本，当随交络互织而推之，所谓风寒，风温，风湿，寒湿，湿温，五者为并，风湿寒，风湿温，二者为合，乘前四单，共十一变，倘有所伤，当如是而推之。又兼三阳经络亦有并合，能所简辨，甄别脉证，毫厘不滥，乃可论治，非通明淫化邪正之精微，其孰能与于此。

叙 中 风 论

夫风为天地浩荡之气，正顺则能生长万物，偏邪则伤害品类。人或中邪风，鲜有不致毙者，故入脏则难愈，如其经络空虚而中伤者，为半身不遂，手脚瘫痪，涎潮昏塞，口眼㖞斜，肌肤不仁，痹瘃挛僻，随其脏气，所为不同，或左或右，邪气反缓，正气反急，正气引邪，㖞僻不遂。盖风性紧暴，善行数变，其中人也卒，其眩人也晕，激人涎浮，昏人神乱，故推为百病长，圣人先此以示教，太医编集，所以首论中风也。然四气皆能中人，在证亦有缓纵挛急、搐搦痹瘃、奄忽不知人者，不可不以脉别，故论曰，寒热诸痹所有证候，皆如风状，须得脉别可也。要知脉浮则为风，紧则为寒，细则为湿，数则为热，外证走注自汗则为风，疼痛无汗则为寒，缓弱热顽则为暑，停着肿满则为湿，随其并合，尤宜历辨。唯详其所因，合以脉诊，在络在经，入腑入脏，依而调之，乃可为治。

五脏中风证

　　肝中风者，人迎并左关上，脉浮而弦，在天为风，在地为木，在人脏为肝，肝虚，喜中风为类相从，故脉应在左关，肝风之状，多汗，恶风，色微苍，头目瞤，左胁偏痛，嗜甘，如阻妇状，筋急挛痹不伸，诊在目，其色青。

　　心中风者，人迎与左寸口，脉洪而浮，在天为热，在地为火，在人脏为心，心虚，因中邪风乃子母相因，故脉应在左寸口，心风之状，多汗，恶风，色微赤，翕翕发热，喑不能言，欲饮食，食则呕，诊在舌，其色焦赤。

脾中风者，人迎与右关上，脉浮而微迟，在天为湿，在地为土，在人脏为脾，脾虚，因中风邪为胜克，故脉应在右关上，脾风之状，多汗，恶风，薄黄，四肢怠堕，皮肉眴动，发热，短气，不欲饮食，嗜卧如醉人，诊在唇，其色黄。

肺中风者，人迎与右寸口，脉浮涩而短，在天为燥，在地为金，在人脏为肺，肺虚，因中邪风为乘克，故脉应在右手寸口，肺风之状，多汗，恶风，色皓然而白，口燥而喘，逆气，肩息，身重，背痛，面胀肿，昼差暮甚，诊在鼻，其色白。

肾中风者，人迎与左尺中，脉浮而滑，在天为寒，在地为水，在人脏为肾，肾虚，因中邪风为母子相感，故脉应在左尺中，肾风之状，多汗，恶风，色如炲，面庞然浮肿，腰脊痛引小腹，隐曲不利，昏寝汗愈多，志意惶惑，诊在耳，其色黑。

胃中风者，人迎与两关上，脉并浮而大，六腑无中风论，惟胃有者，以胃为脏海，纳五味以滋养五脏，虚而中邪风，故其状，额多汗，食饮不下，隔塞不通，腹善满，失衣则膜胀，张口，肩息，心下淡淡，食寒则泄。

中 风 治 法

生姜生附汤　治卒中风，涎潮昏塞，不知人，并主瘀冷，癖气，胸满，呕沫，头痛，饮食不消。

大附子一枚，生去皮脐，切作八片

上以水二碗，生姜一两切，同煎，至一大盏，去滓，温冷服。一法：加沉香一钱。一法：加辰砂末少匕。凡中风，无问冷热虚实，皆可服。盖此药能正气，消痰，散风，神效。

白散子 治肝肾虚，为风所袭，卒中，涎潮，昏塞，不语，呕吐痰沫，头目眩晕，上实下虚，真阳耗竭。兼治阴证伤寒，六脉沉伏，昏不知人。又治霍乱吐泻，饮食不进，及小便淋沥不通，眼赤，口疮，咽喉冷痛。

大附子生去皮脐　桂府滑石各半两　圆白半夏汤洗二十一次，三分

上为末，每服二钱，水二盏，姜七片，蜜半匙，煎七分，空腹冷服。霍乱，加藿香。小便不利，加木通、灯心、茅根煎。此药就有差互，亦无所苦。

红龙散 治中风，开关窍。

朱砂别研　五灵脂各半两　茯神去心中木　萆薢各一两　全蝎半两　脑麝各一钱，别研

上为末，每服二钱，酒调服。先服此，次服神异温风丹。

神异温风丹 治中风一切诸疾。

麻黄五两，不去节，择净生用　人参　白术　干姜炮，各二两　茯神　附子炮去皮脐　白胶香别研　甘草炙，各两半　乳香别研　全蝎炒，各一两

上将麻黄细剉，用水五升，熬去半，入蜜六两，又熬成膏，入前件药末，和圆如弹子大，每服一圆，温酒下，日三服。

排风汤 治风虚湿冷邪气入脏，狂言妄语，精神错

乱。肝风发，则面青，心闷，吐逆，呕沫，胁满，头眩，不闻人声，偏枯，筋急，曲踡而卧。心风发，则面赤，翕然而热，悲伤嗔怒，目张，呼唤。脾风发，则面黄，身体不仁，不能行步，饮食失味，梦寐颠倒，与亡人相随。肺风发，则面白，咳逆，唾脓血，上气，奄然而极。肾风发，则面黑，手足不随，腰痛，难以俯仰，冷痹，骨疼。诸有此证，令人心惊，志意不定，恍惚多忘，服此汤，安心定志，聪耳明目，通脏腑诸风疾悉主之。

白鲜皮　白术　芍药　桂心　芎䓖　当归　杏仁汤去皮尖　防风去叉　甘草炙，各二两　独活　麻黄去节汤　茯苓各三两

上剉散，每服四钱，水盏半，姜七片，枣二枚，煎七分，去滓服。

小续命汤　治卒中风欲死，身体缓急，口目不正，舌强不能语，奄奄忽忽，神情闷死，诸风服之皆验，不令人虚。

麻黄去节汤　防己《崔氏》、《外台》不用　人参　黄芩桂心　甘草炙　白芍药　芎䓖各一两　杏仁一两，汤去皮尖炒附子一枚，炮去皮脐　防风半两

上为剉散，每服四大钱，水一盏半，姜七片，枣二个，煎七分，去滓，不以时服。取汗，随人虚实，与所中轻重，有人脚弱，服此，六七剂，得差，有风痉家，天阴节变，辄合服之，可以防喑。一云恍惚，加茯神、远志。骨节疼，有热，去附子、芍药。《古今录验》有白术，无杏仁。《救急》无芎䓖、杏仁，止十味。《延

年》无防风。一云遗失便利，产后失血，并老人小儿，用麻黄、桂心、甘草各二两。一法：治或歌哭，或笑语，无所不及，用麻黄三两，人参、桂枝、白术各二两，无防风、附子、生姜，有当归一两。

独活丹 治风懿不能言，四肢不收，手足弹曳。

白芍药　瓜蒌根　独活　桂心各二两　甘草三两

上为剉散，每服四钱匕，姜五片，水二盏，煎六分，去滓，入生葛汁一合，和匀服。

三黄汤 治中风，手足拘挛，百节疼痛，烦热，心乱，恶寒，不欲饮食，兼治贼风，偏风，猥退风，半身不遂，失音不言。

麻黄去节，汤一两一分　黄芪半两　黄芩三分　独活一两

上为剉散，每服四钱，水盏半，煎七分，去滓，不以时服，取汗为效。心热，加大黄半两。胀满，加枳实一分。气逆，加人参三分。心悸，加牡蛎三分。渴，加瓜蒌根。寒，加附子一枚，炮熟入。

小竹沥汤 治中风，涎潮，谵语，昏塞，四肢缓纵不收。

秦艽去苗土剉　防风去芦剉　附子炮去皮脐　独活剉，各一分

上水四盏，煎二盏，入生地黄汁、竹沥各半盏，煎三五沸，去滓，分四服，不拘时热服，病去，以它药扶持，未知再作。

烧竹沥法 新竹截尺许长，用两砖对立，相去八寸，置竹在上，每截破作二片，仰安砖上，急着火，砖外两头，各置碗以盛沥，沥尽，以绢滤澄清，夏秋须沉

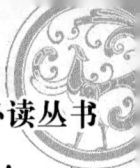

冷水中，防沥酸，大热有风人，亦可单服，冷暖随人，勿过度，荆沥亦然。

独活散 治男子妇人气虚感风，或惊恐相乘，肝胆受邪，使上气不守正位，致头招摇，手足颤掉，渐成目昏。

独活 地骨皮 细辛 芎䓖 菊花 防风去叉 甘草炙

上等分为末，每服三钱，水盏半，煎一盏，去滓，取六分清汁，入少竹沥，再煎，食后温服，日两服。又法，不用独活，有旋覆花。

雄朱圆 治中风，涎潮，咽膈作声，目瞑不开，口眼㖞斜，手足不随，但是一切风疾，并宜服之。

雄黄别研 辰砂 龙骨 麝香各一钱，别研 乌蛇酒浸，炙去皮骨 白僵蚕生去丝嘴 天南星生 白附子生，各半两

上为末，炼蜜丸梧桐子大，如中风涎潮，牙关不开，先用大蒜一瓣，捣烂涂在两牙关外腮上，用豆淋酒化一丸，揩牙龈上，即开。续用薄荷酒化下一丸，如丈夫风气，妇人血气，牙关紧急，只用豆淋酒化一丸揩牙，如头风目眩，暗风眼黑欲倒者，急嚼一二丸，薄荷汤下。

仁寿圆 治肝肾气虚，风冷所中，筋脉瞤动，口眼㖞斜，常服补肝元，行荣卫，养气血。

附子炮熟，去皮脐，一两 桂心 白茯苓 山茱萸 五味子 杜仲去皮姜制，炒丝断 续断 枸杞子 熟地黄洗 巴戟去心 菟丝子酒浸湿研 防风各半两 牛膝酒浸，二两

上为末，蜜丸梧子大，每三五十丸，温酒盐汤，食

前任下。

铁弹圆 治男子妇人一切风疾，无问远近，瘫痪中风，口眼㖞斜，言语謇涩，手足弹曳，难以称举，或发搐搦，或如虫行，或失音不语，牙关紧急，脚不能行，身体顽麻，百节疼痛，精神不爽，头虚烦闷，夜卧不安，多涎，胸膈不利，口干，眼涩，多困少力，如破伤风，身如角弓，口噤不开，作汗如油及洗，头风脑重，眉梁骨痛，卒中，不语迷闷，兼白癜风，遍身瘾疹，鼻多清涕，耳作蝉鸣，小儿惊风，天吊搐搦，妇人血风，手足烦热，夜多虚汗，头旋倒地，并皆治之。

白附子　没药别研　虎胫骨酒浸一宿，炙干　全蝎　乌头炮去皮尖　麻黄不去节　自然铜烧存性，醋浸一宿，各一两　白花蛇酒浸，半两　辰砂别研，一分　五灵脂一分　木鳖子二十个，去皮别研，不入罗　脑麝各一分，别研　乳香柳木搥研，一分

上为末，蜜圆弹子大，用无灰酒一升，浸一圆，分二十服。伤风鼻塞，分三十服。空心临卧各一服。大风五圆可安。

活络通经圆 治半身不遂，口眼㖞斜，瘫痪诸风，通活经络，宣导凝滞。常服，壮筋骨，助血脉，起偏废之疾，其效如神。

川乌头二两，一两生不去皮尖，一两炮去皮尖　草乌二两，制如上法　木鳖子三两三分，别研　斑蝥百个，去头足并翅，醋煮香熟，焙干　乌蛇酒浸去皮骨，焙　白花蛇酒浸去皮骨，焙　好墨火煅　白胶香各两，别研　当归两半　五灵脂三两三分

上为末，将木鳖子末醋研为膏，和黑豆末一斤，好醋拌，一两作十丸，以墨为衣，空心食前，温酒盐汤，

36

嚼下一丸。

乌药顺气散 治风气不顺，手脚偏枯，流注经络，并湿毒进袭，腿膝挛痹，筋骨疼痛。

乌药去木　麻黄去节汤　橘皮各二两　甘草炙　川芎　枳壳麸炒去瓤　桔梗　白僵蚕炒去丝嘴　白芷各一两　白姜炮半两

上为末，每服二钱匕，水一盏，姜三片，薄荷七叶，煎七分，空心服。治气，去薄荷，用枣子二枚同煎。

舒筋保安散 治左瘫右痪，筋脉拘挛，身体不遂，脚腿少力，干湿脚气，及湿滞经络久不能去，宣导诸气。

干木瓜五两　萆薢　五灵脂　牛膝酒浸　天麻　续断　白僵蚕炒去丝　松节　白芍药　乌药去木　威灵仙　黄芪　川当归　防风去叉　虎骨各一两

上用无灰酒一斗，浸上件药二十七日，紧封扎，日数足，取药焙干，捣为细末，每服二钱，用浸药酒半盏调下，吃酒尽，用米汤调下。又方，添金毛狗脊一两，却将乳香、白胶香各一两同研，入干药末内。

松节散 治风寒冷湿搏于筋骨，使筋挛掣痛，行步艰难，但是诸筋挛缩疼痛，悉主之。

茯神中心木剉如米，一两　乳香一钱，研

上入银石器内，炒留两分性，为末，每服二钱，木瓜酒下。

芎桂散 治中风，四肢疼痛，及两足俱软，行履不便。

川乌头二两，切作片，水浸一宿，切作箅子条，更以米泔浸一宿，不洗日干，麸炒微赤为度，干了秤　川芎两半　桂心一两　甘草炙　干姜炮，各一分

上为末，每服二钱，温盐酒调下，日三服。

趁风膏　治中风，手足偏废不举。

穿山甲左瘫用左足，右瘫用右足　红海蛤如棋子者　川乌头大者生用，各二两

上为末，每用半两，捣烈葱白汁，和成厚饼，约径一寸半，贴在所患一边脚中心，用旧帛裹紧缚定，于无风密室中椅子上坐，椅前用汤一盆，将贴药脚于汤内浸，仍用人扶病人，恐汗出不能支持，候汗出，即急去了药，汗欲出，身麻木，得汗周遍为妙。切宜避风，自然手足可举。如病未尽除，候半月二十日以后，再依此法用一次，自除根本。仍服治风补理药，忌口远欲以自养。

附子酒　治中风，风冷痰癖胀满，诸痹。

大附子一枚，去皮脐，切作四片

上用醇酒一升，春浸五日，夏三日，秋冬七日，每服一合，日二三服，以痹住为效。未知，再作。

小黄芪酒　大治风虚，痰癖，四肢偏枯，两脚弱，手不能上头，或小腹缩痛，胁下挛急，心下有伏水，胁下有积饮，夜梦悲愁不乐，恍惚善忘，此由风虚，五脏受邪所致，或久坐腰痛，耳聋，卒起眼眩头重，或举体流肿疼痛，饮食恶冷，涩涩恶寒，胸中痰满，心下寒疝，及妇人产后余疾，风虚积冷不除。

黄芪　附子去皮脐　川椒去目并合口者　桂心　秦艽

牛膝　防风_{去叉}　乌头《集验方》用山药　白术　川芎　独活　细辛_{去苗}　甘草_{各三两}　大黄　葛根　山茱萸　干姜_{各二两}　当归_{二两半}

　　上为剉散，少壮人，无熬炼；虚老人，微熬之。以绢袋盛，用清酒二斗渍之，春夏五日，秋冬七日，可先服食一合，不知，至四五合，日三服。此药攻痹尤佳，亦不令人吐闷，小热，宜冷饮食也。大虚，加苁蓉二两。下利，加女萎三两。多忘，加石斛、菖蒲、紫石英各二两。心下多水，加茯苓、人参各二两，山药三两，酒尽，可更以酒二斗，重渍滓服之。不尔。可曝滓，捣，下筛，酒服方寸匕。不知，稍增之，服一剂，得力。令人耐寒冷，补虚，治诸风冷，神妙。

　　仙酒方_{窦朝议经进}　治大风及偏风一切风疾，延年益寿。

　　牛蒡根　牛膝_{各一斤}　秦艽　鼠粘子_{各二两}　枸杞子_{炒一斗}　苍术_{蒸烂，二斤}　防风　蚕沙_{各二两}　大麻子_{炒，别研去壳，一升}　桔梗　羌活_{各二两}

　　上为剉散，无灰酒二斗，净瓷器内浸，密封，七日开，开时不得对瓶口，日进三服，每服一大盏，温服，常令面有酒色，甚者不过一斗。忌面食，并鱼肉动风物。

料简类例

　　且人之冒风也，轻则为伤，重则为中。盖风散气，动于阳，腠理开，故自汗而恶风。其色诊，皆随脏气而言，六腑无论，惟胃有中者，盖饮食所致。故孙真人曰，新食竟取风，为胃风。疟论亦然，然六腑经络邪既能中，岂不能中诸腑也，虽曰转输，在大小肠则有腘胀，在胞则有转戾，在胆则有摄缩，但文缺不论。或谓竟中诸脏，故不论诸腑，此亦一说，故两存之。诸方论中，所谓左瘫右痪者，盖邪气中人，邪气反缓，正气即急，正气引邪，喝僻不随，为风懿者，以心肺间闭不能言，但噫噫作声，盖肺气入心，则能言，邪中心肺，涎潮逼塞，故使然也。四肢缓纵，为风痱者，以风散涎，注于关节，气不能行，故使四肢不遂也。舌强不能言者，以风入心脾经，心之别脉，系于舌本，脾之脉，络胃，夹咽，连舌本，散舌下，风涎入其经络，故舌不转，而不能言也。四肢拘挛者，以中风冷，邪气入于肝脏，使诸筋挛急，屈不可伸也。风柔者，以风热入于肝脏，使诸筋弛张，缓而不收也。故经云，寒则挛急，热则弛张，风颤者，以风入于肝脏经络，上气不守正位，故使头招摇，而手足颤掉也。风喑者，以风冷之气客于中，滞而不能发，故使口噤不能言也，与前所谓涎塞心肺同候，此以口噤为差耳。猥退风者，半身不遂，失音不语，临事不前，亦偏中于心肺经所致也，诸证类例，可推而治之。

不内外因中风凡例

凡因不内不外而致风中者，亦各从其类也。如新沐中风，名曰首风；饮酒中风，名曰漏风，又酒风；入房中风，名曰内风，又曰劳风；治之各有方。

附子摩头散　治因沐头中风，多汗，恶风，当先风一日而病甚，头痛不可以出，至日则少愈，名曰首风。

大附子_{一个炮去皮脐} 盐_{等分}

上二味为散，沐了，以方寸匕摩疢上，令药力行。

麋衔汤 治因醉中风，恶风，多汗，少气，口干，善渴，近衣则身热如火，临食则汗流如浴，骨节懈惰，不欲自劳，名曰漏风。

泽泻 白术_{各一两} 麋衔_{半两}

上为末，每服二钱，酒饮任调下，食前服。

附子汤 治房室竟中风，恶风，多汗，汗出沾衣，口干上渎，不能劳事，身体尽疼，名曰内风。

附子_{生去皮脐} 人参_{各半两} 茴香_炒 茯苓 山药_{各一分} 甘草_炙 干姜_{炮，各三分}

上为剉散，每服四大钱，水二盏，姜三片，盐少许，煎至七分，去滓，食前服。

叙 中 寒 论

夫寒者，乃天地杀厉之气，在天为寒，在地为水，在人脏为肾，故寒喜中肾，肾中之，多使挛急疼痛，昏不知人，夹风则眩晕，兼湿则肿疼。治之唯宜温剂，不可吐下，皆逆也，然寒性虽喜归肾，五脏皆能中之，若中于经络之表则易散，入里则不消，与伤寒脉证无异，但轻重不同，其有本脏即中寒者，经论既载，不可不辨明也，详论在伤寒门。

五脏中寒证

肝中寒者，人迎与左关上，脉紧而弦，肝虚中寒，乃母子相因，弦多则吉，但紧不弦，舌卷囊缩，为不利，故使本部脉，紧如切绳。肝中寒之状，其人洒洒恶寒，翕翕发热，熏然面赤，漐漐如有汗，胸中烦热，胁下挛急，足不得伸。

心中寒者，人迎与左寸口，脉紧而洪，心虚中寒，贼邪相克，脉应本部，洪滑则吉，但紧，舌干焦，为不利。心中寒之状，其人如噉韭蓷状，剧则心痛掣背，背痛掣心，犹如蛊疰，恶寒，四肢厥，自吐，少间，顷时复发，休作不已，昏塞不知人。

脾中寒者，人迎与右关上，脉紧而沉细，脾虚中寒，寒邪乘克，脉应本部，长则吉，沉紧，唇揭，为不利。脾中寒之状，心腹䐜胀，四肢挛急，噯噫不通，脏气不传，或秘或泄。

肺中寒者，人迎与右寸口，脉紧而涩，肺虚中寒，母子相感，脉应本部，浮者为吉，但紧而涩，鼻干燥，为不利。肺中寒之状，喜吐浊涎，气短，不能报息，洒洒而寒，吸吸而咳。

肾中寒者，人迎与左尺中，脉沉紧而滑，肾虚中寒，寒喜中肾，以类相从，脉应本部，沉滑者吉，紧涩，耳轮黑，目睛眹，为不利。肾中寒之状，色黑，气弱，吸吸少气，耳聋腰痛，膝下清，拘挛而疼，昏不知人，余例见伤寒门。

中 寒 治 法

附子理中汤 治五脏中寒，口噤，四肢强直，失音不语，昔有武士守边，大雪，出帐外观瞻，忽然晕倒，时林继作随行医官，灌以此药两剂遂醒。

大附子炮去皮脐　人参　干姜炮　甘草炙　白术各分

上为剉散，每服四大钱，水一盏半，煎七分，去滓，不以时服，口噤，则斡开灌之。

干姜附子汤　治中寒，卒然晕倒，或吐逆涎沫，状如暗风，手脚挛搐，口噤，四肢厥冷，或复燥热。

干姜炮　附子炮去皮脐

上为剉散，每服四钱，水盏半，煎七分，去滓，食前服。入肝，加木瓜；入肺，加桑白皮；入脾，加术；入心，加茯苓；随证加之。

叙 中 暑 论

中暑，其脉阳弱而阴虚，微迟似芤，夫暑，在天为热，在地为火，在人脏为心。故暑喜归心，中之，使人噎闷，昏不知人；入肝，则眩晕顽痹；入脾，则昏睡不觉；入肺，则喘满痿躄；入肾，则消渴利小便；凡中暍死，治之切不得用冷，惟宜温养，得冷则死。道途无汤，即以热土熨脐中，仍使更溺，概可见矣。若发其汗，则恶寒甚，加温针，则发热甚，下之，则淋甚，治之不可不谨也。然伤暑中暍，其实一病，但轻重不同。新校正要略者，乃云伤寒家别有暍病，非也，详论治法，见伤暑门。

中 暑 治 法

大黄龙圆　治中暑，眩晕，昏不知人，或身热，恶寒，头痛，状如伤寒，或往来寒热，烦躁，渴甚，呕吐，泄泻，常服去暑毒，分利阴阳。

硫黄　硝石各一两　雄黄通明者　滑石　白矾各半两
寒食面四两

上为末，滴水为圆，如梧子大，每服五圆至七圆，渐加至二十圆，新汲水下。昏塞不知人，则以水化开灌之。中暑忌得冷，此药却以冷水下之，乃热因寒用，疑者释之。

中　暑　凡　例

中暑闷倒，急扶在阴凉处，切不可与冷，当以布巾衣物等蘸热汤熨脐中，及气海，续以汤淋布上，令彻脐腹，暖即渐醒，如仓卒无汤处，掬道上热土于脐，以多为佳，冷即易。古法，道途无汤，即掬热土于脐上，仍拨开作窝子，令人更溺于其中以代汤，续与解暑毒药，如白虎竹叶石膏汤。凡觉中暑，急嚼生姜一大块，冷水送下，如已迷乱闷，嚼大蒜一大瓣，冷水送下，如不能嚼，即用水研灌之，立醒。路中仓卒无水，渴甚，急嚼生葱二寸许，津同咽，可抵饮水二升。

叙　中　湿　论

中湿者，脉沉而细，微缓，以湿溢人肌，肌浮，脉则沉细，夫湿者，在天为雨，在地为土，在人脏为脾，故湿喜归脾，脾虚喜中湿，故曰湿流关节。中之，多使人膜胀，四肢关节疼痛而烦，久则浮肿，喘满，昏不知人，夹风，则眩晕呕哕，兼寒，则挛拳掣痛，治之不得猛发汗及灼艾，泄泻惟利小便为佳。故论云，治湿不利小便，非其治也，大汗大下皆死，详论治法，见伤暑门。

中 湿 治 法

白术酒　治中湿，口噤，不知人。

白术半两

上酒三盏，煎一盏，顿服，不能饮酒，以水代之，日三，夜一。

四气兼中证论

风寒暑湿，本乎一气，性中相同，用中相背，风寒既能中五脏，暑湿其可不论。方论有肝着，其人常欲蹈其胸上，未苦时，但欲饮热；脾着，四肢浮肿，身重如石，不能自反身；肾着，身重，腰中冷，如坐水中，形如水状，反不渴，小便自利，食饮如故。心肺不见明文，恐文简脱，难以臆补。或云，湿惟中足三阴，故不及心肺，然五脏有本病，并乘克、胜克、相感、相因而得之。假如风中肝为本病，中脾为胜克，中肺为乘克，中心为相因，中肾为相感，则无所不通，谓湿不及心肺，未为确论，故缺以俟明哲。暑病亦然，况六淫均被，四气皆能中人。中风则有汗，脉必浮弦，恶风，走注；中寒则无汗，脉必紧数，恶寒，疼痛；中暑则昏愦面垢，脉必虚缓，倦怠；中湿则重着，脉必轻缓，四肢历节疼痛，皆能交络互织，所谓风寒、风湿、风温、寒湿、湿温等，当以人迎脉证别之，令无差误。更有七情内忤，亦能涎潮昏塞，手足弹曳，一如中风，不可例作六淫气治，其至夭枉，及素蓄痰涎，随气上厥，使人眩晕，昏不知人，半身不遂，口眼㖞斜，手足軃曳者，故有中气中痰之别，犹当详辨，毋使混滥。除外所因方见于此，后内所因，各见本门。

四气兼中治法

附子汤 治五脏中风寒，手足不仁，口面㖞斜，昏晕，失音，眼目眴动，牙车紧急，不得转动。

附子炮去皮脐　桂心各半两　细辛去苗　防风去叉　人参　干姜炮，各六钱

上为剉散，每服四钱，水一盏半，姜五片，枣一枚，煎七分，去滓，食前服，或为末，酒调二钱服。

防风汤 治中风夹暑，卒然晕倒，面青黑，四肢缓弱，喜呻欠，口㖞斜，四肢不仁，好笑。

防风去叉　泽泻　桂心　杏仁麸炒去皮尖　干姜炮　甘草炙，各等分

上为剉散，每服四钱，水一盏半，煎七分，去滓，食前服。

生附白术汤 治中风湿，昏闷，恍惚，胀满，身重，手足缓纵，漐漐自汗，失音不语，便利不禁。

附子生去皮脐　干姜各半两　白术一两　甘草一分炙

上为剉散，每服四钱，水盏半，煎七分，去滓，食前服。

附子麻黄汤 治寒湿所中，昏晕缓弱，或腰背强急，口㖞，语声混浊，心腹膜胀，气上喘，不能转动。

附子炮去皮脐　麻黄去节汤　白术　干姜　甘草炙　人

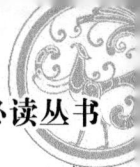

参等分

上为剉散，每服四钱，水盏半，煎七分，去滓，食前服。

苓术汤 治冒暑遭雨，暑湿郁发，四肢不仁，半身不遂，骨节离解，缓弱不收，或入浴晕倒，口眼㖞斜，手足弹曳，皆湿温类也。

附子炮去皮脐 茯苓 白术 干姜炮 泽泻 桂心等分

上为剉散，每服四钱，水盏半，煎至七分，去滓，食前服。

卷之二

卷之三

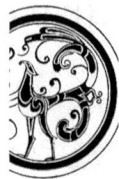

叙痹论

　　夫风湿寒三气杂至，合而为痹，虽曰合痹，其用自殊，风胜则为行痹，寒胜则为痛痹，湿胜则为着痹，三气袭人经络，入于筋脉、皮肉、肌肤，久而不已，则入五脏。凡使人烦满，喘而吐者，是痹客于肺；烦心，上气，嗌干，恐噫，厥胀满者，是痹客于心；多饮，数小便，小腹痛如怀妊，夜卧则惊者，是痹客于肝；善胀，尻以代肿，脊以代头者，是痹客于肾；四肢解惰，发咳，呕沫，上为大塞者，是痹客于脾；又有肠痹者，数饮而小便不利，中气喘急，时发飧泄；又胞痹者，小腹按之内痛，若沃以汤，涩于小便，上为清涕。又六腑各有腧，风寒湿中其腧，而食饮应之，故循腧而入，各舍其腑。治之，随其腑腧，以施针灸之法，仍服逐风湿寒发散等药，则病自愈。大抵痹之为病，寒多则痛，风多则行，湿多则着，在骨则重而不举，在脉则血凝不流，在筋则屈而不伸，在肉则不仁，在皮则寒，逢寒则急，逢热则纵，又有血痹，以类相从，附于此门。外有支饮作痹，见痰饮门。

合 痹 治 法

附子汤　治风湿寒痹，骨节疼痛，皮肤不仁，肌肉重着，四肢缓纵。

附子_{生去皮脐}　白芍药　桂心　甘草　白茯苓　人参各三分　白术一两

上为剉散，每服四钱，水三盏，煎七分，去滓，食前服。

黄芪五物汤　治尊荣人骨弱肌重，因疲劳汗出，卧不时动摇，加以微风，遂作血痹，脉当阴阳俱微，尺中少紧，身体如风痹状。

黄芪　芍药　桂心各等分

上为剉散，每服四大钱，水二盏，姜五片，枣三枚，煎七分，去滓，食前服。

黄芪酒　治风湿寒痹，举体肿满，疼痹不仁，饮食恶冷，涩涩恶寒，胸中痰满，心下塞。（方见中风门）

历 节 论

夫历节，疼痛不可屈伸，身体尪羸，其肿如脱，其痛如掣，流注骨节，短气自汗，头眩，温温欲吐者，皆以风湿寒相搏而成。其痛如掣者，为寒多；肿满如脱者，为湿多；历节黄汗出者，为风多；顾病源所载，饮酒当风，汗出入水，遂成斯疾，原其所因，虽涉风湿寒，又有饮酒之说，自属不内外因，亦有不能饮酒而患此者，要当推求所因，分其先后轻重为治，久而不治，令人骨节蹉跌，变为癫病，不可不知。

历节治法

芍药知母汤 治诸肢节疼痛，身体尪羸，脚肿如脱，头眩，短气，温温欲吐。

桂心　知母　防风各四两　芍药　甘草炙　麻黄去节　附子炮去皮脐，各三两

上为剉散，每服四钱，水一盏半，姜五片，煎七分，去滓，空腹服。一法，有白术、川芎、杏仁、半夏。

乌头汤 治病历节，痛不可屈伸。

乌头五枚，剉，以蜜二升煎取一升，去乌头　甘草炙　麻黄去节　芍药　黄芪

上为剉散，每服四钱，水二盏，煎至七分，去滓，投前蜜煎一合，空腹温服。《千金》有老姜、桂心、大枣，无黄芪、麻黄。治寒疝，腹中绞痛，贼风入腹攻五脏，拘急，不得转侧，叫呼，发作有时，使人手足厥冷。

附子八物汤 治风历节，四肢疼痛，如槌锻不可忍。

附子炮去皮脐　干姜炮　芍药　茯苓　甘草炙　桂心各三两　白术四两　人参三两

上为剉散，每服四大钱，水二盏，煎七分，去滓，食前服。一方，去桂心，用干地黄二两。

独活寄生汤 最治历节风，近人用之甚效，亦治腰背痛，及脚气流注。（方见腰痛门）

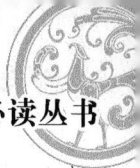

叙脚气论

夫中风寒暑湿，与脚气，皆渐、顿，浅、深之不同。中风寒暑湿，得之顿而浅，脚气得之渐而深，以其随脏气虚、实、寒、热发动，故得气名，其如循经络入腑脏，证候虽不一，然三阳多热、躁，三阴多热、烦，亦可类推。但脚气，不专在一经，故与中风寒暑湿为异耳，兼有续生诸病，混杂多端，未易分别。治之，须寻其经络病证所在去处，然后以脉察其虚、实、浅、深为治，假如三阳经，其诊多在足外踝及手背，三阴经，其诊多在足内踝及臂内，以此粗分阴阳，可知大概矣。其如风寒暑湿，性用各各不同，所谓风为行，寒为痛，暑为顽，湿为着，乃不刊之说。《千金方》论，与董氏专门，类皆蹈袭旧说，似难凭据，惟留心斯道者，必有至当之论焉。

叙《千金》论

《千金》论，脚气皆由感风毒所致，多不令人即觉，会因他病，乃始发动，或奄然大闷，经三两日，方乃觉之，庸医不识，谩作余疾治之，莫不尽毙。缘始觉甚微，食饮嬉戏，气力如故，惟卒起，脚屈弱为异耳，及论风毒相貌云，夫有脚未觉异，而头、项、臂、膊，已有所苦，诸处皆悉未知，而心腹五内，已有所因，或见食呕吐，憎闻食臭，或腹痛下利，或大小便秘涩，或胸中冲悸，不欲见光明，或精神昏愦，语言错乱，或壮热头痛，或身体酷冷疼烦，或觉转筋，或肿，或胫腿顽痹，或时缓纵不随，或复百节挛急，或小腹不仁，曾谓脚气状貌也。乃至妇人产后取凉，多中此毒，其热闷，掣纵，惊悸，心烦，呕吐，气上，脐下冷痞，愊愊然不快，兼小便淋沥，不同生平，皆是脚气之候，顽弱为缓风，疼痛为湿痹。上件《千金》节文，但备叙诸证，不说阴阳经络所受去处，亦不分风湿寒热四气，及内脏虚实所因，后学从何为治，若一向信书，不若无书为愈，此之谓也。

脚 气 脉 证

脚气证状固多，但当以脉诊分其阴阳，使无差互，所谓脉浮为风，紧为寒，缓细为湿，洪数为热，见于诸阳病在外，宜发散之愈。沉而弦者亦为风，沉而紧者为寒，沉细为湿，沉数为热，见诸阴病在里，宜温利之愈。外证，自汗，走疰，为风胜；无汗，疼痛，挛急，为寒胜；肿满，重着，为湿胜；烦渴，热顽，为暑胜；四气兼有，但推其多者为胜。治之，当以诸证互辨而分表里，寒则温之，热则寒之，在表则散，在里则下，若太虚气乏，间作补汤，随病冷热而用之，不可拘不得服补药。

叙太阳经脚气证

病者头痛，目脱，项强，腰脊连体枢，循髀外出外踝之后，循京骨至小指外侧皆痛者，乃足太阳膀胱经。为风寒暑湿流注，自汗者，为风胜；无汗，疼痛，为寒胜；热顽，为暑胜；重着，肿满，为湿胜；诸经皆当如

52

此推，凡太阳经宜随四气发散愈。

太阳经脚气治法

麻黄左经汤　治风寒暑湿流注足太阳经，手足挛痹，行步艰难，憎寒发热，无汗恶寒，或自汗恶风，头疼眩晕，腰重，关节痛。

麻黄_{去节}　干葛　细辛　白术_{切，米泔浸}　茯苓　防己　桂心_{不见火}　羌活　防风　甘草_{炙，各等分}

上为粗末，每服四钱，水二盏，姜三片，枣一个，煎七分，去滓，空腹服。自汗去麻黄，加桂、芍药。重着加术、橘皮，无汗减桂，加杏仁、泽泻，所加并等分。

阳明经脚气证

病者凄凄寒热，呻欠，口鼻干，腹胀，髀膝膑中，循胻外廉，下足跗，入中指内间皆痛者，乃足阳明胃经，为风寒暑湿流注之所为，四气偏胜，并如上说，治之宜随四气微利之。

阳明经脚气治法

大黄左经汤　治风寒暑湿流注足阳明经，使腰脚痹痛，行步艰难，涎潮昏塞，大小便秘涩，腹痛，呕吐，或复下利，恶闻食气，喘满，肩息，或自汗谵妄。

大黄_蒸　细辛_{去苗}　茯苓　防己　羌活　黄芩　前胡　枳壳_{麸炒去瓤}　厚朴_{去皮剉，姜制炒}　甘草_炙　杏仁_{麸炒去皮尖，别研}

上剉散，每服四大钱，水盏半，姜三片，枣一个，煎七分，去滓，空腹热服。腹痛，加芍药；秘结，加阿胶；喘，加桑白皮、紫苏；小便秘，加泽泻；四肢疮痒浸淫，加升麻，所加并等分。

荷叶藁本汤　治脚胫生疮，浸淫腿膝，脓汁淋漓，热痹痛痒。

干荷叶四张　藁本一分

上为剉散，以水二斗，煎减五升，去滓，温暖得所，淋渫，仍服前大黄左经汤佳。

少阳经脚气证

病者口苦，善太息，胁痛，面垢，体无膏泽，头颔目兑眦痛，缺盆并腋下马刀肿，自汗，振寒，发热，胸中胁肋髀膝外至胻绝骨外踝，及诸节指皆痛者，乃足少阳胆经，为风寒暑湿流注之所为，四气偏胜，例如前说，治之，宜随四气和解。

少阳经脚气治法

半夏左经汤　治足少阳经为风寒暑湿流注，发热，腰胁痛，头疼，眩晕，呕吐宿汁，耳聋，惊悸，热闷，心烦，气上，喘满，肩息，腿痹，缓纵不随。

半夏汤去滑　干葛　细辛　白术　茯苓　桂心不见火　防风　干姜炮　黄芩　小草　甘草炙　柴胡　麦门冬去心，各三分

上剉散，每服四大钱，水一盏半，姜三片，枣一个，煎七分，去滓，空腹服。热闷加竹沥，每服半合。喘满加杏仁、桑白皮。

料简三阳并合脚气证

三阳经，有并有合，如太阳并少阳，少阳并阳明，阳明并太阳，三阳合病，皆于经络中推考，其诊随证治之，所谓并者，二经相并，合者，三经会合，以此强分，使名义易晓，不必论其一二。

三阳并合脚气证治法

病者憎寒壮热，自汗恶风，或无汗恶寒，晕眩，重着，关节掣痛，手足拘挛，疼痛冷痹，缓纵不随，心躁气上，呕吐下利，此皆三阳经中风寒暑湿，其脉必浮弦紧数。

大料神秘左经汤　治风寒暑湿流注足三阳经，手足拘挛疼痛，行步艰难，憎寒，发热，自汗，恶风，头眩，腰重，关节掣痛，或卒中昏塞，大小便秘涩，或腹痛，呕吐，下利，恶闻食臭，髀腿顽痹，缓纵不随，热闷，惊悸，心烦，气上，脐下冷痹，喘满，肩息。

麻黄去节　干葛　细辛　厚朴姜制炒　茯苓　防己　枳壳麸炒去瓤　桂心　羌活　防风去叉　柴胡　黄芩　小草即远志苗　白姜炮　半夏汤洗去滑　甘草　麦门冬去心，各等分

上剉散，每服四大钱，水盏半，姜三片，枣一个，煎七分，去滓，空腹服。自汗，加牡蛎、白术，去麻黄。肿满，加泽泻、木通。热甚无汗，减桂，加橘皮、前胡、升麻。腹痛吐利，去黄芩，加芍药、附子炮。大便秘，加大黄、竹沥。喘满，加杏仁、桑白皮、紫苏，

所加等分。凡有此病，详认证状，逐一加减，无不愈者，常服下气，消痰，散风湿，退肿，进饮食，令人不虚，江南诸师，固秘此方，虽父子兄弟不传，学者当敬用之。

加味败毒散　治三阳经脚气流注，脚踝上燃，热赤肿，寒热如疟，自汗，恶风，或无汗，恶寒。

羌活　独活　前胡　柴胡　枳壳_{麸炒去瓤}　桔梗　甘草_炙　人参　茯苓　川芎　大黄_蒸　苍术_{米泔浸}，_{各等分}

上剉散，每服四大钱，水盏半，姜三片，薄荷一头，煎七分，去滓，热服，不过二服愈。皮肤瘙痒赤疹，加蝉蜕煎。

太阴经脚气证兼治法

病者腹满，夹咽连舌系急，胸膈痞满，循胻骨下股膝内前廉内踝，过核骨后，连足大指之端内侧皆痛者，乃足太阴脾经，为四气流注之所为也，四气偏胜，并如前说，治之各随其气所中轻重，温散之。

六物附子汤　治四气流注于足太阴经，骨节烦疼，四肢拘急，自汗，短气，小便不利，恶风，怯寒，头面手足，时时浮肿。

附子_{炮去皮脐}　桂心_{各四两}　白术_{三两}　甘草_{炙，二两}　防己_{四两}　茯苓_{三两}

上剉散，每服四钱，水二盏，姜七片，煎七分，去滓，温服。

少阴经脚气证兼治法

病者腰脊痛，小指之下，连足心，循内踝，入跟中，上腨内，出腘中内廉，股内皆痛，上冲胸咽，饥不能食，面黑，小便淋闭，咳唾不已，善恐，心惕惕若人将捕之状，小腹不仁者，难治，足少阴肾经，为四气流注之所为也，四气偏胜，并如前说治之，各随其气所中轻重而温之。

八味圆 治少阴肾经脚气入腹，小腹不仁，上气，喘急，呕吐，自汗，此证最急，以肾乘心，水克火，死不旋踵。

牡丹皮 泽泻 茯苓各三两 附子炮去皮脐 桂心各二两 山茱萸 山药各四两 熟地黄八两

上为末，炼蜜圆梧子大，每服五十圆，温酒米汤，食前任下。

厥阴经脚气证兼治法

病者腰胁偏疼，从足大指，连足跗上廉，上腘，至内廉，循股，内阴气，抵小腹，夹脐，诸处胀痛，两脚挛急，嗌干，呕逆，洞泄者，足厥阴肝经，为四气流注之所为也，四气偏胜，并如前说治之，各随其气所中轻重调理之。

神应养真丹 治厥阴肝经，为四气进袭肝脏，左瘫，右痪，涎潮，昏塞，半身不遂，手足顽麻，语言謇涩，头旋目眩，牙关紧急，气喘，自汗，心神恍惚，肢体缓弱，上攻头目，下注脚膝，荣气凝滞，遍身疼痛，兼治妇人产后中风，角弓反张，堕车落马，打扑伤损，瘀血在内。

当归酒浸 天麻 川芎 羌活 白芍药 熟地黄各等

分，一法无羌活，入木瓜、熟阿胶，等分

上为末，蜜圆如鸡子黄大，每服一圆，木瓜、菟丝子浸酒下。脚痹，薏苡仁浸酒下。中风，温酒米汤下。

料简三阴并合脚气证

伤寒，三阳有并合，三阴无并合，脏腑不同故也，亦自不妨传变，脚气则不然，以久滞，脏气随其虚实寒热而流注，故病多并合，不可不知。

三阴并合脚气治法

抱龙圆 治肝肾脏虚，风湿进袭，流注腿膝，行步艰难，渐成风湿脚气，足心如火，上气，喘急，小腹不仁，全不进食。

赤小豆四两略炒　五灵脂　白胶香　破故纸炒　狗脊火去毛　木鳖子去壳　海桐皮　威灵仙　地龙炒　草乌米泔浸三日，净洗去皮尖

上各一两为末，酒糊为丸，如梧子大，辰砂为衣，每服五十丸，空心盐、酒任下。

川膝煎 治肝肾虚，为风寒湿毒所中，流注腿膝，历节疼痛，如锥刀煅刺，不可名状。

大乌头十个，端正者槌破，以纸袋盛，用乌豆一斗藉覆蒸一日取出，去豆不用，去皮尖　牛膝二两，去芦穰干

上二味，并不得见铜铁器，及火与日，木臼捣碎牛膝，同入石磨中磨为末，酒糊圆梧子大，每服四十圆，用无灰酒一瓶，中样木瓜一个，切作片，入瓶中，煨木瓜烂为度，用此酒下，不拘时候。然肝气恶铁，忌则有

之，不见火日。此好事者妄忌，且如乌头、牛膝，采时岂一向阴干也。

十全丹 治脚气上攻，心肾相系，足心隐痛，小腹不仁，烦渴，小便或秘或利，关节挛痹，疼痛，神效不可具述。

苁蓉酒浸 石斛酒浸 狗脊火去毛 萆薢 茯苓 牛膝酒浸 地仙子 远志去心炒，各一两 熟地黄三两 杜仲去皮剉炒，三两

上为末，蜜圆梧子大，每服五十圆，温酒盐汤任下。

乳香宣经圆 治体虚，为风湿寒袭，四气相搏，半身不遂，手足顽麻，骨节烦疼，足胫浮肿，恶寒发热，渐成脚气，肝肾不足，四肢挛急，遍身攻注，或闪肭打扑，内伤筋骨，及风邪内搏，男子疝气，妇人经脉不调。常服活血，止痛，补虚，壮筋骨。

威灵仙去芦洗 乌药去木 茴香炒 川楝子剉炒 牵牛子炒 橘皮去白 萆薢 防风各二两 五灵脂 乳香各半两 草乌黑豆一合同煮，竹刀切看透黑为度，去皮焙秤，半两

上为末，酒糊丸梧子大，每服五十圆，盐酒、盐汤任下，妇人醋汤下，食前服。

大犀角圆 治脾肾经，脚胫肿痹，小腹顽麻，上攻头面，通身洪肿，小便不利，上气，喘满，闷绝欲死。

犀角镑 黄芩 旋覆花 白术 桂心不焙 防己各二两 香豉略炒 橘皮 茯苓各三两 前胡 桑白皮炙，四两 紫苏茎叶四两

上为剉散，每服四钱，水一盏半，姜五片，枣两

枚，煎七分，去滓，食前。喘加杏仁。

四蒸木瓜圆　治肝肾脾三经气虚，为风寒湿搏着，流注经络，竭日旷岁，治疗不痊，凡遇六化更变，七情不宁，必至发动，或肿满，或顽痹，憎寒，壮热，呕吐，自汗。

威灵仙^{苦葶苈同入}　黄芪^{续断同入}　苍术^{橘皮同入}　乌药^{去木，与黄松节同入}

上各半两，以大木瓜四个，切盖去瓤，入前件药，仍用盖簪定，酒洒蒸熟，三蒸三晒，取药出，焙干为末，研瓜为膏，搜和捣千杵，圆如梧子大，每服五十圆，空心、温酒、盐汤任下。世传木瓜圆最多，惟此方有效，当敬之。黄松节即茯苓中木。

逐毒汤　治肝脾肾三经，为风湿寒热毒气上攻，阴阳不和，四肢拘挛，上气，喘满，小便秘涩，心热，烦闷，遍身浮肿，脚弱。

半夏^{四两，汤洗}　黄芪　甘草^炙　当归　人参　厚朴^{姜汁制}　独活　橘皮^{各一两}　熟地黄　芍药　枳实^{麸炒去瓤}　麻黄^{去节汤，各二两}　桂心^{不焙，三两}　贝子二十一个

上为剉散，每服四钱，水一盏半，姜七片，枣三个，煎七分，去滓，空心温服，日三夜一。

脚气叙治

《千金》脚气论，在诸风之前，良有以也，方论虽多，识病者少，或觉之伤晚，或狐疑不决，枉死者半，信不诬矣。凡有此证，最宜急治，缓则入腹，攻五脏，虽神丹亦无如之何，又久患，续生诸病，如大小便不

利，肿满，饮食伤等，不妨别别为治，所谓先去新病，病当在后，若总而治也，则亦庶乎其可也。

乌药平气汤　治脚气上攻，喘满，及五脏偏胜，诸气不和，喘咳，奔冲，坐卧不安，头晕脚弱，上实下虚。

乌药去木　人参　白术　川芎　当归　茯神去木　甘草炙　白芷　木瓜干　五味子　紫苏子各等分

上为剉散，每服四钱，水一盏半，姜五片，枣两枚，煎七分，去滓，温服。或作细末，汤点下。

紫苏子汤　治脚弱，上气，阴阳交错，清浊不分，上重，下虚，中满，喘急，呕吐，自汗，无复纪律。《千金》云，宋湘王在南州，患脚气困笃，服此得效。

紫苏子略炒　半夏汤洗，各五两　前胡去苗　厚朴去皮制　甘草炙　当归各二两　桂心不见火　橘皮各三两

上为剉散，每服四钱，水二盏，姜七片，枣两个，煎七分，去滓，食后服。人谓俞山人降气汤是也，好事者复加附子黄芪，又改其分两，亦班入太医方，用者宜知之。

木瓜牛膝圆　治寒湿脚气，冷湿下注，脚弱无力，或肿急疼痛，兼治妇人血风，大固肾气，活血，壮筋络。

木瓜大者三四个，切开盖去瓤，先用糯米浆过盐焙干为末，却将盐末入瓜内令满，仍用盖针定蒸三次，烂研作膏　川乌大者去皮尖用，无灰酒一升浸，薄切，酒煮干研为膏，三两　牛膝酒浸　萆薢　茴香炒　羌活　青皮　青盐别研入　狗脊燎去毛　巴戟　海桐皮九件，各一两

上为末，入青盐，和匀，将前二膏搜为圆，如硬，再入酒，杵数千下，圆梧子大，每服五十圆，食前盐汤、盐酒任下。

茱萸圆　治脚气入腹，腹胀不仁，喘闷欲死。

吴茱萸汤洗　木瓜去瓤切作干

上等分，为末，酒糊丸如梧子大，每服五十圆至百圆，酒饮任下，或以木瓜蒸烂，研膏为丸，尤妙。

黑附圆　治干湿脚气。

附子八钱，重去皮脐　黑豆半斤，入瓷瓶内慢火煮，以附子烂为度

上熟豆一合，同附子研为饼，焙干为末，炼蜜为丸，如皂角子大，每服两丸，空心麝香酒嚼下。

木通散　治脚气，服补药太过，小便不通，淋闭，脐下胀。

当归　栀子仁炒　赤芍药　赤茯苓　甘草生，各一两

上为散，每服三钱，水一盏，煎七分，去滓服。

白皮小豆散　治脚气，小便涩，两脚肿，气胀。

赤小豆半升　桑白皮二两　紫苏一握　生姜半两

上剉散，水三升，煮豆熟，取豆食，去滓，仍取余汁饮之。

胜骏圆　治元气不足，真气虚弱，及诸虚寒湿气进袭，手足拳挛，脚指连脚面拘急，走注疼痛，筋脉不伸，行步不随。常服益真气，壮筋骨，黑髭须，滑皮肤，一切足弱鹤膝诸风。

附子一枚，炮去皮脐　当归酒浸一宿　天麻酒浸　牛膝酒浸　酸枣仁炒　熟地黄酒浸　防风去叉，各二两　木瓜四两

乳香半两，别研　麝香一分，别研　全蝎去毒　木香　没药别研　羌活　甘草炙，各一两

上件为细末，用生地黄三斤，净洗，研烂如泥，入无灰酒四升，煮烂如膏，以前药匀和，杵令坚，每两作十圆，每服一圆，细嚼，临睡酒下。地黄膏，春夏极多，过冬，或无地黄，只炼蜜为丸，如梧子大，每服五十丸，盐汤温酒下。

加减法

槟榔　萆薢　肉苁蓉酒浸　破故纸炒　巴戟去木

上五味，各添一两，内熟地黄、当归，各减一两，尤妙。如服此药五七日，或半月日，见效甚速，行步如飞，千里可至，乃名胜骏。

换腿圆　治足三阴经虚，为风寒暑湿进袭，挛痹缓弱，上攻胸胁肩背，下注脚膝疼痛，渐成风湿脚气，行步艰难，足心如火，上气喘急，全不进食。

石南　天南星炮　石斛酒浸　牛膝酒浸　羌活　薏苡仁炒　防风去叉芦　萆薢　黄芪蜜炙　天麻　当归酒浸　续断各两半　木瓜四两　槟榔二两半

上为末，酒煮面糊为圆，如梧子大，每服五十圆，空心，温酒、盐汤任下。

卷之四

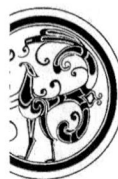

叙 伤 风 论

经云,春伤风,夏飧泄,此乃四时之序也。或表中风在经络中,循经流注,以日传变,与伤寒无异,但寒泣血,无汗,恶寒。风散气,有汗,恶风,为不同,仲景正以此格量太阳经伤寒伤风,用药不同,而纂集者,不识门类,遂双编二证,使后学混滥,卒不知归,甚者,以伤风、暑、湿,时气疫疹。凡曰太阳病者,皆谓之伤寒,晋人不经,类皆如此,固不足道,但名义乖错,惑于后世,不可不与之辨,今别立伤风一门于四淫之前,且依先哲以太阳为始,分注六经,学者当自知。

伤 风 证 治

足太阳膀胱经伤风,有汗,恶风,不恶寒,头项强,腰脊痛,以其脉从巅入,络脑,还出,别下项,循肩膊内,夹脊,抵腰中,故太阳诸证如是,治之,宜桂枝汤。

桂枝汤 治太阳伤风,脉阳浮阴弱,荣弱卫强,头痛,鼻鸣,干呕,发热,自汗,恶风,或烦热,汗出则解,有如疟状,脉浮洪虚大者。

桂枝去皮　生姜　芍药各一两半　甘草炙，一两　大枣
六枚，擘

上㕮咀，每服五钱，水一盏半，煎八分，去滓，食
前服，温覆，令遍身微汗，愈，或发汗，漏不止，恶
风，小便难。四肢拘急者，加熟附子一分。或项背强几
几，反汗出恶风者，加葛根一两三钱。或汗出后，身疼
痛，脉沉迟者，加芍药、生姜各半两，人参一两半。或
下后，脉促，胸满者，去芍药。若微寒，乃加附子。或
下后，头项强痛，翕翕发热，无汗，心下满，微痛，小
便不利者，去桂，加茯苓、白术各一两半。太阳外证未
除而数下之，夹热，利不止，心下痞硬，表里不解，加
人参一两。或下之微喘者，加厚朴六钱三字，杏仁十七
粒。因烧、针令汗，针处被寒，核起而赤，必发奔豚，
灸其核各一壮，加桂一两与服。因烧、针、烦躁者，去
芍药，减桂一两，牡蛎、龙骨各一两，可代救逆汤。

足阳明胃经伤风，口燥，烦渴，自汗，嗜卧，身
重，小便难，以其脉侠鼻，络目，下膈，属胃，络脾，
侠脐，入气街，故阳明诸证如是，治之宜杏子汤。

杏子汤　治阳明伤风，能食，口苦，咽干，腹满，
微喘，发热，恶风，自汗，嗜卧，身重，小便难，潮热
而哕，其脉浮、弦、长而数，悉主之。

杏仁去皮尖　半夏汤去滑　五味子各二钱半　芍药　桂
心　细辛　干姜炮　大黄蒸　甘草炙，各三钱　茯苓四钱

上㕮咀，每服四钱，水一盏半，煎至七分，去滓，
食前服。

足少阳胆经伤风，身热，恶风，自汗，项强，胁

满，以其脉起于目兑眦，上抵头角，交出，入缺盆，下胸中，贯膈，络肝，循胁里，出气街，合髀厌中，故少阳诸证如是，治之宜柴胡加桂汤。

柴胡加桂汤　治少阳伤风四五日，身热，恶风，颈项强，胁下满，手足温，口苦而渴，自汗，其脉阳浮阴弦，或发汗多，亡阳，谵语，可以此和其荣卫，通其津液，自愈。

柴胡一两三钱　半夏汤去滑，四钱一字　甘草炙，三钱一字
芍药　黄芩　人参　桂各半两

上㕮咀，每服五钱匕，水一盏半，姜五片，枣一个，煎七分，去滓，食前温服。

足太阴脾经伤风，自汗，胸满，腹痛，四肢倦怠，以其脉入腹，络胃，上膈，侠咽，连舌本，散舌下，故太阴诸证如是，治之，宜桂枝芍药汤。

桂枝芍药汤　治太阴伤风，自汗，咽干，胸腹满，自利，不渴，四肢倦怠，手足自温，其脉弦大而缓者。

桂心半两　白芍药三两

上㕮咀，每服五钱匕，水一盏半，姜三片，枣一个，煎七分，去滓，温服。腹痛甚者，加大黄一两。

足少阴肾经伤风，口燥，舌干，咽痛，胸满，心烦，自汗，腰连腑骨酸痛，以其脉贯脊，属肾，上贯肝膈，入肺中，循喉咙，侠舌本，故少阴诸证如是，治之宜桂附汤。

桂附汤　治少阴伤风，胸满，心烦，咽喉痛，自汗，腰疼连腑骨酸痛，呕吐涎沫，头痛，其脉沉弦者。

附子生去皮脐　桂心　干姜炮　芍药　甘草炙　茯苓

桃仁去皮尖面炒，各一两

上咬咀，每服四钱，水三盏，煎七分，去滓，食前服。或咽喉痛，加桂枝。

足厥阴肝经伤风，自汗，恶风而倦，小腹急满，以其脉循股入毛中，环阴器，抵小腹，侠胃，络胆，布胁，与督脉会，故厥阴诸证如是，治之宜八物汤。

八物汤 治厥阴伤风，恶风而倦，自汗，小腹急痛，寒热如疟，骨节烦疼，其脉尺寸俱微而迟者。

桂心　当归　川芎　前胡　防风各三分　芍药一两半
甘草炙　茯苓各半两

上咬咀，每服四钱，水一盏半，姜五片，枣三个，煎八分，去滓，食前服。

叙 伤 寒 论

经云，冬伤于寒，春为温病，以冬不即病，其寒毒藏于风府之上，至春，温暖之气，发而为病，故曰温病。或愈，或死，死则六七日间，愈则多出旬日之外，世号为大病，要当随此经络传变，仍以脉证别之，乃可施治，治伤寒法，盖尽于此。至晋集仲景论，于太阳经，出麻黄、桂枝二方，治伤寒伤风，并录预备救失加减之法，甚详。至阳明少阳与三阴经伤风证治，则蔑闻矣，故知仲景只就太阳一经，格量二病，令勿差互，编集既不诠辨，后学懵无所知，昏翳典坟，千有余载，略不加省，良可叹息。今辄提其六经伤寒，合用对治诸方，以为宗兆，其如坏证治法，除各见本门外，编集于后，使皂白自分，初不敢取诸胸臆，盖有所本于圣经也。

伤 寒 辨 正

《内经》论伤寒，惟说足三阴三阳，六经传受，愈否日数，及各随其脏腑经络，流注去处，而证以行汗、下，并两感脉应病形而已，至张长沙以伊尹汤液作治法，兼述伤风、暑、湿等，详略不同，格量互显，使后学举隅而反，至晋不解其义，随行编集，遂行于世，此后蹈袭者，不可胜计，所谓百问证治，提纲目录，撮要备全，《活人书》、《伤寒论》，乃至图形指脉，皆剥采晋集，初无反隅，虽有意于广传，皆未明其义类。缘晋集不识偏正，以此类预备之方，杂于正治，而正治之方，多所简脱，故使典籍愈翳，后学固封，不削繁芜，罔知枢要，因别论于后。

伤 寒 证 治

足太阳膀胱经伤寒，头项强，腰脊痛，无汗，恶寒，其经络流注去处，与伤风同，但脉浮洪紧数为异耳，惟足太阳寒水，为诸阳主气，故寒先伤之。

麻黄汤 治太阳伤寒，脉浮紧而数，头痛，身疼，发热，恶寒，无汗，胸满而喘者。

麻黄去节 桂心各一两 甘草炙，半两 杏仁二十五粒

上㕮咀，每服五钱，水一盏半，煎八分，去滓，食前服，覆取微汗。夏则加知母半两，石膏一两，黄芩一分。或汗出后，无大热而喘者，去桂，加石膏四两。

小青龙汤 治伤寒，表未解心下有水气，干呕，发热而咳，或渴，或利，或噫，或小便不利，小腹满而

喘者。

麻黄_{去节} 细辛_{去苗} 干姜_炮 甘草_炙 桂心 芍药_{各三两} 半夏_{汤去滑} 五味子_{各二两半}

上㕮咀，每服五钱，水二盏，煎八分，去滓，食前温服。噎者，去麻黄，加熟附子一钱。若小便不利，小腹满者，加茯苓一钱。喘者，加杏仁七枚，去皮尖。

温粉 凡发汗不欲多，多则亡阳，宜用此粉扑之即愈，效如神。

白术 藁本 川芎 白芷

上为末，每末一两，入米粉三两，和匀扑之。

大青龙汤 治太阳中风伤寒，脉紧，发热，恶寒，身疼，不汗出而烦渴，或脉浮缓，身不疼但重，乍有轻时，或伤寒见风脉，伤风见寒脉。

麻黄_{去节，三两} 桂心 甘草_{炙，各一两} 杏仁_{去皮尖，}_{一两} 石膏_{一两}

上为剉散，每服五钱匕，水一盏半，姜五片，枣一个，煎七分，去滓，食前服。

足阳明胃经伤寒，身热，目痛而鼻干，不得卧，不恶寒，腹满，咽干，口燥而渴，其脉流注，与伤风同，以阳明主肉，故次传之。

大承气汤 治阳明伤寒，脉长，身热，不恶寒，目疼，鼻干，不得卧，腹满，咽干渴，大便硬，谵语。或汗后脉沉实，或下利，心下坚，或已经下，其脉按之浮沉尚有力者。

大黄_{酒洗，半两} 芒硝_{一分，别研入} 厚朴_{姜制，一两} 枳实_{一分，剉炒去瓤}

上为粗末，每服五钱，水二盏，煎八分，去滓，入硝，再煎服。若脉迟而滑，汗出身重，时发潮热，并得病二三日无太阳证，烦躁，心下硬，下利后谵语者，去芒硝，名小承气。或发汗不解，蒸蒸发热，温温欲吐，胸中痛，大便反溏，及吐利后，腹胀，厥烦，谵语，去厚朴、枳实，入甘草半两，芒硝一分煎，名调胃承气。或结热膀胱，如狂状，下血，小腹急结者，去厚朴、枳实，加桃仁十二个，桂、甘草各半两，硝一分，名桃核承气。

大柴胡汤　治证状大略与大承气汤同，轻则柴胡，重则承气。

柴胡四两　黄芩　赤芍药各一两半　半夏汤去滑，一两一分　枳实麸炒，一分

上为粗末，每服三大钱，水一盏半，姜五片，枣一枚，煎八分，去滓，食后温服。若内热里实，身体疼痛，是表证未解，不可服。

足少阳胆经伤寒，胸胁痛，耳聋，口苦，咽干，往来寒热，目眩，干呕，其脉流注，与伤风同，以少阳主胆，属半表半里，故三传之。

小柴胡汤　治少阳伤寒，脉弦或沉紧，往来寒热，胸胁苦满，默默不欲食，心烦，喜呕，或渴，腹痛。或胁下痞硬，或心悸，小便不利，或咳，有微热，亦有不渴不呕者。又治妇人伤风伤寒，经水适断，发热恶寒，昼日明了，暮则谵语，此为热入血室，其血必结，故使如疟状，得七分热除，脉迟，身凉，胸满，谵语，如结胸状，前刺期门，随其实而取之，投此汤即愈。又太阳

病不解，转入少阳并阳明伤寒，脉反弦浮，身目悉黄，小便黄，潮热时哕。

柴胡二两　半夏汤去滑，六钱一字　黄芩　人参　甘草炙各三分

上为剉散，每服五钱，水一盏半，生姜五片，枣一枚，煎七分，去滓，食前服。若腹痛，去黄芩，加芍药三分。心下悸，小便不利，加茯苓一两。若不渴，则有微热，去人参，加桂三分。若咳嗽，去枣，加五味子三分，干姜半两。胸中烦不呕者，去半夏，加瓜蒌实一枚四分之一。若渴，去半夏，加瓜蒌根一两。胸中痞硬，去枣，加牡蛎一两。若过经不解，日晡发热，已而微利，加芒硝一两。

足太阴脾经伤寒，手足温，自利，不渴，腹满时痛，咽干，其脉流注，与伤风同，治之，各有正方。

治中汤　治太阴伤寒，手足温，自利，不渴，腹满时痛，咽干，其脉尺寸俱沉细。

人参　干姜炮　白术　甘草炙　陈皮　青皮各等分

上剉散，每服四钱，水一盏半，煎七分，去滓，食前服。

五积散　治太阴伤寒，脾胃不和，及有积聚腹痛。

苍术泔浸一宿，二十两　桔梗十两　陈皮六两　白芷　甘草炙，各三两　当归二两　川芎一两半　芍药　白茯苓　半夏汤去滑，各一两　麻黄去节，春夏二两，秋冬三两　干姜春夏两半，秋冬二两　枳壳汤浸去瓤，剉炒四两　厚朴姜制炒，二两　桂心春夏三两，秋冬四两

上先将前十二味㕮咀，微炒令香，取出，当风凉

之，入后枳壳、桂、朴三味，同为细末，每服三钱，水一盏，姜三片，枣二枚，煎七分，食前温服。伤寒手足逆冷，自汗不止，脉沉细，面青，呕逆，加顺元散一钱，同煎，热服。产妇阵疏难产，经三两日不生，胎死腹中，或产母气乏委顿，产道干涩，加顺元散水七分，酒三分，煎，相继两服，气血内和即差，胎死者，不过三服当下，其顺元散多少，量产母虚实加减。伤寒发热，夹内寒者，加葱白二寸，豉七粒，同煎，相继服，当以汗解。

顺元散

乌头炮去皮尖，二两　　附子炮去皮脐　　天南星炮，各一两
木香半两

上为末，同前法煎此药，治内外感寒，脉沉伏迟细，手足冷，毛发恂慄，伤寒阴证，大啜一二杯，气和汗出即愈。

足少阴肾经伤寒，口燥舌干而渴，背恶寒，反发热倦怠，其脉流注，与伤风同。

附子细辛汤　治少阴伤寒，口中和，而背恶寒，反发热倦怠，自汗而渴，其脉尺寸俱沉而紧者。

麻黄去节　　细辛　　附子炮去皮脐，各半两

上粗末，每服四钱，水一盏半，煎七分，去滓，食前服。手足厥冷者，去麻黄、细辛，加干姜半两，甘草一分，或口燥舌干而渴，宜急下之。

足厥阴肝经伤寒，烦满，发热，恶寒，往来如疟，或囊缩，小腹急痛，其脉流注，与伤风同（本论用小建中汤，方见九痛门，去远志即是）。

麻黄桂枝各半汤 治厥阴伤寒，烦满，发热，恶寒，往来如疟，或囊缩，其脉尺寸俱微缓者，主之。若脉沉短，其囊必缩，急以大承气下之，可保五死一生，承气汤乃利阳明药耳。若病到厥阴，其势已甚，盖阳明养宗筋为热毒所攻，乃以承气汤泻其能养，故利阳以救阴，此犹假虞伐虢，围魏救赵之意也。

桂心四钱一字　芍药　麻黄去节　杏仁十二个，去皮尖　甘草炙，各半两

上粗末，每服五钱，水一盏半，煎八分，去滓，食前服。入姜枣煎亦得。

大承气汤　方见足阳明经。

小建中汤　方见九痛门。

伤寒传变次序

《内经·热论》，论伤寒云，太阳为诸阳主气，伤寒必先自太阳始，至汉诸师，凡外所因，皆曰太阳病，未为了义，足太阳寒水，其位居辰，辰为六气化原，故丙辛遁起戊子，至辰为壬辰水，而太阳正化居焉，在天为寒，在地为水，寒喜归水，故寒必首伤太阳，以此例推，寒既自太阳入，风当自少阳入，湿当自阳明入。经曰，阴为之主，阳与之正，别于阳者，知病从来，别于阴者，知死生之期，此之谓也，或问传变次序，当如何耶，然阴阳流行，出入次序，固有定说，及其中病，或喜入，或成虚，或成两感，或守一经，其可拘也，但当以脉证分别阴阳、表里、盛衰为治，尤不可以日数期也。

料 简

论曰，有汗不得服麻黄，无汗不得服桂枝，切忌，不得误。若寒证见风脉，风证见寒脉，却以麻黄桂枝各半汤。古人治伤风，热多，寒少，恶风，脉浮紧，无汗，用青龙汤。盖先伤风而后伤寒，风证尚在，而寒脉已行，故有是备也。若先伤寒而后伤风，寒多，热少，不烦躁，微厥，脉当浮、缓、弱而自汗，即伤寒见风脉，但青龙紧暴，不若各半汤平和无悔吝也，诸经皆仿此。

六经伤寒用药格法

夫伤寒，始自太阳，逆传阳明，至于厥阴而止，六经既别，治法不同，太阳属膀胱，非发汗，则不愈，必用麻黄者，以麻黄生于中牟，雪积五尺，有麻黄处，雪则不聚，盖此药能通内阳气，却外寒也。阳明属胃，非通泄，则不愈，必用大黄、芒硝以利之；少阳属胆，无出入道，柴胡与半夏，能利能汗，佐以子芩，非此不解；太阴属脾，中州土也，性恶寒湿，非干姜、白术，不能温燥；少阴属肾，性畏寒燥，非附子则不能温；厥阴属肝，藏血养筋，非温平之药，不能润养，此经常之道也。后学不知伦类，妄意进饵，遂致错乱，诸证蜂起，夭伤人命，可不究辨，且三阳病，汗下和解，人心知之。至太阴脾经，温燥不行，亦当温利自阳明出，如温脾圆用大黄者是也。少阴肾经，虽用附子，复使麻黄，则知少阴亦自太阳出，厥阴用桂，自少阳出明矣，及其二阳郁闭，皆当自阳明出，故三阴皆有下证，如少阴口燥咽干，下利清水，太阴腹满时痛，厥阴舌卷囊缩，皆当下之，学者宜审详，不可卒易投也。

温脾圆 治久病虚羸，脾气弱，食不消，喜噫。

黄柏　大麦蘖炒　吴茱萸　桂心　干姜炮　细辛　附子炮去皮脐　当归　大黄蒸　神曲炒　黄连各一两

上为末，蜜和圆如梧子大，每服三十丸，空腹，酒饮任下。

三阳合病脉证治

三阳有合病，三阴无合病，所谓三阳合者，有太阳阳明，有少阳阳明，自太阳传至阳明，头疼，腰痛者，太阳也。肌热，目痛，鼻干者，阳明也。尚恶寒，脉必浮大而长，浮者，太阳脉也，长者，阳明脉也，当随证调之。本太阳证，因发汗多，则谵语，属阳明，故有太阳阳明也，少阳证未罢，犹当和解，不可便作阳明下之。

葛根汤 治太阳病，项背强，几几然，无汗，恶寒，并治三阳合病自利方。

葛根一两　麻黄去节，三分　桂心半两　甘草炙　芍药各半两

上判散，每服五钱匕，水一盏半，姜五片，枣一枚，煎七分，去滓，食前温服。三阳合病，不下利但呕者，加半夏六钱。

两感证论并治法

两感伤寒者，表里俱病也，一日太阳与少阴俱病，

头痛，口干，咽满而渴；二日阳明与太阴俱病，腹满，身热，不食，谵语；三日少阳与厥阴俱病，耳聋，囊缩而厥。两病俱作，治有先后，先宜救里，藏气内正，急宜攻表，救内固宜急，而表亦不可缓也，救里解表，各随诸证而善用之，自非精妙甄别，其孰能与于此也。

四逆汤 治少阴伤寒，自利，不渴，呕哕不止，或吐利俱发，小便不利，或汗出过多，脉微欲绝，腹痛，胀满，手足冷。及一切虚寒厥冷。凡病伤寒，有此证候，皆由阳气虚，有寒，虽更觉头痛，体疼，发热，恶寒，四肢拘急，表里悉具者，未可攻表，宜先服此药以助阳救里。

甘草炙，一分　干姜二钱，炮　附子炮去皮脐，半两

上剉散，每服五钱匕，水一盏半，煎七分，去滓，食前服。强人，加干姜一钱。或恶寒，脉微而利，利止仍亡血者，加人参半两。或发汗，若下之，病仍不能解烦躁者，仍加茯苓半两。面赤者，加连须葱九茎。腹中痛者，去葱，加芍药一两。呕者，加生姜一两。咽痛者，去芍药，加桔梗半两。

两感治法料简

桂枝、麻黄，皆攻太阳经表药，方各见太阳经，其如阳明、太阴、少阳、厥阴，并可于风寒二方论中，随证施治。

阴 毒 证 治

阴毒为病，手足冷，腰背强，头疼，腹痛，或烦

渴，精神恍惚，额与手背，时出冷汗，音声郑重，爪甲、面色青黑，多因脾肾虚寒伏阴，重感于寒所致。

附子散 治阴毒伤寒，唇青，面黑，身重强，四肢冷，或因服冷药过度，心腹胀满，昏沉不识人。

附子炮去皮脐，三分　桂心半两　当归　白术各半两　半夏汤洗去滑　干姜各一分，炮

上为末，每服三钱，水二盏，生姜三片，煎六分，不以时热服，衣覆取汗。

返阴丹 治阴毒伤寒，心神烦躁，头痛，四肢逆冷，面青，腹胀，脉沉伏者。

硫黄通明五两，别研　硝石别研　太阴玄精各二两，别研　干姜炮　桂心　附子炮，各半两

上用铁铫，先铺玄精，次下硝末各一半，中间铺硫黄末，又将二石余末盖上，以小盏合着，熟炭火三斤，烧令得所，勿令烟出，急取瓦盆合着地上，四面灰盖，勿令烟出，候冷，取出研细，入后药为末，同研匀，米糊圆如梧子大，每服二三十丸，煎艾汤下，顿服，汗出为度。未退，乃大着艾炷，灸脐下丹田、气海，更不退，则以葱熨熨之。

葱熨熨法 治气虚阳脱，体冷，无脉，气息欲绝，不省人事，及伤寒阴厥，百药不效者。

葱一束，以索缠如饼馅大，去根叶，唯存白长二寸许，先以火爆，一面令通热，勿至灼人，乃以热处着病人脐下，上以熨斗盛火熨之，令葱饼热气透入腹中，更作三四饼，遇一饼坏，不可熨，即易一饼，候病人醒，手足温，有汗，乃差。更服四逆汤，良。

阳 毒 证 治

阳毒为病，躁热，面赤，咽痛，身斑色如锦纹，下利赤黄，内外结热，舌焦，鼻黑，类如烟煤，妄言，狂走，多因肠胃燥热，阳气独盛，阴气暴绝，妄服燥药、热食所致。

升麻汤　治阳毒伤寒，一二日便成阳毒，或服药吐下后，变成阳毒，腰背痛，烦闷不安，面赤，狂言，或走，或见鬼，或下利，面赤，斑斑如锦纹，咽喉痛，下脓血，脉大浮数，五日可治，七日不可治。

升麻半两　犀角屑　射干　黄芩　人参　甘草炙，各一分

上为剉散，每服五钱匕，水一盏，煎七分，去滓，热服，并进三四服，温覆汗出为度。

栀子仁汤　治阳毒伤寒，壮热，百节疼痛。

栀子仁炒　赤芍药　大青　知母各一两　升麻　黄芩　石膏　杏仁去皮尖，各二两　柴胡一两半　甘草炙，半两

上剉散，每服四大钱，水一盏，姜三片，豉二十粒，同煎七分，去滓，不以时服。

结 胸 证 治

结胸证者，心下坚满，按之石硬而痛，心膈高起，手不得近，项强如柔痉状。此本伤寒身热，医下之早，热气乘虚而入，痞结不散之所致也。若脉浮大，皆不可下，下之则死，尚宜发汗，若沉紧者，宜以大小陷胸汤量轻重而下之。又结胸有不按而痛者，有按而痛者，有

水结在胸胁间，但头汗出者，有热实结者，有寒实结者，治之不可不知其轻重也，各有正方。

大陷胸汤 治伤寒表未解，而医反下之，膈内拒痛，手不可近，短气，烦躁，心中懊恼，心下硬，大便不通，舌燥而渴，热实，脉沉而紧。又治身无大热，有水结在胸胁间者。

大黄半两 芒硝四钱 甘遂半钱

上各为末，水三盏，先煮大黄至一大盏，入硝煮熔，下甘遂末，煮一沸，分二服，得利止。

小陷胸汤 治结胸病，正在心，按之则痛，脉浮滑者。

黄连一分 半夏汤洗去滑，六钱 瓜蒌实不用四分之一

上为剉散，水二盏，先煎瓜蒌，至盏半，入前药，煎至六分，去滓，分二服，利黄涎沫，即安。

大陷胸圆 治病发于阳，而反下之，热入，因作结胸，以下之太早故也。其病项强如柔痓状，下之则和。

大黄二两 葶苈炒 杏仁去皮尖炒 芒硝各三分

上前二味为末，将杏仁、芒硝合研为脂，和药取如弹子大一枚，别杵甘遂末一钱匕，白蜜一大匕，水二盏，煎至七分，顿服之，一宿乃下。如不下，更服，取下为效，甘遂性猛，宜斟酌虚实入之。

胸 痞 证 治

胸痞证者，胃中不和，心下坚硬，干呕，恶寒，汗出，噫气不除，亦有因伤寒身冷，医反下之，遂成胸痞。

枳实理中圆 治伤寒及诸吐利后，胸痞欲绝，膈高起，急痛，手不得近。

枳实_{去瓤面炒} 茯苓 人参 白术 干姜_炮 甘草_炙，各等分

上为末，蜜和，一两作四圆，热汤化下。渴，加瓜蒌根，下利，加牡蛎粉，各等分。

桔梗枳壳汤 治中寒，气痞、胸满欲死。

桔梗 枳壳_{麸炒去瓤，各一分}

上为剉散，每服五钱匕，水一盏半，煎七分，去滓，食前服。

三黄汤 治伤寒阴证，下之太早，致心下痞，按之软，其脉关上浮者，主之。若表未解，未可攻，宜先随风寒二证，投桂枝麻黄汤，表解已，即服此方。

大黄_蒸 黄连 黄芩

上为剉散，每服五钱，沸汤二盏，热渍之一时久，去滓，分二服，暖服。或汗出恶寒，加附子，别煎汁入一合，同服。

半夏泻心汤 治心下痞满而不痛者。

半夏_{汤洗七次，一两一钱} 黄芩 人参 甘草_炙 干姜_{炮，各两半} 黄连半两

上剉散，每服五钱，水盏半，姜五片，枣一个，煎七分，去滓，温服。或伤寒中风，医反下之，下利日数十行，谷不化，腹中鸣，心下痞硬，干呕，心烦者，加甘草半两，人参一两，名甘草泻心汤。或汗出解后，胃中不和，心下痞硬，干噫食臭，胁下水鸣，下利者，加生姜一两，减干姜一两，余如正方，名生姜泻心汤。

劳 复 证 治

伤寒新差后，不能将摄，因忧愁思虑，劳神而复，或梳沐洗浴，作劳而复，并谓之劳复，或饮食不节，谓之食复，此皆大病后，精神、血气、肠胃并虚之所致也，论有正方，可依证调治。唯犯房室，为女劳复，多死，不治。

白术散　治伤寒，气脉不和，憎寒，壮热，鼻塞，脑闷，涕唾稠粘，痰嗽壅滞。或冒涉风湿，憎寒，发热，骨节烦痛。或中暑呕吐，眩晕，及大病后，将理失宜，食复、劳复，病证如初，悉主之。又治五劳七伤，气虚头眩，精神恍惚，睡卧不宁，肢体倦怠，潮热，盗汗，脾胃虚损，面色痿黄，饮食不美，口吐酸水，脏腑滑泄，腹内虚鸣，反胃吐逆，心腹绞痛，久疟久利，及膈气咽塞，上气喘促，坐卧不安。或饮食所伤，胸膈痞闷，腹胁膜胀，妇人产前产后，血气不和，霍乱吐泻，气厥不省人事。常服辟四时不正之气，及山岚瘴疫，神效不可具述。

白芷　甘草炒　青皮　陈皮　白茯苓　桔梗　山药
香附去毛，各三两　干姜半两　白术一两

上为末，每服二钱匕，水一盏，姜三片，枣一个，木瓜干一片，紫苏两三叶，煎七分，食前服。若吐泻，入白梅煎、喘，入桑白皮杏仁煎；伤寒劳复，入薄荷。膈气，入木通三寸，麝香少许。中暑呕逆，入香薷。产前产后，血气不和，入荆芥煎。霍乱，入藿香煎。气厥，入盐汤调下。

阴阳易证治

阴阳易者，其男子病新差，未平复，而妇人与之交接，得病名曰阳易。里急，腰踝连腹内痛，妇人病新差，未平复，而男子与之交接，得病名曰阴易。身重，少气，阴肿入里，腹内绞痛，热上冲胸，头痛不欲举，眼中生花，盖男女病相换易，故谓之阴阳易证治。

烧裈散 治伤寒阴易，其人身体重，少气，小腹里急，或引阴中拘挛，热上冲胸，头重不欲举，眼中生花，膝胫拘急，悉主之。

妇人裈裆烧灰

上细研，以方寸匕，水调服，小便利，阴头痛即愈。

猯鼠粪汤 治丈夫伤寒病后，女人与之交接，名曰阳易。

韭根去青，一握，约径寸半　　猯鼠粪十四枚，两头尖者是

上二味，水一盏，煎至半盏，去滓，温温顿服，黏汗出为效，未知再作。

发 斑 证 治

伤寒发斑者，盖不当下而下之，热则乘虚入胃，当下而失下，则胃热不得泄，二者皆能发斑，其状如锦纹，赤者易治，黑者难治，盖热毒入胃深也。

玄参升麻汤 治伤寒失下，不当下而下之，热毒在胃，发斑如锦纹，甚则烦躁，谵语，兼治喉闭

肿痛。

　　玄参　升麻　甘草炙，各半两

　　上为剉散，每服五钱匕，水盏半，煎七分，去滓，温服。温毒亦能发斑。

卷之五

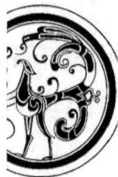

坏伤寒证治

坏伤寒者，以医者不辨阴阳，错谬下汗，置病不解，坏证乱经。又伤寒过经，热留脏腑，病候数变，久而不差，阴阳无复纪律，皆名坏病。

知母麻黄汤 治坏伤寒，以伤寒差后，经久精神不守，言语错谬，或潮热颊赤，寒热如疟，昏沉不愈，皆由汗下不止，毒在心包间所致也。

知母^{半两} 麻黄^{去节} 甘草^炙 芍药 黄芩 桂心^{各半两}

上为剉散，每服五钱，水一盏半，煎七分，去滓，温服，日三四服。若心烦，欲饮水，稍稍与之。

无忧散 治伤寒调理失序，毒气内结，胸腹胀满，坐卧不安，日久不差，狂躁妄语，大小便不通，或复吐逆。

腊月黄牛胆^{以天南星为末入胆内缚令紧，当风避日悬之，候干取用。}

上为末，以人参半两，煎汤七分盏，调末二钱，乘热服，迟顷，更以热人参汤投之。或睡，便溺下黄黑恶物，是效。

黑奴圆　治伤寒调理失序，医所不治，及时行疫病，六七日不汗，脉洪数，面赤，目瞪，身热，烦躁，狂言欲走，大渴，或口噤，精魂已散，但心下暖，斡开口，灌药下咽即活，治阳毒发斑。

麻黄去节　大黄各二两　芒硝　釜底煤别研　梁尘别研　小麦奴　灶突墨各一两，别研

上为末，炼蜜丸弹子大，新汲水研下一丸，渴者，与冰水，尽饮之，须臾当寒，寒竟汗出，便差。若日移五尺，不汗，依前法服一丸，差。须病人大渴，乃可与之，不渴者莫服。

狐惑证治

狐惑证者，默默欲眠，目不得瞑，恶饮食，面目乍赤、乍白、乍黑，齿无色，舌上白，声嗄，咽干。此因大病后，肠胃空虚，三虫求食，食人五脏，食其喉，则为惑，其声嗄。食下部，则为狐，其咽干。当看上唇有疮，虫食其脏，下唇有疮，虫食其肛。

桃仁汤

桃仁去皮尖　槐子碎　艾各一两

上剉散，每服五钱，水大盏，姜三片，枣两枚，煎七分，去滓，食前服之。

黄连犀角汤　治伤寒及诸病后，内有疮，出下部。

黄连半两　犀角一两，无则以升麻代　乌梅七个　木香一分

上为剉散，每服五钱，水盏半，煎七分，去滓，食前服。

雄黄兑散 治下部蜃疮。

雄黄研 青葙子 苦参 黄连各二分 桃仁去皮尖研,一分

上为末,以生艾捣汁,丸如枣核大,绵裹纳下部,扁竹汁更加,无艾,只用绵裹散子纳下部,亦得。

谵语证治

病有言语错谬者,其证有二,有虚有实,虚则郑声,实则谵语,伤寒胃实,及三阳合病,妇人热入血室,及下利而谵语者,皆属实,大小便利,手足逆冷,脉微细,言语郑重者,皆属虚寒,治之各有方。虚寒,当温之,如四逆汤之类;胃实,宜下,承气汤;妇人热入血室,下,小柴胡汤;若谵语而反四逆脉沉细者,不治。

四逆汤 方见两感门

柴胡汤 方见少阳经

大承气汤 方见阳明经

病后虚烦证治

大病后,心虚,烦闷,发热,与伤寒相类,但不恶寒,与不头疼为异。汗,与人参竹叶汤,呕者,橘皮汤。诸病后多有此证,各见本门。

人参竹叶汤 治汗下后,表里虚烦,不可攻者。

竹叶二把 人参 甘草炙,各二两 半夏二两半 石膏 麦门冬各五两

上为剉散,每服四大钱,水一盏半,姜五片,粳米一撮,煎米熟,去滓,食前服。

橘皮汤 治动气在下，不可发汗，发之，反无汗，心中大烦，骨节疼痛，目眴，恶寒，食则反呕，谷不得入，宜服此方。

橘皮一两半　甘草炙，半两　人参一分　竹茹半两

上剉散，每服五钱，水一盏，姜三片，枣一个，煎至七分，去滓，食前服之。

料 简

凡伤寒中杂病，证状非一，当随门类，量酌施治可也。如发黄，则多用五疸中药，只依黄疸治之。发狂，已见阳毒门；吐衄、便利瘀血，见失血门；下痢，见滞下；奔豚，见五积；阴阳厥，见厥论；呕哕、喘咳，各见本门，其他更不繁录。

伤 暑 叙 论

伤暑者，乃夏至前后各三十日有奇，少阳相火用事之时也，炎热大行、烁石流金，草萎河涸，人或伤之，则发热，自汗，面垢，背寒，倦怠，少气，以暑消气，气消血散，与伤寒相类，此是夏间即病，非冬伤寒，至夏发为热病也，当以脉别之。伤暑脉虚无力，盖因气血消散，致血虚弱，伤寒则泣血而闭，脉紧而有力，大不同也。要略言伤寒家别有喝病，盖诠次者，见其一条别在后，故有是说，轻重不同，识者当自知之。

伤 暑 证 治

病者身热，恶寒，头疼，状如伤寒，或往来寒热，

如疟，烦躁，渴甚，眩晕，呕吐，背寒，面垢，泄泻，昏闷不清，其脉阴阳俱虚，缓而微弱，皆由伤暑之所致也。

却暑散　治冒暑伏热，头目眩晕，呕吐，泄利，烦渴，背寒，面垢。

赤茯苓　甘草生，各四两　寒食面　生姜各一斤，切，搜面令匀

上为末，每服两钱，新汲水调下，或汤点服，不拘时候。

五苓散　治伤暑烦渴，引饮无度，兼治伤寒温热，表里未解，烦渴引水，水入即吐。或小便不利，及汗出表解，烦渴不止，又治霍乱吐利，黄疸湿疫。

泽泻二两半　桂心一两　猪苓去皮　赤茯苓　白术各一两半

上为末，每服二钱，沸汤下，不以时服，讫，多饮热汤，汗出即愈。

桂苓圆　治烦渴，消痰饮，宽胸膈。

桂心　白术各二两　赤茯苓三两　乌梅肉两半　干生姜一两　甘草炙，半两

上为末，蜜丸弹子大，每一丸至二丸，嚼细，熟水下。

香薷圆　治大人小儿伤暑，伏热，躁渴，瞀闷，头目昏眩，胸膈烦满，呕哕，恶心，口苦，舌干，肢体困倦，不思饮食，或发霍乱，吐利，转筋，并宜服之。

香薷去梗　紫苏去梗　干木瓜各一两　丁香　甘草炙　檀香　白茯神去木　藿香各半两

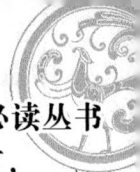

上为末，蜜丸弹子大，每一丸至二丸，熟水嚼下，或新汲水化下，亦得，小儿半丸。

消毒圆 治中暑烦渴，晕眩，寒热。

半夏一斤，七次汤去滑，米醋煮令透 茯苓 甘草生，各半斤

上为末，蜜丸梧子大，每服三十圆，新汲水不以时服。

伤 湿 叙 论

经云，湿为停着，凡关节疼痛，重痹而弱，皆为湿着，若气不平，亦使人半身不遂，口眼㖞斜，涎潮，昏塞，此中湿之候也。夫寒热风湿，皆能并合为病，所谓风湿、寒湿、湿温者，其证各不同，为治亦别，不可不辨。若治风湿、寒湿，当发其汗，但微微似汗出，则风湿俱去；若大汗出，风去，湿不去，则不能愈；若治单单中湿，只宜利小便。忌不得以火攻，并转利，湿家下之，额上汗出，微喘，小便不利者，死；若下利不止者，亦死。论曰，治湿不利小便，非其治也。

伤 湿 证 治

病者身重，脚弱，关节重疼，发热，恶寒，小便秘涩，大便飧泄，自汗，腰脚冷痹，腿膝浮肿，小便或自利，不渴，皆久坐卑湿，或为雨露所袭，或汗出衣里，受湿渐渍得之，名曰湿痹。

肾着汤 治身重，腰冷痹，如坐水中，形如水状，反不渴，小便自利，食饮如故，病属下焦，从身劳汗

出，衣里冷湿，久而得之，腰以下冷痛，腰重如带五贯钱。

甘草炙　白术各二两　干姜炮　茯苓各四两

上为剉散，每服四大钱，水一盏半，煎七分，去滓，食前服。

渗湿汤　治坐卧湿地，或为雨露所袭，身重，脚弱，关节重疼，发热，恶寒，或小便秘涩，大便飧泄，或汗出衣里，湿渍得之，腿膝或肿，小便利，反不渴。

苍术米泔浸　白术　甘草炙，各二两　干姜炮　茯苓各四两　陈皮　丁香各半两

上剉散，每服四钱，水盏半，姜三片，枣二枚，煎七分，去滓，温服。

寒 湿 证 治

病者身体烦疼，无汗，恶寒，发热，脉浮、缓、细，皆寒湿相并所致也。

麻黄白术汤　治寒湿，身体烦疼，无汗，恶寒，发热者。

麻黄去节，三两　桂心二两　甘草炙一两　杏仁二十粒，去皮尖　白术四两

上为剉散，每服四钱，水盏半，煎七分，去滓，食前温服。

风 湿 证 治

病者身疼，日晡发热，不能转侧，短气，汗出，恶风，不欲去衣，或身微肿，脉浮、弦、细，此风湿相

搏，或汗出当风所致也。

桂枝附子汤 治风湿相搏，身体烦疼，掣痛，不得屈伸，汗出，短气，小便不利，恶风，不欲去衣，或身微肿。

桂枝去皮，四两　白术　附子炮去皮脐，各三两　甘草炙，三两

上为剉散，每服四大钱，水盏半，姜五片，枣两个，煎七分，去滓，空心温服。或大便秘，则去桂，小便不利。悸气，加茯苓三两。痹，加防己四两。腹痛，加芍药四两。

风湿寒证治

病者汗出，身重，恶风，喘满，腹内不和，下气上冲，脐下连脚冷痹，不能自屈伸，骨节烦疼，近之则痛极，如历节状，此由冒风湿寒三气杂至而为病也。

防己黄芪汤 治伤风湿寒，脉浮、紧、细，身重，汗出，恶风，并治风水，脉浮，身重，不渴。

防己四两　黄芪五两　甘草炙，二两　白术三两

上为剉散，每服五钱，水盏半，姜五片，枣两枚，煎七分，去滓，空腹服。喘者，加麻黄；胃中不和，加芍药；气上冲，加桂；下有陈寒，加细辛。服药后，当如虫行皮中，从腰以下如水，后坐被上，又以一被绕腰以温下，令微汗，差。

风湿温证治

病者烦渴引饮，心腹冷痛，躁闷，口干，面垢，恶

寒，恶风，饥不能食，眩晕，呕哕，此伏暑中风湿所致
也，治之各有方法。

白术茯苓干姜汤　治伏暑中风湿，烦渴引饮，心腹
疼，躁闷，口干，面垢，洒洒恶寒，淅淅恶风，微汗，
饥不能食。

白术　干姜　茯苓　细辛　桂心　干葛　甘草炙
橘皮　乌梅　京豉

上等分，为细末，每服二钱，白汤点下。

暑湿风温证治

暑者，六气之一，能与风湿并合为病，循经流入诸
脏，但与寒不相得，故有暑湿风温之证。暑湿者，恶
寒，反热，自汗，关节尽痛，头目昏眩，手足倦怠，不
自胜持，此并伤暑湿所致也。风温者，头痛，身热，常
汗出，体重，喘息，四肢不收，嘿嘿欲眠，此由先伤风
后伤暑所致也，治之各有方法。

茯苓白术汤　治冒暑毒，加以着湿；或汗未干，即
浴，皆成暑湿。

茯苓　干姜炮　甘草炙　白术　桂心各一两

上为剉末，每服四钱，水一盏，煎七分，去滓，食
前服。

葳蕤汤　治风温，兼疗冬温，及春月中风，伤寒，
发热，头眩痛，咽喉干，舌强，胸内疼痛，痞满，腰背
拘急。

葛根　麻黄去节汤，焙干秤　甘草炙　白薇　川芎　羌
活　杏仁各半两，去皮尖　石膏一两，碎　葳蕤三分　青木香

一分

上剉散，每服五钱，水盏半，煎七分，去滓，食前服之。木香冬用一两，春用半两。

君 火 论

五行各一，唯火有二者，乃君、相之不同，相火则丽于五行，人之日用者是也，至于君火，乃二气之本源，万物之所资始。人之初生，必投生于父精母血之中而成形，精属肾，肾属水，故天一而生水，血属心，心属火，故地二而生火，识为玄，玄属水，故天三而生木，乃太一含三引六之义也，亦道生一，一生二，二生三之数也，则知精血乃财成于识，以识动则暖，静则息，静息无象，暖触可知，故命此暖识以为君火，正内典所谓暖识息三连持寿命者是也，然其所以谓之君者，以不行炎暑，象君之德，万物资始，象君之化，位居少阳，象君之政，神明出入，象君之令，故君亦天也，天亦君也，乾以元亨利贞而运行于其上，君以德化政令而辅成于其下，天道顺序，则生长化收藏，不失其时，君道助顺，故进退存亡，不失其正，其实皆一理也。成象取法，虽主配于心肾，推而明之，一点精明，无物不备，是宜君火之用，上合昭昭，下合冥冥，与万物俱生，而无所间断也。医者苟不明此，皆堕于术数伎艺，与夫瞽史之用易，拘拘于卜筮休咎之中，吾见其大蔽圣人之道，未闻有益于天下后世也，悲夫。

五 运 论

夫五运六气，乃天地阴阳运行升降之常道也，五运流行，有太过不及之异，六气升降，则有逆从胜复之差，凡不合于德化政令者，则为变眚，皆能病人。故经云，六经波荡，五气倾移，太过不及，专胜兼并，所谓治化，人应之也。或遇变眚，聿兴灾沴，因郁发以乱其真常，不德而致折复，随人脏气虚实而为病者，谓之时气，与夫感冒中伤，天行疫沴，显然不同，前哲知夫天地有余不足违戾之气，还以天地所生德味而平治之，经论昭然，人鲜留意，恐成湮没，故叙而纪之。

五运时气民病证治

凡遇六壬年，发生之纪，岁木太过，风气流行，脾土受邪，民病飧泄，食减，体重，烦冤，肠鸣，胁支满。甚则忽忽善怒，眩冒，癫疾，为金所复，则反胁痛而吐；甚则冲阳绝者，死。

苓术汤 治脾胃感风，飧泄，注下，肠鸣，腹满，四肢重滞，忽忽善怒，眩冒，颠晕，或左胁偏疼。

白茯苓　厚朴姜汁制炒　白术　青皮　干姜炮　半夏汤炮去滑　草果去皮　甘草炙，各等分

上剉散，每服四钱，水盏半，姜三片，枣两枚，煎七分，去滓，食前服之。

凡遇六戊年，赫曦之纪，岁火太过，炎暑流行，肺金受邪，民病疟，少气，咳喘，血溢，泄泻，嗌燥，耳聋，中热，肩背热甚，胸中痛，胁支满，背髀并两臂痛，身热、骨痛而为浸淫，为水所复，则反谵妄，狂越，咳喘，息鸣，血溢，泄泻不已，甚则大渊绝者，死。

麦门冬汤 治肺经受热，上气，咳喘，咯血，痰壅，嗌干，耳聋，泄泻，胸胁满，痛连肩背，两臂膊疼，息高。

麦门冬去心　香白芷　半夏汤洗去滑　竹叶　甘草炙　钟乳粉　桑白皮　紫菀取茸　人参各等分

上剉散，每服四钱，水盏半，姜两片，枣一枚，煎七分，去滓，食前服。

凡遇六甲年，敦阜之纪，岁土太过，雨湿流行，肾水受邪，民病腹痛，清厥，意不乐，体重，烦冤。甚则肌肉痿，足痿不收，行善瘛，脚下痛，中满，食减，四肢不举，为风所复，则反腹胀，溏泄，肠鸣，甚则大溪绝者，死。

附子山茱萸汤 治肾经受湿，腹痛，寒厥，足痿不收，腰椎痛，行步艰难，甚则中满，食不下，或肠鸣，溏泄。

附子炮去皮脐　山茱萸各一两　木瓜干　乌梅各半两　半夏汤洗去滑　肉豆蔻各三分　丁香　藿香各一分

上剉散，每服四钱，水盏半，姜钱七片，枣一枚，煎七分，去滓，食前服。

凡遇六庚年，坚成之纪，岁金太过，燥气流行，肝木受邪，民病胁、小腹痛，目赤，眦痒，耳无闻，体重，烦冤，胸痛引背，胁满引小腹。甚则喘咳，逆气，背、肩、尻、阴、股、膝、髀、腨、胻、足痛，为火所复，则暴痛，胠胁不可反侧，咳逆甚而血溢，太冲绝者，死。

牛膝木瓜汤 治肝虚遇岁气，燥湿更胜，胁连小腹拘急，疼痛，耳聋，目赤，咳逆，肩背连尻、阴、股、膝、髀、腨、胻皆痛，悉主之。

牛膝酒浸　木瓜各一两　芍药　杜仲去皮姜制，炒丝断
枸杞子　黄松节　菟丝子酒浸　天麻各三分　甘草炙，半两

上剉散，每服四钱，水盏半，姜三片，枣一个，煎七分，去滓，食前服。

凡遇六丙年，漫衍之纪，岁水太过，寒气流行，邪害心火，民病身热，烦心，躁悸，阴厥，上下中寒，谵妄，心痛。甚则腹大，胫肿，喘咳，寝汗，憎风，为土所复，则反腹满，肠鸣，溏泄，食不化，渴而妄冒，甚则神门绝者，死。

川连茯苓汤　治心虚为寒冷所中，身热，心躁，手足反寒，心腹肿病，喘咳，自汗，甚则大肠便血。

黄连　茯苓各一两　麦门冬去心　车前子炒　通草　远志去心,姜汁制炒,各半两　半夏汤洗去滑　黄芩　甘草炙,各一分

上剉散，每服四钱，水盏半，姜钱七片，枣一枚，煎七分，去滓，食前服。

遇六丁年，委味之纪，岁木不及，燥乃盛行，民病中清，胠胁小腹痛，肠鸣，溏泄，为火所复，则反寒热，疮疡痤痱痈肿，咳而鼽。

苁蓉牛膝汤　治肝虚为燥热所伤，胠胁并小腹痛，肠鸣，溏泄，或发热，遍体疮疡，咳嗽，肢满，鼻鼽。

肉苁蓉酒浸　牛膝酒浸　木瓜干　白芍药　熟地黄
当归　甘草炙,各等分

上为剉散，每服四钱，水盏半，姜三片，乌梅半个，煎七分，去滓，食前服。筋痿脚弱，镑鹿角屑

同煎。

遇六癸年，伏明之纪，岁火不及，寒乃盛行，民病胸痛，胁支满，膺，背、肩、胛、两臂内痛，郁冒，蒙昧，心痛，暴喑，甚则屈不能伸。髋髀如别，为土所复，则反惊、溏，食饮不下，寒中，肠鸣，泄注，腹痛，暴挛，痿痹，足不能任身。

黄芪茯神汤　治心虚夹寒，心胸中痛，两胁连肩背支满，噎塞，郁冒，蒙昧，髋髀挛痛，不能屈伸，或下利溏泄，饮食不进，腹痛，手足痿痹，不能任身。

黄芪　茯神　远志去心，姜汁腌炒　紫河车　酸枣仁炒，各等分

上剉散，每服四大钱，水盏半，姜三片，枣一个，煎七分，去滓，食前服。

遇六己年，卑监之纪，岁土不及，风气盛行，民病飧泄，霍乱，体重，腹痛，筋骨繇复，肌肉瞤酸，善怒，为金所复，则反胸胁暴痛，下引小腹，善太息，气客于脾，食少，失味。

白术厚朴汤　治脾虚风冷所伤，心腹胀满，疼痛，四肢筋骨重弱，肌肉瞤动酸痛，善怒，霍乱吐泻，或胸胁暴痛，下引小腹，善太息，食少，失味。

白术　厚朴姜炒　半夏汤洗　桂心　藿香　青皮各三两　干姜炮　甘草炙，各半两

上剉散，每服四钱，水盏半，姜三片，枣一枚，煎七分，去滓，食前服之。

遇六乙年，从革之纪，岁金不及，炎火盛行，民病肩背瞀重，鼽嚏，血便注下，为水所复，则反头脑户

痛，延及囟顶，发热，口疮，心痛。

紫菀汤　治肺虚感热，咳嗽，喘满，自汗，衄血，肩背瞀重，血便注下，或脑户连囟顶痛，发热，口疮，心痛。

紫菀茸　白芷　人参　甘草炙　黄芪　地骨皮　杏仁去皮尖　桑白皮炙，各等分

上剉散，每服四钱，水盏半，枣一枚，姜三片，煎七分，去滓，食前服之。

遇六辛年，涸流之纪，岁水不及，湿乃盛行，民病肿满，身重，濡泄，寒疡，腰、腘、腨、股、膝痛不便，烦冤，足痿，清厥，脚下痛，甚则跗肿，肾气不行，为木所复，则反面色时变，筋骨并辟，肉瞤瘛，目视䀮䀮，肌肉胗发，气并膈中，痛于心腹。

五味子汤　治肾虚坐卧湿地，腰膝重着疼痛，腹胀满，濡泄无度，行步艰难，足痿，清厥，甚则浮肿，面色不常，或筋骨并辟，目视䀮䀮，膈中咽痛。

五味子　附子炮去皮脐　巴戟去心　鹿茸燎去毛酥炙　山茱萸　熟地黄　杜仲制炒，各等分

上剉散，每服四钱，水盏半，姜七片，盐少许，煎七分，去滓，食前服之。

凡六壬、六戊、六甲、六庚、六丙岁，乃木火土金水太过，五运先天，六丁、六癸、六己、六乙、六辛岁，乃木火土金水不及，为五运后天，民病所感，治之各以五味所胜，调和以平为期。

六　气　叙　论

夫阴阳升降，在天在泉，上下有位，左右有纪，地

理之应，标本不同，气应异象，逆顺变生，太过不及，悉能病人，世谓之时气者，皆天气运动之所为也，今先次地理本气，然后以天气加临为标，有胜有复，随气主治，则悉见病源矣。

本 气 论

自大寒后至春分（厥阴风木为一主气），春分至小满（少阴君火为二主气），小满至大暑（少阳相火为三主气），大暑至秋分（太阴湿土为四主气），秋分至小雪（阳明燥金为五主气），小雪至大寒（大阳寒水为六主气）。

凡一气所管六十日八十七刻半为本气，后以天之六气临御，观其逆从，以药调和，使上下合德，无相夺伦，此天地之纪纲，变化之渊源，不可不深明之。

六气时行民病证治

辰戌之岁，太阳司天，太阴在泉，气化运行先天，初之气，乃少阳相火，加临厥阴风木，民病瘟，身热，头疼，呕吐，肌腠疮疡。二之气，阳明燥金，加临少阴君火，民病气郁中满。三之气，太阳寒水，加临少阳相火，民病寒，反热中，痈疽注下，心热瞀闷。四之气，厥阴风木，加临太阴湿土，风湿交争，民病大热，少气，肌肉痿，足痿，注下赤白。五之气，少阴君火，加临阳明燥金，民气乃舒。终之气，太阴湿土，加临太阳寒水，民乃惨凄孕死。治法，用甘温以平水，酸苦以补火，抑其运气，扶其不胜。

静顺汤 治辰戌岁太阳司天，太阴在泉，病身热，头痛，呕吐，气郁，中满，督闷，少气，足痿，注下赤白，肌腠疮疡，发为痈疽。

白茯苓　木瓜干各一两　附子炮去皮脐　牛膝酒浸，各三分　防风去叉　诃子炮去核　甘草炙　干姜炮，各半两

上为剉散，每服四大钱，水盏半，煎七分，去滓，食前服。其年自大寒至春分，宜去附子，加枸杞半两；自春分至小满，依前入附子、枸杞；自小满至大暑，去附子、木瓜、干姜，加人参、枸杞、地榆、香白芷、生姜各三分；自大暑至秋分，依正方，加石榴皮半两；自秋分至小雪，依正方；自小雪至大寒，去牛膝，加当归、芍药、阿胶炒各三分。

卯酉之岁，阳明司天，少阴在泉，气化运行后天，初之气，太阴湿土，加厥阴木，此下克上，民病中热胀，面目浮肿，善眠，鼽、衄、嚏、欠、呕吐，小便黄赤，甚则淋。二之气，少阳相火，加少阴君火，此臣居君位，民病疠大至，善暴死。三之气，阳明燥金，加少阳相火，燥热交合，民病寒热。四之气，太阳寒水，加太阴湿土，此于土克上水，民病暴仆，振栗，谵妄，少气，咽干，引饮，心痛，痈肿，疮疡，寒疟，骨痿，便血。五之气，厥阴风木，加阳明燥金，民气和；终之气，少阴君火，加太阳寒水，此下克上，民病温。治法，宜咸寒以抑火，辛甘以助金，汗之，清之，散之，安其运气。

审平汤　治卯酉之岁，阳明司天，少阴在泉，病者中热，面浮，鼻衄，小便赤黄，甚则淋。或疠气行，善暴仆，振栗，谵妄，寒疟，痈肿，便血。

远志_{去心，姜制炒} 紫檀香_{各一两} 天门冬_{去心} 山茱萸_{各三分} 白术 白芍药 甘草_炙 生姜_{各半两}

上剉散，每服四钱，水盏半，煎七分，去滓，食前服。自大寒至春分，加白茯苓、半夏_{汤洗去滑}、紫苏、生姜_{各半两}；自春分至小满，加玄参、白薇_{各半两}；自小满至大暑，去远志、山茱萸、白术，加丹参、泽泻_{各半两}；自大暑至秋分，去远志、白术，加酸枣仁、车前子_{各半两}；自秋分直至大寒，并依正方。

寅申之岁，少阳相火司天，厥阴风木在泉，气化运行先天。初之气，少阴君火，加厥阴木，民病温，气拂于上，血溢，目赤，咳逆，头痛，血崩，胁满，肤腠中疮。二之气，太阴土，加少阴火，民病热郁，咳逆，呕吐，胸臆不利，头痛，身热，昏愦，脓疮。三之气，少阳相火，加相火，民病热中，聋、瞑，血溢，脓疮，咳、呕、鼽、衄、渴、嚏、欠，喉痹，目赤，善暴死。四之气，阳明金，加太阴土，民病满，身重。五之气，太阳水，加阳明金，民避寒邪，君子周密。终之气，厥阴木，加太阳水，民病开闭不禁，心痛，阳气不藏而咳。治法，宜咸寒平其上，辛温治其内，宜酸渗之，泄之，渍之，发之。

升明汤 治寅申之岁，少阳相火司天，厥阴风木在泉，病者气郁热，血溢，目赤，咳逆，头痛，胁满，呕吐，胸臆不利，聋、瞑、渴、身重，心痛，阳气不藏，疮疡，烦躁。

紫檀香 车前子_炒 青皮 半夏_{汤洗} 酸枣仁 蔷薇 生姜 甘草_{炙，各半两}

上为剉散，每服四钱，水盏半，煎七分，去滓，食前服。自大寒至春分，加白薇、玄参各半两；自春分至小满，加丁香一钱；自小满至大暑，加漏芦、升麻、赤芍药各半两；自大暑至秋分，加茯苓半两；自秋分至小雪，依正方；自小雪至大寒，加五味子半两。

丑未之岁，太阴湿土司天，太阳寒水在泉，气化运行后天。初之气，厥阴风木，加风木，民病血溢，筋络拘强，关节不利，身重，筋痿。二之气，大火正，乃少阴君火，加君火，民病温疠盛行，远近咸若。三之气，大阴土，加少阳火，民病身重，胕肿，胸腹满。四之气，少阳相火，加太阴土，民病腠理热，血暴溢，疟，心腹膜胀，甚则浮肿。五之气，阳明燥金，民病皮肤，寒气及体。终之气，太阳寒水，加寒水，民病关节禁固，腰椎痛。治法，用酸以平其上，甘温治其下，以苦燥之，温之，甚则发之，泄之，赞其阳火，令御其寒。

备化汤 治丑未之岁，太阴湿土司天，太阳寒水在泉，病者关节不利，筋脉拘急，身重，痿弱，或温疠盛行，远近咸若，或胸腹满闷，甚则浮肿，寒疟，血溢，腰椎痛。

木瓜干　茯神去木,各一两　牛膝酒浸　附子炮去皮脐,各三分　熟地黄　覆盆子各半两　甘草一分　生姜三分

上为剉散，每服四大钱，水盏半，煎七分，去滓，食前服。自大寒至春分，依正方；自春分至小满，去附子，加天麻、防风各半两；自小满至大暑，加泽泻三分；自大暑直至大寒，并依正方。

子午之岁，少阴君火司天，阳明燥金在泉，气化运

行先天。初之气，太阳水，加厥阴木，民病关节禁固，腰椎痛，中外疮疡。二之气，厥阴风木，加少阴君火，民病淋，目赤，气郁而热。三之气，少阴君火，加少阳火，民病热，厥心痛，寒热更作，咳喘，目赤。四之气，太阴土，加湿土，民病黄瘅，衄血，嗌干，吐饮。五之气，少阳火，加阳明金，民乃康。终之气，阳明金，加太阳水，民病上肿，咳喘，甚则血溢，下连少腹，而作寒中。治法，宜咸以平其上，苦热以治其内，咸以软之，苦以发之，酸以收之。

正阳汤 治子午之岁，少阴君火司天，阳明燥金在泉，病者关节禁固，腰痛，气郁热，小便淋，目赤，心痛，寒热更作，咳喘，或鼻衄，嗌咽吐饮，发黄瘅，喘甚，则连小腹而作寒中，悉主之。

白薇 玄参 川芎 桑白皮炙 当归 芍药 旋覆花 甘草炙 生姜各半两

上为剉散，每服四钱，水盏半，煎七分，去滓，食前服。自大寒至春分，加杏仁、升麻各半两；自春分至小满，加茯苓、车前子各半两；自小满至大暑，加杏仁、麻仁各一分；自大暑至秋分，加荆芥、茵陈蒿各一分，自秋分至小雪，依正方；自小雪至大寒，加紫苏子半两。

已亥之岁，厥阴风木司天，少阳相火在泉，气化运行后天。初之气，阳明金，加厥阴木，民病寒于右胁下。二之气，太阳水，加少阴火，民病热中。三之气，厥阴木，加少阳火，民病泪出，耳鸣，掉眩。四之气，少阴火，加太阴土，民病黄瘅，肘肿。五之气，太阴土，加阳明金，燥湿相胜，寒气及体。终之气，少阳火，加太阳水，此下水克上火，民病瘟疠。治法，宜用辛凉平其上，咸寒调其下，畏火之气，无妄犯之。

敷和汤 治巳亥之岁，厥阴风木司天，少阳相火在泉，病者中热，而反右胁下寒，耳鸣，泪出，掉眩，燥湿相搏，民病黄瘅，浮肿，时作瘟疠。

半夏汤洗　枣子　五味子　枳实麸炒　茯苓　诃子炮去核　干姜炮　橘皮　甘草炙，各半两

上为剉散，每服四钱，水盏半，煎七分，去滓，食前服。自大寒至春分，加鼠粘子一分；自春分至小满，加麦门冬去心、山药各一分；自小满至大暑，加紫菀一分；自大暑至秋分，加泽泻、山栀仁各一分；自秋分直至大寒，并依正方。

六 气 凡 例

凡六气，数起于上而终于下，岁半之前，自大寒后，天气主之，岁半之后，自大暑后，地气主之，上下交互，气交主之，司气以热，用热无犯，司气以寒，用寒无犯，司气以凉，用凉无犯，司气以温，用温无犯，司气同其主，亦无犯，异主，则少犯之，是谓四畏。若天气反时，可依时，可依时及胜其主，则可犯，以平为期，不可过也。

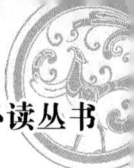

卷之六

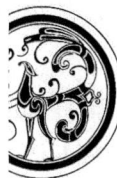

叙 疫 论

夫疫病者，四时皆有不正之气，春夏有寒清时，秋冬亦有暄热时，一方之内，长幼患状，率皆相类者，谓之天行是也。若春时应暖，而清气折之，则责邪在肝，病曰青筋牵；夏时应暑，而寒气折之，则责邪在心，病曰赤脉攒；秋时应凉，而热气抑之，则责邪在肺，病曰白气狸；冬时应寒，而暖气抑之，则责邪在肾，病曰黑骨温；土无正形，因火而名，故附金木水火而变，病曰黄肉随。其天行之病，大则流毒天下，次则一方一乡，或偏着一家，悉由民庶同业所召，故天地灵祇，假斯不正之气而责罚，且人命有遭逢，时有否泰，故有偏着一家者，天地既有斯害气，还以天地所生之物而防备之，命曰贤人知方。

四季疫证治

病者发热，腰痛，强急，脚缩不伸，胻中欲折，目中生花，或涩涩憎寒复热，颈中双筋牵，不得屈伸，项直，背强，眼赤黄，欲转动，合目回侧，病名青筋牵者，由春三月，其源从厥阴涉足少阳，少阳之气始发，少阴之气始衰，阴阳怫郁于腠理，脏腑受厉而生，若腑虚，则为阴邪所伤，故发热，若脏实，则为阳毒所损，故憎寒。

治青筋牵 肝腑脏温病阴阳毒，胆腑虚，为阴邪所伤，腰胁强急，脚缩不伸，脐中欲折，目中生花，色苍苍者。

柴胡去苗，五两　茯苓　栀子仁　半夏汤洗　大青各三两　桂心　竹茹　香豉　甘草炙，各一两

上剉散，每服五钱，水两盏，姜五片，煎七分，去滓，空心温服。

治青筋牵 肝腑脏温病阴阳毒，肝脏实，为阳毒所伤，涩涩恶寒，翕翕发热，颈外双筋牵，不得屈伸，项直，背强，眼赤黄，转动则合，身回侧，色苍苍者。

玄参一两　细辛二两　栀子仁　黄芩　升麻　芒硝各三两　石膏煅，八两

上为剉散，每服五钱，水两盏，入车前草三叶，淡竹叶七片，煎七分，去滓，空心服。

病者脉促，身颤掉不能禁，或肉热，口干，舌破，咽塞，声嘶，病名赤脉攒者。以夏三月，其病从少阴太阳之气相搏而停，则荣卫不通，皮肉痛起，太阳发动少阴淫邪之气，因而作厉，则脏腑随时受夏疫病也。若腑虚，为阴邪所伤，则寒战；若脏实，为阳毒所侵，则肉热。

治赤脉攒 心腑脏温病阴阳毒，心脏实，则为阳毒所伤，肉热口干，舌破，咽塞，声嘶，色焦赤者。

天门冬去心　麦门冬去心　车前子炮　栀子仁　黄芩

升麻　寒水石煅　甘草炙，各等分

上为剉散，每服五钱，水两盏，煎七分，去滓，食前服。

病者头重，颈直，皮肉强痹，或蕴而结核，起于喉颈之侧，布热毒于皮肤分肉之中，上散入发际，下贯颔颊，隐隐而热，不相断离，病名黄肉随。以四季各十八戊己日，其病从太阳阳明相格，寒湿不调，关节格滞。若腑虚，则皮肉强痹；若脏实，则布毒热于皮肤。

治黄肉随　脾腑脏温病阴阳毒，胃腑虚，则为阴邪所伤，头重，颈直，皮肉强痹，䐜胀，色黄黑者。

厚朴姜制炒，一两半　白术　陈皮各一两　干姜炮　紫苏　甘草炙　半夏汤洗，各三两

上为剉散，每服五钱，水两盏，煎七分，去滓，食前服。

治黄肉随　脾腑脏温病阴阳毒，脏实，为阳毒所伤，蕴热结核，起于喉颈之侧，布毒热于皮肤分肉之中，散入发际，下贯颔颊，蓄热不散色黄者。

葛根　苍术泔浸　升麻　白芷　桔梗　青皮各一两　大黄半两

上为剉散，每服五钱，水两盏，煎七分，去滓，食前服。

病者乍寒乍热，损肺伤气，暴嗽，呕逆，或体热，发斑，喘咳，引气，名白气狸。以秋三月，源从阳明系手太阴受疫淫邪之气，若腑虚，为阴邪所伤，则乍寒乍热，脏实，为阳毒所伤，则体热，发斑。

治白气狸　肺腑脏温病阴阳毒，大肠腑虚，为阴邪

所伤，寒热互作，上气，咳逆，大肠飧泄，色皓皓白者。

白术　人参各一两　干姜炮　麦糵炒，各三分　白茯苓　五味子　肉豆蔻　草果　乌梅　甘草炙各半两

上为剉散，每服五钱，水盏半，煎七分，去滓，食前服。

治白气狸　肺腑脏温病阴阳毒，脏实，为阳毒所伤，体热，肌肤发斑，气喘，引饮，色昏白者。

紫菀茸一两　栀子仁　升麻　前胡各三分　石膏煅，半两　葶苈炒，一分　杏仁去皮尖　甘草炙，各半两

上为剉散，每服五钱，水两盏，煎七分，去滓，食前服。

病者里热外寒，意欲守火，而反引饮，腰痛欲折，或胸胁切痛，类如刀刺，不得转动，热彭彭，服冷多，则洞泻，病名黑骨温。以冬三月，源从足太阳少阴相搏，蕴积壅塞，若腑虚，为阴毒所伤，则里热外寒；若脏实，为阳毒所损，则彭彭发热。

治黑骨温　肾腑脏温病阴阳毒，膀胱腑虚，为阴邪所伤，里热外寒，烦渴引饮，喜火，腰胁满痛，小便赤黄，面与脚俱黑。

附子炮去皮脐　茯苓各一两　山茱萸　细辛各半两　麻黄三分　山药　泽泻各半两　杏仁去皮尖，一分

上为剉散，每服五钱，水两盏，煎七分，去滓，食前服。

治黑骨温　肾腑脏温病阴阳毒，肾脏实，为阳毒所伤，腰胁切痛，不得转动，大小便秘涩，小腹胀，食冷

则洞泄，色熏黑。

吴茱萸　黑牵牛炒　桃仁去皮尖　萆薢　大黄　杜仲去皮剉，姜汁制，炒丝断

上为剉散，每服五钱，水两盏，煎七分，去滓，食前服。

料简诸疫证治

凡春分以前，秋分以后，天气合清寒，忽有温暖之气折之，则民病温疫；春分以后，秋分以前，天气合湿热，忽有清寒之气折之，则民病寒疫。治之各有法，不可拘以日数汗下，此且据方论，一体而分，既有寒温二疫，风温亦宜备论。如己未年，京师大疫，汗之死，下之死，服五苓散遂愈，此无他，温疫也。以此为法，每年遇有不正之气，即当纪而用之，假如冬合寒，时有温暖之气，则春必患温疫；春合温，而有清凉之气，则夏必患燥疫；夏合热，而有寒气折之，秋必病寒疫；秋合清，而反淫雨，冬必病温疫；此亦一途而推之，更须以时斟酌，不可偏执。况疫之所兴，或沟渠不泄，潴其秽恶，熏蒸而成者，或地多死气，郁发而成者，或官吏枉抑，怨讟而成者，世谓狱温，伤温，墓温，庙温，社温，山温，海温，家温，灶温，岁温，天温，地温等，不可不究。古法辟之，用屠苏酒，务成子萤火圆，李子建杀鬼煎，老君神明散，皆辟法，惟刘根别传，令于州治太岁六合处，穿地深三尺，阔亦如之，取净沙三斛实之，以醇酒三升沃其上，俾使君祝之，此亦消除疫气之良术，所谓太岁六合者，岁泄气之所在，故以厌禳。

屠苏酒 辟疫气令人不染，及辟温病伤寒。

大黄　桔梗　川椒　白术　桂心各一两八分　菝葜一两二钱　乌头炮去皮尖，六钱

上为剉散，缝袋盛，以十二月晦日，日中悬沉井中，令至泥，正月朔旦出药，置酒中，煎数沸，于东向户中饮之，先从少起，多少自在。一方有防风一两。

太一流金散 辟温气。

雄黄三两　羖羊角烧　雌黄各二两　矾石枯　鬼羽箭各半两

上为末，以缝袋盛一两，带心前，并挂门户上，若逢大疫年，以月旦青布袋一刀圭，中庭烧之，温病人，亦熏之。

败毒散 治伤寒，温疫，风温，头痛，目昏眩，四肢疼痛，憎寒，壮热，项强，眼睛痛，寻常风眩，拘急，风痰，并宜服之。

羌活　独活　人参　甘草炙　柴胡　前胡　茯苓　枳壳麸炒　川芎　桔梗各等分

上为剉散，每服四钱匕，水一盏，姜三片，薄荷五叶，煎七分，去滓，热服。寒多，则热服，热多，则温服，伤湿，加白术，脚痛，加天麻，本方为细末，亦可点服。初虞氏究其方，知出《道藏》，乃叙云，自非异人杰出，志与神会，则莫之敢为，良可叹服。烟瘴之地，或温疫时行，或人多风、多痰、多气，或处卑湿脚弱，此药不可缺也。世人不师，故常务作新奇，蔽于俗学，故备论之，此药治脚气下注，焮热赤肿，加大黄棋子大煎，并进两服，立效。

110

应梦人参散 治伤寒，体热，头疼，及风壅，痰嗽，咯血。

白芷　干葛　青皮　桔梗_炒　白术　人参_{各三分}　甘草_{炙两半}　干姜_{炮，一钱三字}

上为末，每服二钱，水一盏，姜三片，枣二枚，煎七分，通口服。如伤寒，入豉数粒同煎，热服，大有效，不拘时。崇宁癸未，米芾为太常博士，始造待漏，冒寒得疾，痰嗽如胶，有血，更三医不退。一日谒太尉蔡元度，取人参散一贴并枣见授，继归，有客承议郎薛道至，留食，药熟，进一服，良久，痰嗽立止，而客怪曰，公气色顿快，何药也，为道其由，求方蔡公，又送一贴，越三日，病全除，往见蔡公。公曰，此药僧伽也。元祐中，泗守刘士彦病八日不汗，女求僧伽甚确，夜梦告曰，翌日塔中取药，遂于大圣钵中取得此药，题印云，太平州杨家人参散，今太医局中亦卖，无甘草、干葛，兼无分两，疑非真方。

喝起散

苍术_{泔浸}　麻黄_{去节}　荆芥_{各二两}　石膏_{煅三两}　大黄_{两半}　瓜蒌根　干葛　芍药　白芷　甘草_{各一两}

上为末，每服二钱，水盏半，姜三片，葱白三寸，煎至七分，食前服。

入瘟家令不相染着

雄黄

上研细水调，以笔浓蘸，涂鼻窍中，与病人同床，亦不相染，初洗面后，及临卧时点之，凡疫家自生恶气，闻之，即入上元宫，遂散百脉而成斯病，宜即以纸捻探鼻嚏之为佳，如以雄黄点鼻，则自不闻，并辟诸恶梦神良。

圣散子方 东坡叙云，昔尝观千金方，三建散于病无所不治，而孙思邈著论，以谓此方用药，节度不近人情，至于救急，其验特异，乃知神物效灵，不拘常制，至理关感，智不能知，今予所得圣散子，殆此类也。自古论病，唯伤寒至为危急，表里虚实、日数证候，应汗应下之法，差之毫厘，辄至不救，而用圣散子者，一切不问，阴阳二感，男女相易，状至危笃者，连饮数剂，则汗出气通，饮食渐进，神宇完复，更不用诸药，连服取差。其余轻者，额微汗，正尔无恙，药性小热，而阳毒发狂之类，入口即觉清凉，此殆不可以常理诘也。时疫流行，平旦辄煮一釜，不问老少良贱，各饮一大盏，则时气不入其门。平居无病，能空腹一服，则饮食快美，百疾不生，真济世卫生之宝也。其方不知所从来，故巢君数世宝之，以治此疾，百不失一，余既得之，谪居黄州，连岁大疫，所全活者，至不可数，巢君初甚惜此方，指江水为盟，约不传人，余切隘之，乃以传蕲水庞君安常，庞以医闻于世，又善著书，故授之，且使巢君之名，与此方同不朽也，用药于后。

草豆蔻十个　木猪苓去皮　石菖蒲　茯苓　高良姜剉炒　独活　柴胡　吴茱萸　附子炮去皮脐　麻黄去节　厚朴姜汁制炒　藁本　芍药　枳壳麸炒去瓤　白术　苍术泔浸　半夏汤洗去滑　泽泻各半两　藿香　防风　细辛各半两　甘草炙，一两

上为剉散，每服五钱，水盏半，煎七分，去滓，热

服，空腹，此药以治寒疫，因东坡作序，天下通行。辛未年，永嘉瘟疫，被害者不可胜数，往往顷时，寒疫流行，其药偶中抑未知方土有所偏宜，未可考也，东坡便谓与三建散同类，一切不问，似太不近人情，夫寒疫，亦能自发狂，盖阴能发躁，阳能发厥，物极则反，理之常然，不可不知，今录以备疗寒疫用者，宜审之，不可不究其寒温二疫也。辛巳年，余尝作指治，至癸巳复作此书，见石林避暑录，亦云宣和间，此药盛行于京师，太学生信之尤笃，杀人无数，医顿废之，然不妨留以备寒疫，无使偏废也。

凡　例

夫疫虽以三事钟成，若天行，多假六淫反错郁折而致之者，既有寒温两疫，风湿其可不辨，但证似伤湿，而脉、色不同，与夫一方相染，长幼同病，即当作疫治，除辟法外，治湿，用五苓散，加炙甘草；治风，用桂枝汤，加黄芩，无不愈者，其如淫邪交络互织，当以类推之。

五苓散　治伤寒温热病，表里未解，头痛，发热，口燥，咽干，烦渴，引水，水入即吐，或小便不利，及汗出表解，烦渴不止者，宜服之。又治霍乱吐利。（方见伤暑门，加甘草一两炙）

桂枝黄芩汤　治风疫，脉浮敷而不弱，头项疼，腰脊痛，发热，恶风，其证皆如太阳伤风，但脉阴不弱，相传染为异耳。

桂枝去皮　芍药　黄芩各半两　甘草炙，一两上剉散，每服五钱，水盏半，姜三片，枣一枚，煎至七分，去滓，食前服。

沃雪汤　治伤寒，温疫、湿疫、热疫。

苍术　干姜炮　甘草炙，各六两　防风　干葛　厚朴制炒　芍药各四两

上为剉散，每服三钱半重，水两盏，煎七分，去滓服。

疟　叙　论

夫疟，备内、外、不内外三因，外则感四气，内则动七情，饮食、饥饱、房室、劳逸，皆能致疟，经中所谓夏伤暑，秋痎疟者，此则因时而序耳，不可专隅。以此论之，则知温病、飧泄、咳嗽，不可拘也，夫疟之始发，先起于毫毛伸欠，乃作寒栗，鼓颔，腰脊俱痛，寒去则内外皆热，头痛而渴，惟欲饮冷者，以阴阳上下交争，虚实更作。若阳并于阴，则阴实而阳虚，阳明虚，则寒栗、鼓颔，太阳虚，则腰、背、头、项俱痛；少阳虚，则身体解㑊，心惕惕然；三阳俱虚，则阴气胜，骨寒而痛。阴并于阳，则阳实而阴虚，太阴虚，则不嗜食，善呕，呕已乃衰；少阴虚，则热多寒少，呕甚，其病难已；厥阴虚，则腰腹痛，小便不利，如癃；三阴俱虚，则阳气胜，热盛，悒悒不乐。阴盛则内寒，阳虚则外寒，寒生于内，故中外皆寒，阳盛则外热，阴虚则内热，热生于外，故中外皆热，此皆因外感寒暑风湿，内郁喜怒忧惊，蕴积涎饮，乃至饮食饥饱劳逸之所为也，病气与卫气并居，故病作。卫气，昼行阳，夜行阴，得

阳而外出，得阴而内薄，所以日作。其气内薄于五脏，横连于募原，其道远，其气深，其行迟，不能与卫气俱出，故间日作。以卫气一日一夜大会于风府，日下一节，以此日作稍晏，至二十五日至骶骨，二十六日入脊内，其气上行，故作日益早也。疟气所以更盛更虚，当气之所在者，在阳则热躁，在阴则寒静，极则阴阳俱衰，卫气相离，则病休，卫气集，则复病也，于是有日作间作，早晏不同，又邪气中于头项者，气至头项则作，中于背者，气至背则作，中于腰脊者，至腰脊即作，各随其所中而作，但卫气之所在，与邪气相合，则病作也。更有疫疟、鬼瘴等疟，亦以邪气中卫气之所为也，除瘅疟纯热，温疟先热，牝疟无热外，诸疟皆先寒而后热。又经曰，无刺熇熇之热，无刺浑浑之脉，无刺漉漉之汗，为其病逆，未可治也。知此则病方来，与正作，与将过，皆不可治，以反伤真气，不可不知所因，备列于后。

疟病外所因证治

病者先寒后热，寒则汤火不能温，热则冰水不能寒，以先伤寒，后伤风，故先寒而后热，名曰寒疟。

病者先热后寒，躁烦，自汗，恶风，以先伤风，后伤寒，风为阳，寒为阴，故先热而后寒，名曰温疟。

病者但热不寒，阴气孤绝，阳气独发，少气，烦冤，手足热而欲呕，必渴，以伤于暑热，名曰瘅疟。

病者寒热，身重，骨节烦疼，胀满，濈濈自汗，善呕，因汗出复浴，湿舍皮肤，及冒雨湿，名曰湿疟。

病者寒多，不热，但惨戚振栗，病以时作，此以阳虚阴盛，多感阴湿，阳不能制阴，名曰牝疟。

五种疟疾，以外感风寒暑湿，与卫气相并而成，治之各有方法。

白虎加桂汤 治温疟，先热后寒，恶风，多汗。

石膏_{四两半} 知母_{一两半} 甘草_{炙，半两} 桂心_{一两} 粳米_{一合}

上剉散，每服四钱，水盏半，煎七分，去滓，未发前，进三服。

术附汤 治冒雨湿，着于肌肤，与胃气相并，或腠开汗出，因浴得之。

附子_{炮去皮脐} 白术_{各一两} 甘草_炙 茯苓 桂心_{各半两}

上剉散，每服四大钱，水盏半，姜五片，枣两枚，煎七分，去滓，食前服。

麻黄白术散 治伤风寒暑湿，不留经络，与卫气相并，病以日作，寒热交煎。

麻黄_{去节汤浸} 白术 茯苓 桂心_{各一两} 陈皮 青皮 桔梗 白芷 甘草 半夏曲 紫苏 乌梅_{各三分} 干姜_{半两}

上为剉散，每服四钱重，水二盏，姜三片，枣二枚，煎七分，去滓，当发日，空心一服。临发一服尤妙，亦治时疫。

太医常山饮 治诸疟先寒后热，或先热后寒，或寒热独作，或连日并发，或间日一发，头疼，恶心，烦渴，引饮，气息喘急，口苦，咽干，诸药不效。

116

川常山　知母　甘草炙　草果不去皮, 各二两　乌梅一
两　良姜一两半

上为剉散，每服四钱，水盏半，枣五枚，同煎七
分，去滓，温服，未发前，进三服。

桂姜汤　治牝疟，寒多微热，或但寒不热。

柴胡八两　桂心一两　黄芩三两　牡蛎煅　甘草炙　干
姜炮, 各三两　瓜蒌根一两

上为剉散，每服四钱，水二盏，煎七分，去滓，空
心服，日三服。初服微烦，汗出，愈。一法有半夏
三两。

疟病内所因证治

病者寒热，颜色苍苍然，善太息，如死状，以蓄怒
伤肝，气郁所致，名曰肝疟。

病者心烦，欲饮清水，反寒多，不甚热，乍来乍
去，以喜伤心，心气耗散所致，名曰心疟。

病者寒多，腹中热痛或渴，不渴，不热，不泄，肠
鸣，汗出，以思伤脾，气郁涩结所致，名曰脾疟。

病者心寒，寒甚则发热，热间善惊，如有所见，以
忧伤肺，肺气凝痰所致，名曰肺疟。

病者手足寒洒然，腰脊痛，发热，大便难，目眴，
以失志伤肾，名曰肾疟。

上五种疟疾，以脏气不和，郁结涩饮所致，治之各
有方。

七枣汤　治五脏气虚，阴阳相胜，作为痎疟，不问
寒热先后，与夫独作，迭、间日，悉主之。

附子一枚，炮制以盐水浸，再炮，如此凡七次，至第七次不浸去皮脐

上剉散，水一碗，姜七片，枣七个，煎至八分盏，当发日，空心温服，仍吃三五个枣子。忌如常，良方用乌头，兼不用盐水浸，不特服之僭燥，亦不能分利阴阳，去滓服。

四兽饮　治五脏气虚，喜怒不节，劳逸兼并，致阴阳相胜，结聚涎饮，与卫气相得，发为疟疾，悉主之，兼治瘴疟最效。

半夏汤去滑　茯苓　人参　草果　陈皮　甘草　乌梅肉　白术　生姜　枣子各等分

上为剉散，盐少许，腌食顷，厚皮纸裹，水腌入，慢火煨香熟，焙干，每服秤半两，水二盏，煎至七分，去滓，未发前，并进三服。

交解饮　治脾胃气弱，阴阳胜复，发为痎疟。

肉豆蔻半生半面裹煨　草豆蔻如上法　甘草半生半炙　厚朴半生半姜制炒

上等分剉散，每服四钱，水两盏，煎七分，去滓，空心服。

草果饮　治脾寒等疟。

草果　川芎　白芷　紫苏叶　良姜　甘草炙　青皮去白炒，各等分

上为粗末，每服二大钱，水一盏，煎七分，去滓，热服，当发日，连进三服。

驱疟饮子

前胡　柴胡各四两　桂心　桔梗　厚朴姜制　半夏汤

洗去滑，各三两　黄芪　干姜炮　甘草各二两

上㕮散，每服四大钱，水盏半，姜三片，枣两枚，煎至七分，去滓，温服。

疟病不内外因证治

病者发寒热，一岁之间，长幼相若，或染时行，变成寒热，名曰疫疟，以岁运推之。

病者寒热日作，梦寐不祥，多生恐怖，名曰鬼疟，宜用禁避厌禳之法。

病者乍寒，乍热，乍有，乍无，南方多病此，名曰瘴疟，当随方土所宜治之。

病者寒热，善饥而不能食，食已支满，腹急疗痛，病以日作，名曰胃疟，六腑无疟，唯胃有者，盖饮食饥饱所伤胃气而成，世谓之食疟，或因诸疟饮食不节，变为此证。

病者经年不差，差后复发，远行久立，下至微劳，力皆不任，名曰劳疟，亦有数年不差，百药不断，结成癥癖在腹胁，名曰老疟，亦曰母疟。

以上诸证，名状不同，各有治方，宜推而用之。

麻黄白术汤　治一切疫疟，（方见外所因门）

红效疟丹　治鬼疟殊效。

真阿魏半两　桃枝　柳枝各长一尺七茎　雄黄通明好者，半两，别研　辰砂一钱，别研，留一半

上为末，以重午日五家粽角为丸，如梧桐子大，辰砂所留一半为衣，遇发时，用净器水摩一圆，涂鼻尖并人中，未退，以冷水服一丸，合时须用五月五日。

大正气散　治山岚瘴气，发作寒热，遂成疟疾。

附子炮去皮脐　厚朴姜汁制　桂心　甘草炙　干姜炮
陈皮各一两　茱萸半两，微炒

上为细末，每服二大钱，水盏半，姜五片，枣一枚，同煎至七分，热服，不拘时。兼治霍乱呕泻，一切气疾。

清脾汤　治胃疟，发作有时，先觉伸欠，乃作寒栗，鼓振颐颔，中外皆寒，腰背俱痛，寒战既已，内外皆热，头疼如破，渴欲饮冷，或痰聚胸中，烦满欲呕，或先热后寒，先寒后热，寒多热少，寒少热多，或寒热相半，或但热不寒，但寒不热，或隔日一发，一日一发，或三日五日一发者，悉主之。

厚朴四两，姜制炒　乌梅打去仁　半夏汤去滑　青皮　良
姜各二两　草果去皮，一两　甘草炙，半两

上为剉散，每服四钱，水二盏，姜三片，枣一枚，煎七分，去滓，未发前，并三服。忌生冷、油腻、时果。此药温脾化痰，治胸膈痞闷，心腹胀满，噫醋吞酸，自可常服。

常山饮　治劳疟，虚人老人皆可服。

常山　穿山甲醋炙　木通　秦艽各一分　辰砂半字，别研　甘草炙，半两

上为剉散，作一剂，水三盏，乌梅、枣子各七枚，煎半盏，再入酒一盏，煎至八分，去滓，入辰砂，温服。

老疟饮　治久疟，结成癥、瘕、癖，在腹胁，诸药不去者。

苍术_{淘浸}　草果_{去皮}　桔梗　青皮　陈皮　良姜_{各半}两　白芷　茯苓　半夏_{汤洗去滑}　枳壳_{麸炒去瓤}　甘草_炙桂心　干姜_{炮，各三钱}　紫苏叶　川芎_{各二钱}

上为剉散，每服四大钱，水二盏，盐少许，煎七分，去滓，空心服，日三夜一，仍吞下后红圆子。

红圆子　治食疟，尤妙。

蓬莪术　京三棱_{各二两，醋煮一伏时}　胡椒_{一两}　青皮_{三两，炒香}　阿魏_{一分，醋化}

上为末，别研仓米末，用阿魏醋煮米糊，搜和，丸如梧子大，炒土朱为衣，每服五十圆至百圆，以老疟饮下。古方虽有鳖甲煎等，不特服不见效，抑亦药料难备。

妙应丹　治诸疟，无问寒温久近，悉主之。

黄丹_{三分，炒}　木香_{半两，碾为细末}　青皮　陈皮　吴茱萸_{各半两，米醋二升，熬青皮以下三味至一升，去滓再熬醋成膏}

上以黄丹、木香为末，入醋膏内，搜和为丸梧子大，辰砂为衣，每服十圆，当未发前一食顷，白汤下。再将前三件滓，添木香半两为末，别研入黄丹三分，和匀，以醋糊为圆如梧子大，每服三五十丸。治疟亦妙，名曰捷丹。

红散子　须当发日早晨服。

黄丹_{炒色变}

上入好建茶合和二钱匕，白汤调下。或温酒调，不入茶。

疟丹

雄黑豆_{四十九粒，重午日井水浸，次日取，去皮拭干研为膏}

真砒一钱，研细入豆膏内研匀

上五月五日午时，圆如绿豆大，控干，辰砂为衣，密器封之，发日空心井花水下一圆。忌见鸡犬。若女人病，令男子闭目送入口，忌热食一日。孕妇不得服，于发日，以缝帛系一圆于右臂上。小儿不能吞，随男左女右系之。

又方

黄丹不以多少

上五月五日，用独头蒜煨熟研细，搜圆如梧子大，每服五圆，当发前一食顷，桃柳枝煎汤调下。

塞耳丹

青黛　桂心　砒　巴豆　硫黄等分

上并不去皮壳，不修治为末，以五月五日五家灰粽角为圆枣核大，绵裹定，当发日塞耳中，男左女右。忌荤腥。

卷之七

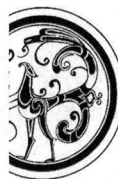

疝 叙 论

经论虽云七疝，诸疝等更不见名状，但出寒疝、癞疝而已，唯《大奇论》列五脏脉为五疝证，所谓肾脉大急沉为肾疝，肝脉大急沉为肝疝，心脉搏滑急为心疝，肺脉沉搏为肺疝，三阴急为脾疝。三阴，即太阴脾脉也，大抵血因寒泣则为瘕气，因寒聚则为疝，但五脏脉理不同，不可不辨，且肾脉本沉，心脉本滑，受寒则急，于理乃是，肝脉本弦，肺脉本涩，并谓之沉，未为了义，又脾不出本脉，但云急为疝，亦文义之缺也。凡云急者，紧也，紧为寒，亦可类推，且贼风入腹亦为疝，冒暑、履湿，皆能为疝，当随四气改易急字，风则浮弦，暑则洪数，湿则缓细，于理甚明，要知疝虽兼脏气，皆外所因也。

诸 疝 证 治

疝之为病，随脏气虚实，感伤外邪，寒泣，风散，暑郁，湿着，绞刺击搏，无有定处，仓卒之际，痛不堪忍，世人称为横弦，坚弦，膀胱小肠气，贼风入腹等，名义不同，证状则一。寒则温之，风则散之，暑则利之，湿则燥之，各有成法。

大乌头桂枝汤 治风寒疝，腹中痛，逆冷，手足不仁，身体疼痛，灸刺诸药不能疗，及贼风入腹，攻刺五脏，拘急不得转侧，发作叫呼阴缩，悉主之。

大乌头五枚，实者去皮尖，蜜一大盏煎减半，漉出汤切洗　桂心　芍药各三钱三字　甘草一分，炙

上为到散，每服四大钱，水一盏半，姜五片，大枣三个，入前煎乌头蜜半合，同煎至七分盏，去滓，食前服。一法用附子一个，不使乌头，为蜜附汤。

走马汤 治卒疝，无故心腹痛，阴缩，手足厥逆，并治飞尸鬼击。

巴豆二个，去皮心炒　杏仁二个，去皮尖

上二味，取绵缠，搥令碎，热汤二合，捻取白汁，饮之当下，老少量与。

仓卒散 治寒疝入腹，心腹卒痛，及小肠膀胱气绞刺，脾肾气攻，挛急，极痛不可忍，屈伸不能，腹中冷，重如石，白汗出。

山栀子四十九个，烧半过　附子一枚，炮

上为末，每服二钱，水一盏，酒半盏，煎至七分，入盐一捻，温服即愈。

葱白散 治一切冷气不和，及本脏膀胱气，攻刺疼痛，及治妇人产前产后腹痛，胎不安，或血刺者。兼能治血脏宿冷，百骨节倦痛，肌瘦怯弱，伤劳带癖，久服尽除。但妇人一切疾病，最宜服之。

川芎　当归　枳壳麸炒去瓤　厚朴姜制炒　官桂去皮　青皮　干姜炮　茴香炒　川楝炒　神曲炒　麦蘗炒　三棱

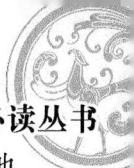

炮　蓬术醋浸—宿焙　人参　茯苓　芍药　木香炮　干地黄各—两

　　上为末，每服三钱，水一盏，葱白二寸，煎七分，入盐少许，热服，大便秘涩，加大黄煎，大便自利，加诃子煎，食前服。

　　失笑散　治小肠气痛，及妇人血痛，心腹绞痛欲死，十余日，百药不验。

　　五灵脂　蒲黄炒，等分

　　上末，每服二钱，先用酽醋一合，熬药成膏，水一盏，煎至七分，热呷服。

　　神应散　治诸疝，心腹绞痛不可忍。

　　玄胡索　胡椒等分

　　上为末，每服二大钱，酒半盏，水半盏，煎七分，食前温服。

　　大乌头汤　治寒疝，绕脐发，白汗出，手足厥，其脉沉弦，悉主之。

　　大乌头五个，洗净细沙炒令黑，不咬咀

　　上一味，水三盏，煎取八分，去乌头，入蜜半盏以下，煎七分两上，空腹服。

　　牡丹圆　治寒疝，心腹刺痛，休作无时，及治妇人月病，血刺疼痛。

　　川乌头炮令焦黑，去皮尖　牡丹皮四两　桂心五两　桃仁炒去皮尖，五两，别研

　　上为末，炼蜜丸梧子大，每服五十圆，温酒下。妇人醋汤下。

　　小茴香圆　治小肠气腹痛。

茴香　胡椒_{等分}

上为末，酒糊丸如梧子大，每服五十圆，空心温酒下。

苦楝圆　治肝肾气虚，风冷相搏，心腹绞痛，攻刺腰背，不能禁受，下注阴器，肿痒疼痛。久服，养肾，活血，驻颜，轻身，耐老，进美饮食。

川楝_{一十一个剉碎，分三去一，用巴豆十粒去皮同炒焦黑色，去巴豆不用，又用斑蝥七个同炒焦，去斑蝥，又用海金沙七钱重，同炒，去海金沙不用。}茴香_炒　破故纸_炒　胡芦巴_炒　木香_{炮，各一两}乌药_{二两}

上为末，酒糊丸如梧子大，每服三五圆，汤酒任下。

补肾汤　治寒疝入腹，上实下虚，小腹疞痛，时复泄泻，胸膈痞满，不进饮食，常服温脾，补肾。

人参　茯苓　白术　黄芪　附子_{炮去皮脐，各一两}　沉香_{四钱}　木瓜_{一两半}　羌活_{半两}　甘草_炙　芎劳_{各一分}　紫苏_{三分}

上为剉散，每服三钱，水一盏，姜三片，枣一枚，煎七分，去滓，食前服。呕，加半夏半两，添水作盏半，姜七片煎。

叙　厥　论

经云，厥者逆也，有寒厥，有热厥，有六经厥，有尸厥，寒厥者，阴气起于足五指之里，集于膝下，聚于膝上，故阴气胜，则从五指至膝上寒，阳气衰，不能渗营其经络，阳气日损，阴气独在，故手足为之寒，名曰寒厥。热厥者，阳气起于足五指之表，集于足下，聚于足心，故阳气胜，则从五指至足心热，热入于胃，络脉满，经脉虚，阴虚阳入，肾气衰，阳气独胜，故手足为之热，名曰热厥。六经厥者，头重，足弱，发为瞑仆，名太阳厥。妄言，走呼，腹满，面赤，名阳明厥。暴聋，颊肿，胁箭拘痛，名少阳厥。腹胀，后闭，食则寒呕，名太阴厥。口干，溺赤，腹满，心痛，名少阴厥。泾溲不利，胻热，阴缩，名厥阴厥。尸厥者，胀满，暴不知人，或至半日，远至一日，此以阴气盛于上，则下虚，下虚则腹胀，腹胀则下气重上而邪气逆，逆则阳气乱而不知人矣，名曰尸厥。经论如此，虽粗分六经，殊不出寒热二证所因，欲求备治，当历明之。寒厥，则因多欲而夺其精，故致阳衰阴盛。热厥，则因醉饱入房，精虚则热入，故致阴虚阳盛。考其厥因，多以不胜乘其所胜，气不得行，遂致于逆。如肾移寒于脾，则水乘于土，水既不行，乃成寒厥。如心移热于肾，则火乘于水，火既不行，乃成热厥。六经皆然，可次第论也，所谓得其要者，一言而终矣，尸厥亦然，正由脏气相刑，或与外邪相忤，则气遏不行，闭于经络，诸脉匿伏，昏不知人，唯当随其脏气而通之，寒则热，热则寒，闭则通，如经所谓盛则泻，虚则补，不盛不虚，以经取之，其旨一也。经中以数醉为热厥之因，学者不可拘此，盖伤寒温病，皆有热厥，仲景所谓热深厥深，圣意以酒能发百脉热，故举此以为例耳，不可不知。

阴阳厥脉证治

阴阳相乘，而生寒热厥者，脉证似同而大异，寒厥者，初得之，四肢冷，脉沉微而不数，多恶寒，引衣自覆，下利清谷，外证多惺惺，热厥者，初得之，必发热头疼，脉虽沉伏，按之必数，其人或畏热喜冷，扬手掉足，烦躁不眠，大小便秘赤，外证多昏冒，伤寒亦然，治之各有方。

四逆汤 治寒厥，或表热里寒，下利清谷，食入则吐，或干呕，或大汗大吐大下之后，四肢冰冰，五内拘急，举体疼痛，不渴，脉沉伏。

大附子去皮脐生用，半两 干姜半两 甘草炙，一分

上剉散，每服四钱，水二盏，煎七分，去滓，食前温服，并进取效。

白虎汤 治热厥，腹满，身重，难以转侧，面垢，谵语，遗溺，手足厥冷，自汗，脉沉滑，里有热也。

石膏四两，椎碎 知母一两半 甘草炙，半两

上为剉散，每服四大钱，水二盏，粳米一撮，煮米熟，去滓，取七分，清汁服，可并进服。

承气汤 亦治热厥，方见伤寒门，举此为例，当观病浅深，量多寡以饮之。（方见第四卷）

卒厥尸厥脉证治

追魂汤 治卒厥暴死，及主客忤、鬼击、飞尸，奄忽气绝，不觉口噤。

麻黄去节，三两 杏仁去皮尖，二百八十个 甘草炙，一钱

上为剉散，每服四钱，水一盏半，煎七分，去滓，灌之，通治诸感忤，或口噤，拗口不开，去齿下汤，汤入口活。不下，分病人发，左右捉，搦肩引之，药下，渐令服尽，取效。《千金》有桂心二两。《金匮》云：寸脉沉大而滑，沉则为实，滑则为气，实气相搏，血气入脏则死，入腑则愈。若卒厥，唇口青，身冷，为入脏，即死，身和，汗出，则愈。

内鼻散 治尸厥，脉动而无气，气闭不通，静而若死，亦名卒厥。

菖蒲

上为末，纳两鼻孔中，吹之令入，仍以桂末安舌下。

眩 晕 证 治

方书所谓头面风者，即眩晕是也，然眩晕既涉三因，不可专为头面风，如中伤风寒暑湿在三阳经，皆能眩人，头重，项强，但风则有汗，寒则掣痛，暑则热闷，湿则重着，吐逆，眩倒，属外所因。喜怒忧思，致脏气不行，郁而所生，涎结为饮，随气上厥，伏留阳经，亦使人眩晕呕吐，眉目疼痛，眼不得开，属内所因。或饮食饥饱，甜腻所伤，房劳过度，下虚，上实，拔牙，金疮，吐、衄、便利，去血过多，及妇人崩伤，皆能眩晕，眼花屋转，起而眩倒，属不内外因，治之各有法。

大豆紫汤 治中风头眩，恶风，自汗，吐冷水，及产后百病，或中风痱痉，背强，口噤，直视，烦热。

独活一两半　大豆半升　酒三升

上先以酒浸独活，煎一二沸，别炒大豆极焦，烟出，急投酒中，密封，候冷，去豆，每服一二合许，得少汗则愈，日数十服，此汤能去风。消血结，如妊娠折伤，胎死腹中，服此得差。

三五七散　治感寒头眩，恶寒，口眼㖞斜，耳聋。

大附子三两，炮去皮脐　山茱萸五两　山药七两

上为末，每服二钱匕，酒调服，或㕮咀，每服四大钱，水盏半，姜五片，枣一个，煎七分，去滓服。

黄龙圆　治感暑眩晕，昏不知人。（方见中暑门）

曲术散　治冒湿头眩晕，经久不差，呕吐涎沫，饮食无味，主之。

神曲二两，炒　白术三两

上为末，每服二钱，生姜煎汤调下。或以酒糊丸如梧子大，每服三五十圆，汤饮任下。

薯蓣汤　治七情致脏气不行，郁而生涎，涎结为饮，随气上厥，伏留阳经，心中忪悸，四肢缓弱，翕然面热，头目眩晕，如欲摇动。

薯蓣　人参　麦门冬去心，各四两　前胡　白芍药　熟地黄各二两　枳壳麸炒去瓤　远志去心，姜汁制炒，各三分　白茯苓　茯神各一两半　半夏汤洗去滑，一两一分　甘草半两，炙　黄芪一两，炙

上为剉散，用千里流水一盏半，姜七片，秫米一撮，煎七分，去滓，食前服。

白散子　治上实下虚，眩晕，昏塞。（方见中风门）

芎劳汤　治产后去血过多，运闷不省，及伤胎去血

多，崩中去血多，金疮去血多，拔牙齿去血多不止，悬虚，心烦，眩晕，头重，目暗，耳聋，举头欲倒。

芎䓖三两　当归三两，去芦洗去土，切焙干

上为剉散，每服四钱，水一盏半，煎七分，去滓，热服，不以时候。

黑锡丹　治阴阳不升降，上热下冷，头目眩晕，病至危笃，或服暖药，僭上愈甚者，当服此药。（已经增损）

硫黄二两，椎如皂荚子大，候铅成汁入硫黄在内，勿令焰起，候硫黄化，倾出，于九重纸纳入一地坑，以碗盖火出。　川楝子　黑铅不夹锡者先熔成汁，各二两　阳起石煅　木香　沉香　青皮炒，各半两　肉豆蔻一两　茴香炒　官桂去皮不见火　附子炮去皮脐　胡芦巴炒　破故纸炒，各一两　乌药去木剉，一分

上为细末，酒糊为丸，如梧子大，每服三五十圆至一百圆，浓煎人参茯苓姜枣汤吞下，食前服。

痓叙论痓亦作痉

夫人之筋，各随经络结束于身，血气内虚，外为风寒湿热之所中，则痓，故寒则紧缩，热则弛张，风则弦急，湿则胀缓，四气兼并，当如常说，以风散气，故有汗而不恶寒，曰柔痓，寒泣血，故无汗而恶寒，曰刚痓。热消气，故为瘈纵，湿溢血，故为缓弱，经中所谓大筋软短，小筋弛长，软短为拘，弛长为痿，皆湿热不攘之所为也。原其所因，多由亡血，筋无所营，故邪得以袭之，所以伤寒汗下过多，与夫病疮人，及产后致斯病者，概可见矣。诊其脉皆沉伏弦紧，但阳缓阴急，则

几几拘挛，阴缓阳急，则反张强直，二证各异，不可不别。

痉叙例治法 <small>破伤风破伤湿并附</small>

病者身热足寒，头项强急，恶寒，时头热，面赤，目脉赤，独头动摇，卒口噤，背反张，以发热恶寒、不恶寒、有汗、无汗、分刚柔者，风寒痉也。脉沉细，即为湿痉，疮疡未合；风入，为破伤风；湿入，为破伤湿；二者害人最急，仓卒不知其因，甚难忍，痈疽瘰疬，脓溃之后，尤宜谨之。产妇汗多，或因怒厥，皆成此病，治之各有方法。

瓜蒌桂枝汤　治柔痉，身体强，几几然，脉反沉迟，自汗。

瓜蒌根<small>二两</small>　桂心　白芍药<small>各三两</small>　甘草<small>炙，二两</small>

上为剉散，每服四大钱，水盏半，姜五片，枣二枚，煎七分，去滓，温服。汗不透，食顷，啜热粥发之。

葛根麻黄汤　治刚痉，无汗，小便少，气上冲胸，口噤不能语，主之。

葛根<small>四两</small>　麻黄<small>去节，三两</small>　桂心　白芍药　甘草

上剉散，每服四大钱，水盏半，姜五片，枣三枚，煎七分，去滓，食前服。

小承气汤　治刚痉，胸满，口噤，卧不着席，脚挛急，龂齿，主之方。

大黄<small>四两，蒸</small>　厚朴<small>八两，姜制</small>　枳壳<small>二两，麸炒去瓤</small>

上剉散，每服四大钱，水盏半，煎七分，去滓，入

芒硝二钱匕，煎熔，服，得利，止后服。此以阳明养宗筋，阳明者，胃也，风湿寒入于胃，则热甚，宗筋无以养，故急，直利阳明以治其能养也。

参桂汤 治卒半身不遂，手足拘急，不得屈伸，身体冷，或智，或痴，或身强直，不语，或生，或死，狂言不可名状，角弓反张，或欲得食，或不用食，或大小便不利，悉主之。

人参　桂心　当归　独活　黄芩　干姜_炮　甘草_{炙，}各一分　石膏_{一两半}　杏仁_{一百六十个，麸炒去皮尖}

上判散，每服四大钱，水一盏半，煎七分，去滓，服。无汗，加麻黄去节三分。

仓公当归酒 主贼风，口噤，角弓反张痉者。

当归　防风_{各三分}　独活_{一两半}　麻黄_{去节，一两一分}　细辛_{去苗，半两}　附子_{一个六钱重，炮去皮脐}

上为判散，每服四钱，水酒各半盏，同煎七分，去滓，口不开者，抉开口，纳汤一服。苏，二服。少汗，三服。大汗，愈。

破伤风湿治法

防风散 治风自诸疮口入，为破伤风，项强，牙关紧，欲死。

防风_{去叉}　天南星汤_{，各等分}

上为末，每服三钱，童子小便一大盏，煎至七分，热服。

牡蛎散 治破伤湿，口噤，强直。

牡蛎_{取末粉傅疮口，仍以末二钱煎甘草汤调下。}

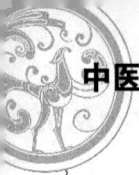

香胶散　治破伤风，口噤，强直。

鱼胶烧七分，留性

上研细，入麝香少许，每服二钱，酒调下。不饮酒，米汤下。又一方，以苏木煎酒下。

卷之八

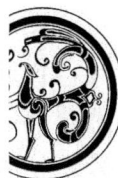

内 所 因 论

夫脏腑合手足三阴三阳为十二经，各有所主，故为十二官。心者，君主之官，神明出焉；肺者，相傅之官，治节出焉；肝者，将军之官，谋虑出焉；脾者，谏议之官，公正出焉；肾者，作强之官，伎巧出焉；胆者，中正之官，决断出焉；膻中者，臣使之官，喜乐出焉；小肠者，受盛之官，化物出焉；大肠者，传送之官，变化出焉；胃者，仓廪之官，五味出焉；三焦者，决渎之官，水道出焉；膀胱者，州都之官，津液藏焉，气化则能出矣；故五脏为阴，六腑为阳，此十二官不得相失者，正由阴阳消息盈虚，当随四序而调养之，不可使其偏胜，偏胜则偏复，偏复则偏害，胜克流变，则真病生焉，夫阴阳虚实者，乃脏腑更相胜复也，若其子母相感，则母虚能令子虚，子实能令母实。经曰，实则泻其母，虚则补其子，如肝实则泻肾，肝虚则补心，如百姓足，君孰与不足，此经之本意也。《难经》则反是，及观《金匮》之论，其得为多，肝虚补用酸，助用焦苦，益用甘味之药，酸入肝，焦苦入心，甘入脾，脾能制肾，肾气微弱，则水不行，水不行则心火盛，心火盛则肺金受制，肝气乃舒，肝气舒则肝病自愈，此补子之意也。肝虚则用此，实则反之，《千金》亦云，肝虚当补心，心旺则感于肝，皆此类也。此正本脏十二官冷热盈虚而为病，非外感淫邪，及故为背理者之比，然内所因惟属七情交错，爱恶相胜而为病，能推而明之，此约而不滥，学者宜留神焉。

内所因治说

论云，治伤寒有法，医杂病有方，方即义方，法即法令，外病用法令，犹奸邪外扰，非刑不除，内病用义方，犹父子兄弟不足，以礼格之而已，故内外之治，由是而分，外邪难辨，当以例明，内证易知，只叙方证，学者不可不审。

肝胆经虚实寒热证治

泻肝汤 治肝实热，阳气伏邪，胁痛，忿忿悲怒，发热，喘逆，满闷，目痛，视物不明，狂悸，非意而言，乍宽乍急，所作反常。

前胡去苗 柴胡 秦皮去粗皮 细辛去苗 栀子仁 黄芩 升麻 蕤仁 决明子各等分

上剉散，每服四钱，水两盏，苦竹叶、车前叶各五片，煎至盏半，纳药再煎至八分，去滓，入芒硝一钱匕，煎熔，不以时服。

泻胆汤 治胆实热，反洒洒恶寒，腹中气满，胁下硬，口苦，咽干，头痛，不欲食。

半夏三两，汤洗去滑 生地黄五两 酸枣仁二两半 黄芩

一两　远志去心，姜汁合炒　茯苓各二两　甘草炙，一两

上剉散，长流水一斗，糯米一升，煮蟹眼沸，扬二三千遍，澄清，每用二盏，抄药四钱匕，姜七片，煎七分，去滓，不以时服。

补肝汤　治肝虚寒，两胁满，筋急，不得太息，寒热，腹满，不欲饮食，悒悒不乐，四肢冷，发抢，心腹痛，目视晥晥。或左胁偏痛，筋痿，脚弱，及治妇人心痛，乳痈，膝热，消渴，爪甲枯，口面青。

山茱萸　甘草炙　桂心各一两　细辛去苗　茯苓　桃仁麸炒，去皮尖　柏子仁　防风各二两　川乌头炮去皮脐，半两

上剉散，每服四大钱，水盏半，姜五片，枣三枚，煎至七分，去滓，空心服。

温胆汤　治胆虚寒，眩厥，足痿，指不能摇，躄不能起，僵仆，目黄，失精，虚劳烦扰，因惊胆慑，奔气在胸，喘满，浮肿，不睡。

半夏汤洗去滑　麦门冬去心，各一两半　茯苓二两　酸枣仁三两，炒　甘草炙　桂心　远志去心，姜汁合炒　黄芩　草薢　人参各一两

上为剉散，每服四大钱，用长流水一斗，糯米煮，如泻胆汤法。一方，见虚烦门。

心小肠经虚实寒热证治

泻心汤　治心实热，心下痞满，身重，发热，干呕不安，腹中雷鸣，泾溲不利，水谷不消，欲吐不吐，烦闷，喘急。

黄连去毛，二两　半夏汤洗七次，三两　黄芩　甘草炙

人参各一两　干姜炮，一两半

上为剉散，每服四大钱，水两盏，枣三枚，煎七分，去滓，服，并治霍乱。若寒，加附子一枚，炮去皮脐。若渴，加瓜蒌根；呕，加橘皮；痛，加当归；客热，以生姜代干姜。

清脉汤　治小肠实热，身热，手足心热，汗不出，心中烦满，结塞不通，口疮，身重。

柴胡　泽泻　橘皮　芒硝　枳实麸炒去瓤　黄芩　升麻　旋覆花　生地黄各等分

上剉散，每服四钱，水盏半，煎七分，去滓，下芒硝再煎，热服，不以时。

茯苓补心汤　治心虚寒病，苦悸恐不乐，心腹痛，难以言，心寒，恍惚喜悲愁恚怒，衄血，面黄，烦闷，五心热渴，独语不觉，咽喉痛，舌本强，冷汗出，善忘，恐走，及治妇人怀妊，恶阻，吐呕，眩晕，四肢急惰，全不纳食。

白茯苓　人参　前胡　半夏汤洗七次，去滑　川芎各三分　橘皮　枳壳麸炒去瓤　紫苏　桔梗　甘草炙　干姜各半两　当归一两三分　芍药二两　熟地黄一两半

上剉散，每服四大钱，水盏半，姜五片，枣一枚，煎七分，去滓，食前服。

分气补心汤　治心气郁结，怔悸，噎闷，四肢浮肿，上气，喘急。

大腹皮炒　香附炒去毛　白茯苓　桔梗各一两　木通　甘草炙　川芎　前胡去苗　青橘炒　枳壳麸炒去瓤　白术各三分　细辛去苗　木香各半两

上剉散，每服四大钱，水一盏，姜三片，枣一枚，煎七分，去滓，食前温服。

温脾汤 治小肠虚寒，苦头偏痛，耳颊疼，下痢赤白，肠滑，腹中疗痛，里急，后重。

干姜一两半　当归　黄柏　地榆各二两　阿胶麸炒焦
茴香炒　石榴皮　黄连各一两

上剉散，每服四钱，水盏半，煎七分，去滓，温服。

脾胃经虚实寒热证治

清脾汤 治脾湿热病，苦足寒，胫热，腹胀满，烦扰不得卧，舌本强，体重，面黄，头痛，右胁满痛，偏胀，口唇干裂，寒热如疟。

茯苓　橘皮　草果去皮　白术各二两　人参　桂心
白芷　甘草炙　川芎各一两　半夏三两，洗七次

上为剉散，每服四大钱，水二盏，姜七片，紫苏三叶，煎七分，去滓服。欲通利，加大黄。

平胃散 治胃实热，口唇干，呕哕，烦闷，大小便秘涩，及热病后，余热不除，蓄于胃中，四肢发热，口渴，胸满，无汗。

厚朴去皮，姜制炒　射干米泔浸　升麻　茯苓各一两半
芍药二两　枳壳麸炒去瓤　大黄蒸　甘草炙，各一两

上为剉散，每服四钱，水一盏，煎七分，去滓，空心热服。

补脾汤 治脾虚寒病，泄泻，腹满，气逆，呕吐，心烦不得卧，肠鸣，虚胀，饮食不消，劳倦，虚羸，喜

噫，四肢逆冷，多卧少起，情意不乐。

人参　茯苓　草果去皮　干姜炮，各一两　麦蘖炒　甘草炙，各一两半　厚朴去皮，姜制炒　橘皮　白术各三分

上为剉散，每服四钱，水一盏半，煎七分，去滓，食前服。

养胃汤　治胃虚寒，胫寒不得卧，淅淅恶风，洒洒恶寒，腹中痛，虚鸣，寒热如疟，唇口干，面目虚浮，呕哕吐泻，四肢疼痛，不思饮食，或伤寒湿，骨节皆痛。

厚朴姜制炒　藿香去梗　半夏汤洗七次　茯苓各一两　人参　甘草炙　附子炮去皮脐　橘皮各三分　草果去皮　白术各半两

上剉散，每服四钱，水盏半，姜五片，枣一枚，乌梅半个，煎七分，去滓，空心服。常服，温胃消痰，进食下气，辟寒疫。

肺大肠经虚实寒热证治

清肺汤　治肺实热，肺壅，汗出若露，上气，喘逆，咳嗽，咽中塞，如呕状，短气客热，或唾脓血。

薏苡仁　防己　杏仁　冬瓜子仁三分　鸡子白皮一分

上为剉散，每服四钱，先以苇叶切半握，水二盏，煎盏半，入药同煎至七分，去滓，食前服。

泻白汤　治大肠实热，腹胀不通，夹脐痛，食不化，喘，不能久立，口生疮。

橘皮　淡竹茹　黄芩　栀子仁　蘖皮炙，各半两　茯苓　芒硝各一钱　生地黄五两

上为剉散，每服四钱，水盏半，姜枣煎七分，空心服。

补肺汤　治肺寒虚，逆满，上气，咽中闷塞，寒从背起，口中如含冰雪，语无音声，舌本干燥，吐沫，唾血，不能饮食。

款冬花　桂心_{各一两}　桑白皮_{炙，四两}　人参　紫菀茸　白石英_{各一两}　五味子　钟乳粉_{各一两半}　麦门冬_{去心，二两}

上剉散，每服四大钱，水一盏半，姜五片，枣三枚，粳米一撮，同煎七分，去滓，食前服。

固肠汤　治大肠虚寒，利下青白，肠中雷鸣相逐，大便不节，小便赤黄，气上冲胸，不能久立，身肿，腹急，当脐痛，悉主之。

酸石榴皮_{半两}　黄连_炒　地榆_{各一两}　罂粟壳_{醋炙}　茯苓_{各一两半}

上剉散，每服四钱，水盏半，姜五片，乌梅一个，煎七分，去滓，空心服。

肾膀胱经虚实寒热证治

清源汤　治肾实热，小腹胀满，四肢正黑，耳聋，骨热，小便赤黄，腰脊离解及伏水等。

茯苓　黄芩　菖蒲_{各五两}　玄参　细辛_{各四两}　大黄_{水浸一宿}　甘草_{炙，各二两}　磁石_{八两，煅醋淬}

上为剉散，每服四钱，水一盏，煎七分，去滓，热服。

泻脬汤　治膀胱实热，腰脊痛，闭塞不通，舌干，咽肿，悉主之。

茯苓　栀子仁　知母各三两　生地黄　淡竹叶各五两　石膏八两，煅

上为㕮散，每服四钱，水盏半，煎七分，入蜜半匙，煎两沸，热服。须利，加芒硝一钱匕。

温肾散　治肾虚寒，阴痿，腰脊痛，身重，缓弱，足腰不可以按，语音混浊，阳气顿绝。

熟干地黄一斤　苁蓉酒浸　麦门冬去心　牛膝酒浸　五味子　巴戟去心　甘草炙，各八两　茯神去木　干姜炮，各五两　杜仲去粗皮剉，姜汁腌炒丝断，三两

上为末，每服二钱，温酒调下，空心，日二三服。

补胯汤　治膀胱虚冷，脚筋急，腹痛引腰背，不可屈伸，耳聋，目眱眱，坐欲倒，小便数遗白，面黑如炭。

黄芪　白茯苓各一两半　杜仲去皮剉，姜汁腌，炒断丝，三两　磁石煅淬　五味子各三两　白术　白石英捶碎，各二两半

上为㕮散，每服四钱，水盏半，煎七分，去滓，空心温服。

心主三焦经虚实寒热证治

清膻汤　治右肾实热，身热，脊胁相引痛，足冷，小便黄赤，如栀子蘗汁，每欲小便，即茎头痛。

榆白皮　冬葵子各五两　石韦四两，去毛　黄芩　通草　瞿麦各三两

上为粗末，先以水二盏，入车前叶数片，煎至盏半，入药末四钱，再煎七分，去滓，热服。

润焦汤 治三焦实热，目眦急痛，腰胁热，脊背连膻中烦闷，饮食未定，头面汗出，关格不通，不吐不下，或气逆不续，走哺不禁，或泄泻，溺涩，遗沥。

地骨皮 半夏汤洗七次 柴胡去苗 泽泻各五两 茯苓 麦门冬去心 甘草炙 人参各一两

上剉散，每服四钱，水二盏，姜五片，竹茹如指大，煎七分，去滓，空心服。

益志汤 治右肾虚寒，小便数，腰胁引痛，短气咳逆，四肢烦疼，耳鸣，面黑，骨间热，梦遗，白浊，目眩，诸虚困乏。

鹿茸酥涂炙去毛尽 巴戟去心 熟干地黄酒浸 枸杞子 苁蓉酒浸 牛膝酒浸 附子炮去皮脐 桂心不焙 山茱萸 白芍药 防风去叉 甘草炙，各等分

上剉散，每服四大钱，水盏半，姜五片，盐少许，煎七分，去滓，食前服。

安中散 治三焦虚寒，短气不续，腹不安食，随即洞下，小便赤浊，精泄不禁，脚胫酸疼，小腹胀满。

熟地黄 巴戟天去心 龙骨各二两半 远志去心炒 茯苓各三两 天雄炮去皮脐 五味子 山药各三两半 苁蓉酒浸 续断各四两 蛇床子略炒 菟丝子酒浸，各四两半

上为细末，每服二钱匕，温酒调下。夫三焦属精腑，藏精以养身，系累于心、脾、肾三经，人多以醉饱心虚而合阴阳，故此病作，唯谨之为得。

三焦精腑辨证

古人谓左肾为肾脏，其腑膀胱，右肾为命门，其腑

三焦。三焦者，有脂膜如手大，正与膀胱相对，有二白脉自中出夹脊而上贯于脑，所以经云，丈夫藏精，女子系胞，以理推之，三焦当如上说，有形可见为是，扁鹊乃云，三焦有位无形，其意以为上中二焦，如沤如雾，下焦如渎，不可遍见，故曰有位无形。而王叔和辈，失其旨意，遽云无状，空有名，俾后辈承缪不已，且名以召实，无实奚召，果其无形，尚何以藏精系胞为哉，其所谓三焦者何也，上焦在膻中内应心，中焦在中脘内应脾，下焦在脐下，即肾间动气，分布人身，有上中下之异，方人湛寂，欲想不兴，则精气散在三焦，荣华百脉，及其想念一起，欲火炽然，翕撮三焦精气流溢，并命门输写而去，故号此腑为三焦耳，学者不悟，可为长太息。

瘤冷积热证治

夫以脏腑禀赋不同，亦有将理失宜，遂致偏冷偏热，故方论中，有瘤冷积热之说，瘤冷者，中寒也，多因真气既微，胃气不实，复啖生冷冰雪之属，致肠胃虚寒，阴既停凝，阳不能正，大便洞泄，小便频并，鼻多清涕，呕吐涎沫，水谷不化，洒洒淅淅，皆阳虚阴盛之所为也。积热者，脏腑燥也，多因精血既衰，三焦烦壅，复饵丹石酒炙之属，致肠胃蕴毒，阳既炽盛，阴不能制，大便秘涩，小便赤淋，口苦，咽干，涎稠，眵泪，饮食无度，挥挥熇熇，皆阴虚阳盛之所为也，治各有方。

金液丹 固真气，暖丹田，坚筋骨，壮阳道，除久寒痼冷，补劳伤虚损，治男子腰肾久冷，心腹积聚，胁下冷癖，腹中诸虫，失精，遗溺，形羸，力弱，脚膝疼痛，冷风顽痹，上气，衄血，咳逆，寒热，霍乱，转筋，虚滑，下利。又治痔瘘，湿䘌，生疮，下血不止，及妇人血结寒热，阴蚀疽等。

硫黄十斤，先飞炼去砂石，秤研为末，用瓷盒盛以水，和赤石脂封口，盐泥固济，晒干。地内先埋一小罐子，盛水令满，安盒子在上，用泥固济，讫慢火养七日七夜，候足加顿火一煅，候冷取出。

上研为细末，每一两用炊饼一两，汤浸握去水，干为丸如梧子大，每服三十丸，多至百丸，温米饮下，空心服之。又治伤寒阴证，身冷，脉微，手足厥逆，或吐，或利，自汗不止，或小便不禁，不拘圆数，并服，得身热脉出为度。

震灵丹 补虚，壮气，暖肾，祛邪，益精髓，温脾胃，进饮食，悦颜色。治真气虚惫，脐腹冷痛，肢体酸疼，腰背拘急，脚膝缓弱，面色痿黄，目眩，耳鸣，心忪，气短，大便自利，小便频数，口干，烦渴，饮食无味。大治妇人崩中，带下，三十六病。小儿惊疳，及一切痼冷风虚，悉主之。常服，育神养气，轻身延年，此药制合阴阳，功侔造化，留心服饵，百痾不生，真济世卫生之宝也。

丁头代赭石　禹余粮石拣红紫色无金丝者　紫石英　赤石脂各四两

上各为细末，并入砂合内，用赤石脂固口缝，以炭一秤簇顶煅，候火消及七分，存三分火，取出合子令冷，开却合，先于地上掘一坑，深尺余，用厚纸两重衬定，倾药在上，以新瓦盆子覆之，四畔将黄土遍壅，一宿取出，再入乳香、没药二两，五灵脂二两，都为细末一处，将前药合和匀，再研极细，煮糯米糊和匀，杵数千下，圆如鸡头大，每服二圆，或五圆，空心浓煎姜枣汤下。忌六畜血。

凉膈散 治大人小儿脏腑积热，烦躁多渴，面热，头昏，唇焦，咽燥，舌肿，喉闭，目赤，鼻衄，颔颊结硬，口舌生疮，痰实不利，涕唾稠粘，睡卧谵妄，及肠胃燥涩，便溺秘结，一切风壅。

大黄蒸 朴硝 甘草各三两 山栀子仁 黄芩 薄荷各一两 连翘四两

上为末，每服二钱，水一盏，竹叶七片，蜜少许，同煎七分，去滓，食后服。

洗心散 治风壅壮热，头目昏痛，肩背拘急，肢节烦疼，热气上冲，口苦，唇焦，咽喉肿痛，痰涎壅滞，涕唾稠粘，心神烦躁，眼涩，睛疼及大小便秘涩。

大黄蒸 甘草炙 当归 芍药 麻黄去节 荆芥穗各六两 白术一两半

上为末，每服一钱，水一盏，生姜、薄荷各少许，煎七分，去滓，温服，小儿豆疮欲发，先狂语，多渴，及惊风，积热，可服一钱，临卧服。如大人五脏壅实，欲要溏转，加至四五钱，乘热服。

五 积 证 治

五积者，五脏之所积，皆脏气不平，遇时相逆而成。其病如忧伤肺，肺以所胜传肝，遇长夏脾王，传克不行，故成肝积，名曰肥气，肥气者，以其积气藏于肝木之下，犹肥遁于山林也。失志伤肾，肾以所胜传心，遇秋肺王，传克不行，故成心积，名曰伏梁，伏梁者，以其积气横架于肓原也。怒则伤肝，肝以所胜传脾，遇冬肾王，传克不行，故成脾积，名曰痞气者，以积气痞塞中脘也。喜则伤心，心以所胜传肺，遇春肝王，传克不行，故成肺积，名曰息贲，息贲者，以积气喘息贲溢也。思则伤脾，脾以所胜传肾，遇夏心王，传克不行，故成肾积，名曰奔豚，奔豚者，犹水畜奔冲于心火也。《难经》以肥气成于戊己，伏梁成于庚辛，以至奔豚成于丙丁者，正合阴阳施化，休王乘克之大义也。又论曰：病有积，有聚，有馨气，积者，脏病也，终始不移，聚者，腑病也，发无定处，展转痛移为可治，馨气者，即宿食也，由馨饪之邪从口入，更有息积病，乃气息癖滞于胁下，非导引不行。

肥气圆 治肝之积，在左胁下，如覆杯，有头足如龟鳖状，久久不愈，发咳，逆呕，疟疟，连岁月不已，其脉弦而细。

青皮炒，二两　当归须　苍术各一两半　蛇含石煅醋淬，七分　蓬术切　三棱切　铁孕粉各三两，与三棱、蓬术同入醋煮一伏时

上为末，醋煮米糊丸绿豆大，每服四十圆，当归浸酒下。

伏梁圆 治心之积，起于脐上，上至心，大如臂，久久不已，病烦心，身体髀股皆肿，环脐而痛，其脉沉而芤。

茯苓　厚朴姜汁制炒　人参　枳壳麸炒去瓤　白术　半夏汤洗，七次　三棱慢火煨熟，乘热温治

上等分，为末，煮糊丸梧子大，米饮下二十圆，食前，日两服，作散，酒调服，绝胜。

痞气圆　治脾之积，在胃脘，覆大如盘，久久不愈，病四肢不收，黄瘅，饮食不为肌肤，心痛彻背，背痛彻心，脉浮大而长。

大乌头一分，炮去皮尖　附子半两，炮去皮脐　赤石脂煅醋淬　川椒炒出汗　干姜炮，各二两　桂心半两

上为末，蜜丸如梧子大，朱砂为衣，每服五七丸，米汤下，渐至十圆。

息贲汤　治肺之积，在右胁下，大如覆杯，久久不愈，病洒洒寒热，气逆，喘咳，发为肺痈，其脉浮而毛。

半夏汤七次　吴茱萸汤洗　桂心各二两半　人参　甘草炙　桑白皮炙　葶苈炒，各二两半

上为剉散，每服四钱，水一盏半，姜七片，枣两枚，煎七分，去滓，食前服。

奔豚汤　治肾之积，发于小腹，上至心，如豚奔走之状，上下无时，久久不已，病喘逆，骨痿，少气，其脉沉而滑。

甘李根皮焙干　干葛各一两一分　当归　川芎　白芍药　甘草炙　黄芩各二两　半夏汤洗七次，四两

上为剉散，每服四钱，水半盏，煎七分，去滓服。

六 聚 证 治

六腑者，大小肠、胃、胆、膀胱、三焦者也，属于

三阳。太阳利清气，阳明泄浊气，少阳化精气，如都会之府主，转输以为常也，六腑失常，则壅聚不通，故实而不转，虚而输，随气往来，痛无定处，在上则格，在下则胀，傍攻两胁，如有痞块，易于转变，非五脏比。

散聚汤 治久气积聚，状如癥瘕，随气上下，发作有时，心腹绞痛，攻刺腰胁，上气窒塞，喘咳，满闷，小腹膜胀，大小便不利，或腹泄泻、淋沥无度，遗精，白浊，状若虚劳。

半夏汤洗七次 槟榔 当归各三分 橘皮 杏仁麸炒去皮尖 桂心各二两 茯苓 甘草炙 附子炮去皮脐 川芎 枳壳麸炒去瓤 厚朴姜汁制 吴茱萸汤洗，各一两

上㕮咀散，每服四钱，水一盏半，煎七分，去滓，食前服。大便不利，加大黄。

息 积 证 治

病者胁下满，气逆，息难，频岁不愈，名曰息积。因气留滞，癖于胁下，不在脏腑荣卫之间，积久形成，气不干胃，故不妨食。灸之则火热内烁，刺之则反动其经，虽服消化之药，不能独治，宜积以导引助而行之。

磨积圆 治肠胃因虚，气癖于肓膜之外，流于季胁，气逆，息难，竭日频年，医所不治，久则荣卫停凝，一旦败浊，溃为痈脓，多致不救。

胡椒一百五十粒 木香一分 全蝎十个去毒

上为末，粟米饮圆如绿豆大，每服十五圆，橘皮汤下。

化气汤 治息积，癖于腹胁之下，偏胀，膨满，不

妨饮食，铁药不能取转，及治心脾疼痛，呕吐酸水，丈夫小肠气，妇人脾血气。

缩砂仁　桂心　木香各一分　甘草炙　茴香炒　丁香皮　青皮炒　陈皮　生姜干　蓬术炮，各半两　胡椒　沉香各一钱一字

上为末，每服二钱，姜苏盐汤调下，妇人醋汤调服。

导引法　以两手拇指，压无名指本节作拳，按髀，趺坐，扣齿三十六，屏气二十一息，咽气三口，再屏息，再咽，如是三作，以气通为效，遇子午卯酉时则行，然按摩导引之法甚多，随意行之皆可，不必拘此法。

五 劳 证 治

五劳者，皆用意施为，过伤五脏，使五神不宁而为病，故曰五劳。以其尽力谋虑则肝劳，曲运神机则心劳，意外致思则脾劳，预事而忧则肺劳，矜持志节则肾劳，是皆不量禀赋，临事过差，遂伤五脏，以脏气本有虚实，因其虚实而分寒热，世医例以传尸骨蒸为五劳者非也，彼乃瘵疾，各门类，不可不知。

猪膏汤　治肝劳实热，关格牢涩，闭塞不通，毛悴色夭。

猪膏　生姜汁各二升　青蒿汁　天门冬汁各一升

上以微火银石器内熬成膏，每服一匙，酒汤调下，不拘时候。

虎骨酒　治肝劳虚寒，口苦，关节疼痛，筋挛缩，

烦闷。

虎骨五两,炙焦碎如豆大　丹参二两　地骨皮　干姜芎劳各一两　熟地黄一两三分　猪椒根　五加皮　枳实麸炒去瓤　白术各两一分

上为剉散,以绢袋盛,淳酒四斗,浸四日,初服二三合,渐加至一盏,日再服,食前。

泄热汤　治心劳实热,口舌生疮,大便闭涩不通,心满痛,小肠热。

泽泻　栀子仁　黄芩各三两　桂心　通草各二两　石膏八两　大黄蒸　甘草炙,各一两

上为剉散,每服四钱,水盏半,煎七分,去滓,食后。热盛者,煎熟,加芒硝一钱煎,不以时服。

定心汤　治心劳虚寒,惊悸,恍惚多忘,梦寐惊魇,神志不定。

茯苓四两　桂心　甘草炙　白芍药　干姜炮　远志去心炒　人参各二两

上剉散,每服四钱,水盏半,枣两枚,煎七分,去滓,食前温服。

半夏汤　治脾劳实热,四肢不和,五脏乖戾,胀满,肩息,气急不安。

茯苓　白术　杏仁麸炒去皮尖,各一两半　橘皮　芍药各二两　半夏汤洗七次,四两

上剉散,每服四钱,水盏半,生姜七片,枣两枚,煎七分,去滓,不以时服。

茱萸膏　治脾劳虚寒,气胀,咽满,食不下通,噫宿食臭。

吴茱萸汤洗，一两三分　白术五两一分　猪膏五两　宿姜汁八两

上捣茱萸、白术二味为末，纳姜汁膏中，煎成胶饴，每服一大匙，食前温酒调下。

引气汤　治肺劳实热，气喘，鼻张，面目苦肿。

橘皮半两　细辛去苗　白术　桂心各三分　紫苏一两　麻黄去节，汤洗　杏仁麸炒去皮尖　半夏汤洗七次去滑，各一两一分　石膏八两

上剉散，每服四钱，水两盏，姜七片，竹叶五片，煎七分，去滓，食后服。

人参厚朴汤　治肺劳虚寒，心腹冷，气逆，游气胸胁，气满，从胸达背痛，呕逆，饮食即吐，虚乏不足。

人参　厚朴姜制炒　甘草炙，各二两　桂心四两　半夏汤洗，五两　橘皮　麦门冬去心，各三两

上剉散，每服四钱，水两盏，姜七片，去滓，食前服。腹痛加当归。

栀子汤　治肾劳实热，小腹胀满，小便赤黄，未有余沥，数而少，茎中痛，阴囊生疮。

栀子仁　芍药　通草　石韦各三两　滑石八两　紫芩四两　熟地黄　榆白皮各五两

上剉散，每服四钱，水盏半，淡竹叶七片，同煎七分，去滓，不以时服。

五加皮汤　治肾劳虚寒，恐虑失志，伤精损髓，嘘吸短气，遗泄白浊，小便赤黄，阴下湿痒，腰脊如折，颜色枯悴。

五加皮十两　丹参八两　石斛酒浸，六两　杜仲酒浸炒丝

断　附子炮去皮脐，各五两　牛膝酒浸　秦艽　川芎　防风
桂心　独活各四两　茯苓四两　麦门冬去心　地骨皮各三两
薏苡仁一两

　　上为剉散，每服四大钱，水盏半，姜五片，大麻子
一撮，研破，同煎七分，去滓，食前服。

六 极 证 治

　　脏犹库藏，主秘藏，腑如会府，主转输，脏实，则
腑无不实，腑虚，则脏亦因而致虚，故六极者，由腑虚
致脏虚，阴阳失度，荣卫走散，无以养筋脉皮肉骨髓，
故六物皆极，极者穷绝之谓也，与洪范六极同意。

　　犀角地黄汤　治筋实极，咳而两胁下痛，不可转
动，脚下满，不得远行，脚心痛不可忍，手足爪甲青
黑，四肢筋急，烦满。

　　生地黄　犀角镑，各一两　干葛　玄参　栀子仁　升
麻各三分　大黄半两蒸　芍药一两半

　　上为剉散，每服四钱，水盏半，煎七分，去滓，不
以时服。恶寒体痛，加麻黄；头疼，加石膏煎，半两。

　　乌麻酒　治筋虚极，好悲思，四肢嘘吸，脚手拘
挛，伸动缩急。腹内转痛，十指甲痛，数转筋，甚则舌
卷，卵缩，唇青，面色苍白，不得饮食。

　　乌麻十两　人参　防风　茯苓　细辛　秦椒炒出汗
黄芪　当归　牛膝　桔梗各一两半　干地黄　丹参　薯蓣
矾石煅，各三两　山茱萸　川芎各二两　麻黄去节　白术各二
两半　五加皮　生干姜各五两　大枣　钟乳粉各三两，别以小
袋子盛

上为剉散，用清酒二斗半，同浸五宿，温服三合，日再服。

地黄汤　治脉实极，气衰，血焦，发落，好怒，唇舌赤，甚则言语不快，色不泽，饮食不为肌肤。

麦门冬去心　生地黄干，各五两　人参　茯苓　芍药各三两　萎蕤四两　石膏六两　远志去心，十两　甘草三两　白术三两

上剉散，每服四钱，水盏半，煎七分，去滓，不以时服。

防风圆　治脉虚极则咳，咳则心痛，喉中介介如哽，甚则咽肿。

防风　桂心　通草　茯苓　人参　远志去心炒　甘草炙　白石英　麦门冬去心

上为细末，蜜丸如梧子大，食前酒服三十圆。

石楠散　治肉实极，肌痹，淫淫如鼠走，津液脱，腠理开，汗大泄，或不仁，四肢急痛，或复缓弱，唇口坏，皮肤变色。

石楠一两一分　天雄炮去皮脐　山药　桃仁制，炒去皮尖　芍药　甘菊花　甘草炙，各一两　升麻　萎蕤各一两半　黄芪　辰砂别研，各三分　石膏煅，二两　山茱萸一两三分

上为细末，每服二大钱，食前温酒调下。

大黄芪汤　治肉虚极，体重，急惰，四肢不欲举，关节疼痛，不嗜饮食，食则咳，咳则右胁下痛，阴引背及肩，不可转动。

黄芪　桂心　巴戟去心　石斛酒浸　泽泻　茯苓　干姜炮，各三两　防风　独活　人参各二两　天雄炮去皮脐　芍

药　附子炮去皮脐　半夏汤洗七次　细辛去苗　白术　黄芩

瓜蒌根各一两

上为剉散，每服四钱，水二盏，生姜七片，煎七

分，去滓，食前服。

前胡汤　治气实极，喘息冲胸，常欲自恚，心腹满

痛，内外有热，烦呕不安，甚则唾血，气短乏，不欲

食，口燥，咽干。

前胡八两　半夏汤洗七次，去滑　麻黄去节汤　芍药各四

两　黄芩三两　枳实麸炒去瓤，一两

上剉散，每服四钱，水二盏，姜七片，枣一个，煎

七分，去滓，不以时服。

钟乳散　治气虚极，皮毛焦，津液不通，力乏，腹

胀，甚则喘急气短，息塞，昼差，夜甚。

炼成钟乳别研　干姜炮　桔梗　茯苓　附子炮去皮脐

细辛去苗　桂心　人参各一两一分　白术一两　防风　牡蛎

煅　瓜蒌根各二两半

上为末，每服二大钱，温酒调下，食前。

竹叶汤　治精实极，眼视不明，齿焦，发落，形

衰，通身虚热，甚则胸中痛痛，烦闷，泄精。

生干地黄五两　芍药四两　黄芪　茯苓　泽泻　甘草

炙　麦门冬去心，各三两

上剉散，每服四钱，水盏半，姜三片，淡竹叶十

片，煎七分，去滓，不以时服。

磁石圆　治精虚极，尪羸，惊悸，梦中遗泄，尿后

遗沥，小便白浊，甚则茎弱，核微，小腹里急。

磁石煅，醋淬　龙齿煅　苁蓉酒浸　茯苓各二两　人参

麦门冬去心　　远志去心　　续断　　赤石脂煅，醋淬　　鹿茸酥炙，

各一两半　　地黄干者三两　　韭子炒　　柏子仁　　丹参各一两一分

上为末，蜜丸梧子大，食前温酒下三十圆至五十圆。

三黄圆　治骨实极，热，耳鸣，面色焦枯，隐曲膀胱不通，牙齿脑髓苦痛，手足酸疼，大小便闭。

黄芩六两，冬用三两　　大黄二两，冬用四两，夏用三两　　黄连春用四两，夏用七两，秋用六两，冬用二两

上三味捣，和蜜丸豆大，每服十圆至十五圆，米饮下。

麋角圆　治骨虚极，面肿垢黑，脊痛不能久立，气衰，发落，齿槁，腰背相引痛，甚则喜唾不了。（方见五痿门）

七气叙论

夫五脏六腑，阴阳升降，非气不生，神静则宁，情动则乱，故有喜怒忧思悲恐惊，七者不同，各随其本脏所生所伤而为病，故喜伤心，其气散，怒伤肝，其气击，忧伤肺，其气聚，思伤脾，其气结，悲伤心胞，其气急，恐伤肾，其气怯，惊伤胆，其气乱，虽七诊自殊，无逾于气。黄帝曰：余知百病生于气也，但古论有寒热忧患，而无思悲恐惊，似不伦类，于理未然，然六腑无说，惟胆有者，盖是奇恒净腑，非转输例，故能蓄惊而为病。

七 气 证 治

　　夫喜伤心者，自汗，不可疾行，不可久立，故经曰，喜则气散，怒伤肝者，上气，不可忍，热来荡心，短气欲绝，不得息。故经曰，怒则气击一作上，忧伤肺者，心系急，上焦闭，荣卫不通，夜卧不安。故经曰，忧则气聚，思伤脾者，气留不行，积聚在中脘，不得饮食，腹胀满，四肢怠惰。故经曰，思则气结，悲伤心胞者，善忘，不识人，置物在处，还取不得，筋挛，四肢浮肿。故经曰，悲则气急，恐伤肾者，上焦气闭不行，下焦回还不散，犹豫不决，呕逆恶心。故经曰，恐则精却，惊伤胆者，神无所归，虑无所定，说物不竟而迫。故经曰，惊则气乱，七者虽不同，本乎一气，脏气不行，郁而生涎，随气积聚，坚大如块，在心腹中，或塞咽喉如粉絮，吐不出，咽不下，时去时来，每发欲死状，如神灵所作，逆害饮食，皆七气所生所成，治之各有方。

　　七气汤　治脏腑神气不守正位，为喜怒忧思悲恐惊忤郁不行，遂聚涎饮，结积坚牢，有如坯块，心腹绞痛，不能饮食，时发时止，发则欲死。

　　半夏汤洗去滑，五两　　人参　桂心　甘草炙，各一两

　　上剉散，每服四钱，水盏半，姜七片，枣一枚，煎七分，去滓，食前服。

　　大七气汤　治喜怒不节，忧思兼并，多生悲恐，或时震惊，致脏气不平，憎寒发热，心腹胀满，傍冲两胁，上塞咽喉，有如炙脔，吐咽不下，皆七气所生。

半夏汤洗七次，五两　白茯苓四两　厚朴姜制炒，三两
紫苏二两

上剉散，每服四钱，水盏半，姜七片，煎七分，去
滓，食前服。

五 噎 证 治

夫五噎者，即气噎、忧噎、劳噎、思噎、食噎，虽
五种不同，皆以气为主。所谓气噎者，心悸，上下不
通，噫哕不彻，胸背痛；忧噎者，遇天阴寒，手足厥
冷，不能自温；劳噎者，气上膈，胁下支满，胸中填
塞，攻背疼痛；思噎者，心怔悸，喜忘，目视䀮䀮；食
噎者，食无多少，胸中苦寒，疼痛，不得喘息；皆由喜
怒不常，忧思过度，恐虑无时，郁而生涎，涎与气搏，
升而不降，逆害饮食，与五膈同，但此在咽嗌，故名
五噎。

五噎散　治五种噎，食饮不下，胸背痛，呕哕不
彻，攻刺疼痛，泪与涎俱出。

人参　茯苓　厚朴去粗皮剉，姜汁制炒　枳壳麸炒上瓤
桂心　甘草炙　诃子炮去核　白术　橘皮　白姜炮　三棱
炮　神曲炒　麦糵炒，各二两　木香炮　槟榔　蓬术炮，各
半两

上为末，每服二钱，水一盏，生姜三片，枣子一
枚，煎七分，空心温服，盐汤点，亦得。

沉香散　治五噎五膈，胸中久寒，诸气结聚，呕
逆，噎塞，食饮不化，结气不消。常服，宽气，通噎，
宽中，进食。

白术　茯苓各半两　木通　当归　橘皮　青皮　大
腹子　大腹皮　槟榔　芍药各一两　甘草炙，一两半　白芷
三两　紫苏叶四两　枳壳麸炒去瓤，取三两

上为末，每服二钱，水一盏，姜三片，枣一枚，煎
七分，空腹温服。

嘉禾散　治中满下虚，五噎五膈，脾胃不和，胸膈
痞闷，胁肋胀满，心腹刺痛，不思饮食，如中焦虚痞，
不任攻击，脏腑虚寒，不受峻补，或因病气衰，不复
常，禀受怯弱，不能多食，尤宜服之。

枇杷叶去毛，姜汁涂炙　薏苡仁微炒　缩砂仁　人参
茯苓各一两　石斛细剉，用酒拌和微炒　大腹子微炒　沉香
木香　藿香　杜仲去皮姜酒涂，炙微焦　随风子如无，陈紧小诃
子代，各三分　谷蘖微炒　白豆蔻　五味子微炒　桑白皮
丁香　槟榔　青皮各半两　半夏饼炙黄　神曲各一分　甘草
炙，两半　陈皮三分　白术炒，二两

上为末，每服二钱，水一盏，生姜三片，枣三枚，
煎至七分，温服，不计时。五噎，入干柿一枚，同煎，
十服见效。膈气吐逆羸困，入薤白三寸，枣五枚，
同煎。

盐津圆　治五疟八痞。

独头蒜不拘多少，每个开七窍，入去皮江子七粒，湿纸裹煨研为
膏，非大蒜也。丁香　橘红　木香　荜茇　胡椒

上等分为末，用蒜膏为丸，如梧子大，先嚼盐少
许，令生津液，干咽二粒，渐加至三五圆，临卧服。

广五行记，永徽中，有僧维则，病噎，不能食，语
弟子曰，吾死之后，便可开吾胸喉，视有何物，言绝而

159

卒。弟子果开视胸中，得一物，形似鱼而有两头，遍体皆有肉鳞，弟子置器中，跳跃不止，戏以诸味，皆随化尽。时夏中蓝盛作淀，有一僧以淀置器中，此虫遂绕器中走，须臾化为水，此乃生瘕，非五噎比，后人因以蓝治噎，误矣。

五 膈 证 治

病有五膈者，胸中气结，津液不通，饮食不下，羸瘦，短气，名忧膈；中脘实满，噫则醋心，饮食不消，大便不利，名曰思膈；胸胁逆满，噎塞不通，呕则筋急，恶闻食臭，名曰怒膈；五心烦热，口舌生疮，四肢倦重，身常发热，胸痹引背，不能多食，名曰喜膈；心腹胀满，咳嗽，气逆，腹下若冷，雷鸣绕脐，痛不能食，名曰恐膈。此皆五情失度，动气伤神，致阴阳不和，结于胸膈之间，病在膻中之下，故名五膈。若在咽嗌，即名五噎，治之，五病同法。

五膈圆 治忧恚思虑，膈塞不通，及食冷物即发，其病苦心痛，不得气息，引背痛如刺，心下坚大如粉絮，紧痛欲吐，吐即差，食饮不下。甚者手足冷，短气，或上气，喘急，呕逆，悉主之。

麦门冬去心 甘草炙，各五两 人参四两 川椒炒出汗 远志去心炒 细辛去苗 桂心各三两 干姜炮，二两 附子炮，一两

上为末，蜜圆弹子大，含化，日三，夜二，胸中当热，七日愈。亦可丸如梧子大，米汤下二三十圆。《延年方》夏加麦门冬、甘草、人参各一两。《经心录》以

吴茱萸代桂，治遇寒冷则心痛，咽中有物，吐不出，咽不入，食饮减少，并可服之，不拘时候。

宽膈圆　治气不升降，胸膈结痞。

木香　京三棱炮　青皮各半两　半夏三两，汤洗七次
大腹子一分

上为细末，姜汁糊为丸梧子大，食后，米汤下二三十圆。

嘉禾散、沉香散　并治五膈。（方见前五噎门）

卷之九

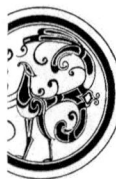

胸 痹 证 治

病者心下坚满，痞，急痛，肌中苦痹缓，急如刺，不得俯仰，其胸前皮皆痛，手不得犯，胸中愊愊而满，短气，咳唾引痛，咽塞不利，习习如痒，喉中干燥，时欲吐呕，烦闷，白汗时出，痛引彻背，不治，则数日杀人，病名胸痹，由下虚极，气上控膈使然，其脉阳微阴结。

瓜蒌圆 治胸痹，胸中痛彻背，气塞，喘息，咳喘，心腹痞闷。

瓜蒌去瓤，取子炒香熟，留皮与瓤别用 枳壳麸炒去瓤，各等分

上二味，为细末，先取瓜蒌皮瓤研末，水熬成膏，和二物末为丸如梧子大，热熟水下二十五圆，日二，食后服。

橘皮生姜汤 治胸痹，胸中噎塞，愊愊如满，习习如痒，喉中涩，咳唾燥末。

橘皮一两 枳实麸炒去瓤，二钱 生姜半两

上为剉散，分二服，水二盏，煎七分为一服，去滓，食前服。

栀子汤　治胸痞切痛方。（此方与仓卒散煮制不同，故别出之。）

栀子二两，烧存性　附子炮，三两

上为剉散，每服三钱，水一大盏，薤白三寸，同煎至五分，食前温服。

健 忘 证 治

脾主意与思，意者记所往事，思则兼心之所为也，故论云，言心未必是思，言思则必是心，破外人议思心同时，理甚明也。今脾受病，则意舍不清，心神不宁，使人健忘，尽心力思量不来者是也，或曰，常常喜忘，故谓之健忘，二者通治。

小定志圆　治心气不定，五脏不足，甚者忧忧愁愁不乐，忽忽喜忘，朝差暮剧，暮差朝发，及因事有所大惊，梦寐不祥，登高涉险，致神魂不安，惊悸恐怯。

菖蒲炒　远志去心，姜汁淹，各二两　茯苓　茯神　人参各三两　辰砂为衣

上为末，蜜圆如梧子大，每服五十圆，米汤下。一方，去茯神，名开心散，饮服二钱匕，不以时。

菖蒲益智圆　治喜忘恍惚，破积聚，止痛，安神定志，聪明耳目。

菖蒲炒　远志去心，姜汁淹炒　人参　桔梗炒　牛膝酒浸，各一两一分　桂心三分　茯苓一两三分　附子炮去皮脐，一两

上末，蜜圆如梧子大，每服三十圆，温酒米汤下，食前服。

虚 烦 证 治

虚烦者，方论中所谓心虚烦闷是也。大抵阴虚生内热，阳盛生外热，外热曰燥，内热曰烦，此不分而分也。伤寒大病不复常，霍乱吐泻之后，皆使人心虚烦闷，妇人产蓐，多有此病，其证内烦，身不觉热，头目昏疼，口干，咽燥，不渴，清清不寐，皆虚烦也，方例有虚烦近伤寒之说，不可不辨。又平人自汗，小便频并，遗泄白浊，皆忧烦过度之所致，伤寒属外因，忧烦属内因，霍乱兼不内外因，学者当辨析而调治。

淡竹茹汤 治心虚烦闷，头疼，短气，内热不解，心中闷乱，及妇人产后，心虚，惊悸，烦闷欲绝。

麦门冬去心　小麦各二两半　甘草炙，一两　人参　白茯苓各一两半　半夏汤洗七次，二两

上为剉散，每服四大钱，水二盏，姜七片，枣三枚，淡竹茹一块如指大，煎七分，去滓，食前服。虚劳烦闷，尤宜服之。

温胆汤 治大病后，虚烦不得眠，此胆寒故也，此药主之。又治惊悸。

半夏汤洗七次　竹茹　枳实麸炒去瓤，各二两　陈皮三两甘草一两，炙　茯苓一两半

上为剉散，每服四大钱，水一盏半，姜五片，枣一枚，煎七分，去滓，食前服。

酸枣仁汤 治霍乱，吐下增剧，虚劳烦扰，奔气在胸中，不得眠，或发寒热，头疼，晕闷。

酸枣仁炒，一两三分　人参　桂心各一分　知母　茯苓

各三钱三字　　石膏煅，半两　甘草炙，二钱

上剉散，每服四钱，水一盏半，姜三片，枣一枚，煎七分，去滓，食前服。

五痿叙论

夫人身之有皮毛、血脉、筋膜、肌肉、骨髓以成形，内则有肝、心、脾、肺、肾以主之。若随情妄用，喜怒不节，劳佚兼并，致内脏精血虚耗，荣卫失度，发为寒热，使皮血、筋骨、肌肉、痿弱，无力以运动，故致痿躄，状与柔风脚弱皆相类，以脉证并所因别之，不可混滥，柔风脚气，皆外所因，痿躄则属内，脏气不足之所为也，审之。

五痿证例

病者肺热，皮虚弱，薄著，足痿躄，其色白而毛败，名曰皮痿，由肺热叶焦使然也。肺为五脏长，有所失亡，所求不得，则发肺鸣，肺鸣则肺叶焦，论曰，五脏因肺热焦，发为痿躄。

病者心下热，膝腕枢纽，如折去而不相提挈，胫筋纵缓，不能任其地，其色赤、而络脉溢，名曰脉痿。由悲哀太甚，阳气内动，数溲血，故本病论曰，大经空虚，发为肌痹，传为脉痿。

病者肝热，口苦，筋膜干，筋急而挛，其色苍而爪枯，名曰筋痿。由思想无穷，所愿不得，意淫于外，入房太甚，宗筋弛纵，及为白淫，故下经曰，筋痿者，生于肝使内也。

病者脾热，胃干而渴，肌肉不仁，其色黄而肉蠕动，名曰肉痿。由渐于湿地以水为事，居处下泽，濡渍，痹而不仁，故下经曰，肉痿者，得之湿地也。

病者肾热，腰脊不举，骨枯而髓减，其色黑而齿槁，名曰骨痿。因有所远行，劳倦，遇大热而渴，阳气内乏，热舍于肾，致水不胜火，则骨枯而髓虚，故下经曰，骨痿者，生于大热也。

五 痿 治 法

诸治痿法，当养阳明与冲脉，阳明主胃，乃五脏六腑之海，主润宗筋，束骨，以利机关；冲脉者，诸经之海，主渗灌溪谷与阳明，合养于宗筋，会于气冲，属于带脉，络于督脉，故阳明虚，则宗筋纵，带脉不引，故足痿不用也。治之，各补其荣，而通其输，调其虚实，和其逆顺，至筋脉骨肉各得其旺时，病乃已矣。

加味四斤圆 治肝肾脏虚，热淫于内，致筋骨痿弱，不自胜持，起居须人，足不任地，惊恐战掉，潮热时作，饮食无味，不生气力，诸虚不足。

苁蓉酒浸　牛膝酒浸　天麻　木瓜干　鹿茸燎去毛切，酥炙　熟地黄　菟丝子酒浸通软，别研细　五味子酒浸，各等分

上为末，蜜丸如梧子大，每服五十圆，温酒、米汤食前下。一法，不用五味子，有杜仲。

麋角圆 治五痿，皮缓毛瘁，血脉枯槁，肌肉薄着，筋、骨羸弱，饮食不滋，庶事不兴，四肢无力，爪枯，发落，眼昏，唇燥，疲怠不能支持。

麋角锉一斤，酒浸一宿　熟地黄四两　大附子生去皮脐，一

两半

上用大麦米二升，以一半借底，一半在上，以二布巾隔覆，炊一日，取出药与麦，别焙干为末，以浸药酒，添清酒煮麦粉为糊，搜和得所，杵三千下，圆如梧子大，每服五十圆，温酒、米汤任下，食前服。

王启玄传玄珠先生耘苗丹三方，序曰，张长沙戒人妄服燥烈之药，谓药势偏有所助，胜克流变，则真病生焉，犹悯苗不长而揠之者也，若禀气受血不强，合服此而不服，反忽略之，是不耘苗者也。

上丹 养五脏，补不足，秘固真元，均调二气，和畅荣卫，保神守中，久服，轻身，耐老，健力，能食，明目，降心火，交肾水，益精气，男子绝阳，庶事不堪，女子绝阴，乃不能妊，腰膝重痛，筋骨衰败，面色黧黑，心劳，志昏，寤寐恍惚，烦愦多倦，余沥，梦遗，膀胱邪热，五劳七伤，肌肉羸瘁，上热下冷，难任补药，服之半月，阴阳自和，容色，肌肉，光润悦泽，开心意，安魂魄，消饮食，养胃气。

五味子半斤 百部酒浸一宿焙 菟丝子酒浸别研 肉苁蓉酒浸 杜仲炒断丝 巴戟去心 远志去心 枸杞子 防风去叉 白茯苓 蛇床子炒 山药 柏子仁别研，各二两

上为末，蜜丸梧子大，食前，温酒、盐汤任下三十圆。春煎干枣汤，夏加五味子四两，四季月加苁蓉六两，秋加枸杞子六两，冬加远志六两，食后兼服卫生汤。

卫生汤 补虚劳，强五脏，除烦，养真，退邪热，顺血脉，缓中，安和神志，润泽容色，常服，通畅血

脉，不生痈疡，养胃，益精。

当归　白芍药各四两　黄芪八两　甘草炙，一两

上为剉散，每服四钱，水盏半，煎七分，去滓，不以时。年老加酒半盏，煎。

中丹　补百损，体劣，少气，善惊，昏愦，上焦客热，中脘冷痰，不能多食，心腹弦满，脾胃气衰，精血妄行，容色枯悴。

黄芪　白芍药　当归各四两　白茯苓　人参　桂心各二两　川椒炒出汗，一两　大附子炮去皮脐　黄芩各一两，为末，姜汁和作饼。

上为末，粟米饮，搜和得所，捣千杵，圆如梧子大，酒饮任下三五十圆，食前服。

小丹　补劳益血，去风冷百病，诸虚不足，老人精枯神耗，女子绝伤断绪，久服，益寿延年，安宁神志魂魄，流滋气血脉络，开益智慧，释散风湿，耳目聪明，筋力强壮，肌肤悦泽，气宇泰定。

熟地黄　肉苁蓉酒浸，各六两　五味子　菟丝子酒浸，各五两　柏子仁别研　天门冬去心　蛇床子炒　覆盆子　巴戟去心　石斛各三两　续断　泽泻　人参　山药　远志去心炒焦　山茱萸　菖蒲　桂心　白茯苓　杜仲剉炒丝断，各二两　天雄炮去皮脐，一两　炼成钟乳粉扶衰三两，续老二两，常调一两，气完则删去

上为末，蜜丸如梧子大，食前，酒服三十圆至五十圆。忌五辛、生葱、芜荑、饧、鲤。虚人多起，去钟乳，倍地黄。多忘，倍远志、茯苓。少气神虚，倍覆盆子。欲光泽，倍柏子仁。风虚，倍天雄。虚寒，倍桂

心。小便赤浊，三倍茯苓，一倍泽泻。吐逆，倍人参。

芎桂散 治四肢疼痛，软弱，行履不便。（方见中风门）

藿香养胃汤 治胃虚不食，四肢痿弱，行立不能，皆由阳明虚，宗筋无所养，遂成痿躄。

藿香 白术 白茯苓 神曲炒 乌药去木 缩砂仁 薏苡仁炒 半夏曲 人参各半两 荜澄茄 甘草炙，各三钱半

上为粗末，每服四钱，水一盏半，生姜五片，枣二枚，同煎七分，去滓，不以时服。

失 血 叙 论

夫血犹水也，水由地中行，百川皆理，则无壅决之虞，血之周流于人身荣、经、府、腧，外不为四气所伤，内不为七情所郁，自然顺适。万一微爽节宣，必至壅闭，故血不得循经流注，荣养百脉，或泣，或散，或下而亡反，或逆而上溢，乃有吐、衄、便、利、汗、痰、诸证生焉，十种走失，无重于斯，随证别之，乃可施治。

外因衄血证治

病者因伤风寒暑湿，流传经络，阴阳相胜，故血得寒则凝泣，得热则淖溢，各随脏腑经络涌泄于清气道中，衄出一升一斗者，皆外所因，治之各有方。

桂枝瓜蒌根汤 治伤风汗下不解，郁于经络，随气涌泄，衄出清血，或清气道闭，流入胃管，吐出清血，

遇寒泣之，色必瘀黑者。

桂心　白芍药　瓜蒌根　甘草炙　川芎各等分

上为剉散，每服四大钱，水一盏半，姜三片，枣一枚，煎至七分，去滓服。头痛加石膏。

麻黄升麻汤　治伤寒发热，解利不行，血随气壅，世谓红汗者。是也。

麻黄去节汤，二两半　升麻一两一分　黄芩　芍药　甘草生　石膏煅　茯苓各一两

上剉散，每服四大钱，水一盏半，姜三片，煎七分，去滓，热服，微汗，解。

五苓散　治伏暑饮热，暑气流入经络，壅溢发衄，或胃气虚，血渗入胃，停留不散，吐出一二升许。（方见伤暑门，治衄则以茅花煎汤下，屡用得效）

除湿汤　治冒雨着湿，郁于经络，血溢作衄，或脾不和，湿着经络，血流入胃，胃满吐血。

茯苓　干姜各四两　甘草炙　白术各二钱

上为剉散，每服四钱，水一大盏，煎六分，去滓服。头疼，加川芎二钱，最止浴室中发衄。

内因衄血证治

病者积怒伤肝，积忧伤肺，烦思伤脾，失志伤肾，暴喜伤心，皆能动血，蓄聚不已，停留胸间，随气上溢，入清气道中，发为鼻衄，名五脏衄。

止衄散　治气郁发衄，无比神方。

黄芪六钱　赤茯苓　白芍药各三钱　当归　生干地黄阿胶炙，各三钱

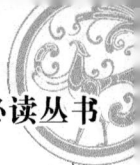

上为细末，煎黄芪汤调下二钱匕，未知，再作。

不内外因证治

病者饮酒过多，及啖炙煿五辛热食，动于血，血随气溢，发为鼻衄，名酒食衄，或堕车马，打扑伤损，致血淖溢，发为鼻衄，名折伤衄。

加味理中圆　治饮酒过多，及啖炙煿热食，动血，发为鼻衄。

人参　白术　甘草炙　干姜炮　干葛　川芎各等分

上为剉散，每服四钱，水一盏，煎七分，去滓，温服。

花蕊石散　治一切金疮，打扑伤损，猫犬咬伤，并于伤处掺傅，或内损血入脏腑，壅溢作衄，及妇人产后，败血不散。

花蕊石细研，一斤　上色硫黄研细，四两

上二味，拌匀入藏瓶中，以纸筋捣黄泥固济，候干，焙令热透，以砖藉，用白炭一秤，顶上发火烧灰尽，候冷，取出再研极细。诸脏伤，及妇人产后瘀血不行，并用童子小便温酒调一二钱匕，取瘀血，即效。

白及散　治鼻衄，立效。

白及不拘多少

上为末，冷水调，用纸花贴鼻窍中。一法用黄胶，汤令软，贴鼻窍中。

三因吐血证治

病者诸血积聚，合发为衄，而清气道闭，浊道涌

171

溢，停留胸胃中，因即满闷，吐出数斗至于一石者，名曰内衄。或因四气伤于外，七情动于内，及饮食房劳，坠堕伤损，致荣血留聚膈间，满则吐溢，世谓妄行。

桂枝瓜蒌根汤　治伤风吐血。（方见外因衄血证治）

五苓散　治伤暑吐血。（方见外因衄血证治）

除湿汤　治伤湿吐血。（方见外因衄血证治）

金屑丹　治三因吐血，及衄血下血，一切血溢妄行。

叶子雌黄

上一味，为粗末，入枣肉内，线系定，满着汤煮，用黑锡对雌黄斤两，熔作汁，倾入汤，煮一日，添汤候冷，取出雌黄，洗净，干，研为细末，却以煮药枣肉，和丸如梧子大，每服五七圆，黑锡煎汤下。

伤胃吐血证治

病者因饮食过度，伤胃，或胃虚不能消化，致翻呕吐逆，物与气上冲蹙胃口决裂，所伤吐出，其色鲜红，心腹绞痛，白汗自流，名曰伤胃吐血。

理中汤　能止伤胃吐血者，以其功最理中脘，分利阴阳，安定血脉，方证广如《局方》，但不出吐血证，学者当自知之。

人参　白术　甘草_炙　白姜_{炮，各等分}

上为㕮散，每服四钱，水一盏，煎七分，去滓，不以时服。或只煮干姜甘草汤饮之，亦妙。方见《养生必用》。

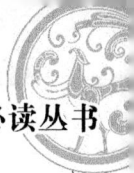

肺疽吐血证治

病者因饮啖辛热，热燥伤肺，血得热则溢，因作呕吐，出血一合或半升许，名曰肺疽。伤于腑，则属胃，伤于脏，则属肺。

上以此分，不可不究。

二灰散 治肺疽，吐血并妄行。

红枣和核烧存性 百药煎煅，各等分

上为细末，每服二钱，米汤调下。

折伤吐血证治

病者因坠闪肭，致伤五脏，损裂出血，停留中脘，脏热则吐鲜血，脏寒则吐瘀血，如豆羹汁，此名内伤，治之各有方。

加味芎䓖汤 治打扑伤损，败血流入胃脘，呕吐黑血，或如豆羹汁。

川芎 当归 白芍药 百合水浸半日 荆芥穗各等分

上为㕮散，每服四钱，水一盏，酒半盏，同煎七分，去滓，不以时服。

折伤瘀血证治

病者有所坠堕，恶血留内，或因大怒汗血泮湿，停蓄不散，两胁疼痛，脚善瘛，骨节时肿，气上不上，皆由瘀血在内，治之各有方。

鸡鸣散 治从高坠下，及木石所压，凡是伤损，血瘀凝积，气绝欲死，并久积瘀血，烦躁疼痛，叫呼不得，并以此药利去瘀血，即愈。此药推陈致新，治折伤，神效。

大黄一两，酒蒸　杏仁三七粒，去皮尖

上研细，酒一碗，煎至六分，碗裂，去滓，鸡鸣时服，次日取下瘀血，即愈。若便觉气绝，不能言，取药不及，急擘口开，以热小便灌之。

病余瘀血证治

病者或因发汗不彻，及吐衄不尽，瘀蓄在内，使人面黄，唇白，大便黑，脚弱，气喘，甚则狂闷，皆瘀血所致，治之各有方。

犀角地黄汤　治伤寒及温病，应发汗而不汗，内蓄为瘀血，及鼻衄吐血不尽，余血停留，致面黄大便黑。

犀角一两　生地黄八两　芍药三两　牡丹皮二两

上为剉散，每服四钱，水一盏半，煎七分，去滓，狂者，加大黄二两，黄芩三两，其人脉大来迟，腹不满，自言满，为无热，但依方，不须加也。

汗 血 证 治

病者汗出正赤，污衣，名曰汗血，皆由大喜伤心，喜则气散，血随气行，妇人产褥，多有此证。

萹草汁　治产妇大喜，汗出，污衣赤色，及膏淋尿血。

萹草不拘多少

上捣取汁二升，醋二合，和，空腹饮一杯，或浓煮汁饮，亦治淋沥尿血。

便 血 证 治

病者大便下血，或清，或浊，或鲜，或黑，或在便前，或在便后，或与泄物并下，此由内外有所感伤，凝停在胃，随气下通，亦妄行之类，故曰便血。

伏龙肝汤 治先便后血，谓之远血，兼治吐衄。

伏龙肝半斤 甘草炙 白术 阿胶 干地黄《千金》作干姜。黄芩各三两

上为锉散，每服五线，水一盏，煎七分，去滓，空腹温服。一法有附子三两，炮入。

当归赤小豆散 治先血而后便，谓之近血。

赤小豆五两，浸令芽出晒干。一法熬令拆 当归一两

上为末，浆水服方寸匕，日三四服。

风痢下血证治

病者因风停于肤腠，乘虚入肠胃，风动血，故便清血，或下瘀血，注下无度，名曰风利，古方以此为蛊痢，非也。

胃风汤 治大人小儿，风冷乘虚入客肠胃，水谷不化，泄泻注下，及肠胃湿毒，下如豆汁，或下瘀血，日夜无度。

人参 白茯苓 芎劳 桂心 当归 白芍药 白术

上等分，为锉散，每服四钱，水一盏半，入粟米百余粒，同煎七分，去滓，空心，稍热服。

料 简

夫便血，有肠痔、蛊毒、热痢、酒痢、血枯、肺痿

等，别有门类。其如风痢，亦当在痢门，以纯下清血，故附于此，不可不知。

尿 血 证 治

病者小便出血，多因心肾气结所致，或因忧劳、房室过度，此乃得之虚寒，故养生云，不可专以血得热为淖溢为说，二者皆致尿血，与淋不同，以其不痛，故属尿血，痛则当在血淋门。

发灰散 治小便尿血，或先尿而后血，或先血而后尿，亦远近之谓也。

发灰本草云：能消瘀血，通关格，利水道，破癥瘕痈肿及狐尿刺，尸疰杂疮，疗转胞，通大小便，止咳嗽，鼻衄

上一味，每用二钱，以米醋二合，汤少许调服，以井花水调亦得。兼治肺痿、心衄、内崩、吐血一两口，或舌上血出如针孔，若鼻衄，吹内立已。一法，棕榈烧灰，米饮调下，大治大小便下血。又一法，同葵子等分为末，饮服二钱，治转胞，尤妙。

玉屑膏 治尿血，并五淋砂石，疼痛不可忍受者。

黄芪 人参各等分

上为末，用萝卜大者，切一指厚，三指大，四五片，蜜腌少时，蘸蜜，炙干，复蘸，尽蜜二两为度，勿令焦，炙熟，点黄芪、人参末吃，不以时，仍以盐汤送下。

癥 瘕 证 治

癥瘕积聚，随气血以分门，故方云，以癥瘕属肝

部，积聚属肺部，不亦明矣。况七者火数，属心，盖血生于心，八者木数，属肝，盖血归于肝，虽曰强分，理似不混，夫癥者、坚也，坚则难破，瘕者、假也，假物成形，然七癥八瘕之名，经论亦不详出，虽有蛟龙、鱼、鳖、肉、发、虱、米等七证，初非定名，偶因食物相感而致患耳。若妇人七癥八瘕，则由内、外、不内外因，动伤五脏气血而成，古人将妇人病为痼疾，以蛟龙等为生瘕，然亦不必如此执泥，妇人癥瘕，并属血病，龙蛇鱼鳖等，事皆出偶然。但饮食间，误中之留聚腹脏，假血而成，自有活性，亦犹永徽中僧病噎者，腹有一物，其状如鱼，即生瘕也，与夫宿血停凝，结为痞块，虽内外所感之不同，治法当以类相从，所谓医者意也，如以败梳治虱瘕，铜屑治龙瘕，曲蘖治米瘕、石灰治发瘕，如此等类，方论至多，不复繁引，学者可以理解。

大硝石圆　治七癥八瘕，聚结痞块，及妇人带下绝产，并欲服丹药，腹中有癥瘕者，当先下之，此药但去癥瘕，不令人困。

硝石六两　大黄八两　人参　甘草各三两

上为末，以三年苦酒三升，置铜器中，以竹作准，每一升作一刻，挂器中，纳大黄，常搅不息，使微沸，尽一刻，乃纳余药，又尽一刻，极微火熬，使可圆，则圆如鸡子中黄。若不能服大圆，则作小圆如梧子大，米汤下三十圆，四日一服，妇人服之，或下如鸡肝，或如米泔，正赤黑等三二升。下后忌风冷，自养如产妇。

小三棱煎　治食癥，酒癖，血瘕，气块，时发刺痛，全不思食，及积滞不消，心腹坚胀，痰逆呕哕，噫酢吞酸，胁肋刺痛，胸膈痞闷，并脾气横泄。

京三棱　蓬莪术各四两　芫花一两，去梗叶

上同入瓷器中，用米醋五升浸满，封器口，以灰火煨令干，取出棱术，将芫花以余醋炒令微焦，焙干为末，醋糊丸如绿豆大，每服十五圆，生姜汤下。妇人血分，男子脾气，横泄，肿满如水，用桑白皮煎汤下。

三圣圆　治积年癥瘕癖块，诸药疗理不差，至效。

舶上硫黄一两　水银半两　硇砂去砂石，一分

上三物，乳盆内衮研如粉，却以生铁铫内，用文武火熬熔成汁，以火箸搅令匀，停冷，刀划下，以纸裹置地坑内，埋一宿，取出，再研细，次以：

赤芍药　当归　荆三棱　蓬莪术　红花各一分，同用

并细剉以法，酒一升，煎及一半，漉出，砂盆内研，生布裂汁，再熬，放冷，入飞罗面为糊，搜圆如绿豆大。治因产后伤于饮食，结伏在腹胁，时发疼痛不可忍者，当归浸酒一升，逐旋取酒，暖下七圆至十圆，每服磨癖块，空心，温酒下三圆至五圆。所余药滓，裂了焙干为末，别入：

干地黄　真蒲黄　芫花各一分，醋炒焦黄

上为末，以前一般糊圆如绿豆大，治女人血脏冷气攻心疼，及一切血疾，温酒下十圆。

一握七圆　治脏腑宿蕴风冷，气血不和，停滞宿饮，结为癥瘕痞块，及妇人血瘕，肠胃中塞，饮食不下，咳逆，胀满，及下利赤白，霍乱，转筋，及蹙躄，拳挛，腰脊脚膝疼痛，行步不能。常服，健脾，暖胃，

坚骨，强阳。

神曲半斤，炒黄　大附子二只，炮去皮脐　甘草二两，炙

上末，蜜丸，每左手一握，分作七圆，每服一圆，细嚼，米饮下。

妙应丹　治诸脏气虚，积聚，烦闷，及饮食中蛊毒，或食水陆果蓏，子卵入腹，而成虫蛇鱼鳖，或宿食留饮，妇人产后，败血不消，女子月水不通，结为癥瘕，时发寒热，唇口焦黑，肢体瘦削，嗜卧多魇，食少腹痛，大便糟粕，变成冷痢。

附子四个，六七钱重者，生去皮脐，剜作瓮，入硇砂共一两七钱半，面剂裹煨熟，去面不用　荜茇　木香炮　青皮　破故纸炒，各三两半

上为末，面糊搜丸如梧子大，每服三十圆，生姜橘皮汤下。泄利，米汤下，加至五十圆。

癫痫叙论

夫癫痫病，皆由惊动，使脏气不平，郁而生涎，闭塞诸经，厥而乃成，或在母胎中受惊，或少小感风寒暑湿，或饮食不节，逆于脏气，详而推之，三因备具，风寒暑湿得之外，惊恐震慑得之内，饮食饥饱属不内外，三因不同，忤气则一，传变五脏，散及六腑，溢诸络脉，但一脏不平，诸经皆闭，随其脏气，证候殊分，所谓象六畜，分五声，气色脉证，各随本脏所感所成而生诸证。古方有三痫，五脏痫，六畜痫，乃至一百二十种痫，以其禀赋不同，脏腑强弱，性理躁静，故诸证蜂起，推其所因，无越三条，病由都尽矣。

卷之九

179

癫 痫 证 治

病者旋晕颠倒，吐涎沫，搐搦腾踊，作马嘶鸣，多因夹热，着惊，心动，胆慑，郁涎，涎入心之所致也，名曰马痫，以马属在午，手少阴君火主之，故其病生于心经，病者晕眩，四肢烦疼，昏闷，颠倒，掣纵，吐沫。作羊叫声，多因少小脐疮未愈，数洗浴，湿袭脾经之所致也，名曰羊痫，以羊属未，坤位，足太阴湿土主之，故其病生于脾经，病者昏晕，颠倒，两手频伸。叫作鸡声，须臾即醒，醒后复发，多因少小燥气伤胃，烦毒内作，郁涎入胃之所致也，名曰鸡痫，以鸡属酉，足阳明燥金主之，故其病生于胃经，病者眩晕，颠倒，眼目相引，牵纵急强。作猪叫鸣，吐涎沫，食顷方已，多因少小吐利夹风之所致也，名曰猪痫，以猪属亥，手厥阴心胞风木主之，故其病生于右肾经，病者眩晕，颠倒，目反，口噤，瘈纵，吐沫。作牛吼声，多因少小湿热伤肺，涎留肺系，遇燥热则发动，名曰牛痫，以牛属丑，手太阴湿土主之，故其病生于肺经。

六珍丹 治风痫失性，颠倒欲死，或作牛吼、马嘶、鸡鸣、羊叫、猪嗥等声，腑脏相引，气争，掣纵，吐沫，流涎，久而方苏。

通明雄黄 叶子雌黄 未钻真珠各一两 铅二两，熬成屑 丹砂半两 水银一两半

上研令极匀，蜜丸如梧子大，每服三圆至五圆，姜枣汤下。须捣二三万杵乃可圆。

矾丹 治五癫百痫，无问阴阳冷热。

　　虢丹　晋矾各一两

　　上用砖凿一窠，可容二两许，先安丹在下，次安矾在上，以白炭五斤煅令炭尽，取出细研，以不经水猪心血为圆如绿豆大，每服十圆至二十圆，橘皮汤下。

　　大镇心丹　治一百二十种癫痫，惊狂，谵妄，颠倒，昏不知人，喷吐涎沫，及治心惊，胆寒，清清不睡，或左胁偏疼。

　　辰砂用黄松节酒煮　　龙齿用远志苗醋煮

　　上只取辰砂、龙齿各等分，为末，猪心血为丸如鸡头大，每服一圆，以麦门冬叶、绿豆、灯心、生姜、白蜜，水煎豆熟为度，临卧咽下，小儿磨化半圆，量岁数与之。

　　蛇黄丹　治五脏六腑诸风，癫痫，掣纵，吐涎沫，不识人，及小儿急慢惊风。

　　蛇含四枚，建盏内煅红，以楮树汁一碗淬干　　天南星炮　　白附子　　辰砂别研　　麝香别研，各半两

　　上为末，糯米糊丸如梧子大，每服温汤磨化一丸，量大小与服，大人嚼细三五圆，温酒米汤任下。

凡　　例

　　夫五痫合属五脏，而无肾有胃者，以肾属鼠，非畜养物，神无主治，故不作痫，胃属鸡，系六畜物，故有象，兼胃为五脏海，非余腑比，又犬属戌，手太阳小肠经主之。虽属六畜，初无犬痫者，以辰戌为魁罡，四杀没处，不兴痫象，古方类例，未之究也，学者宜知之。

狂　证　论

夫三阳并三阴，则阳虚而阴实，故癫，三阴并三阳，则阴虚而阳实，故狂。论曰，阳入阴，其病静；阴入阳，其病怒。怒则狂矣，病者发狂不食，弃衣奔走，或自称神圣，登高笑歌，逾墙上屋，所至之处，非人所能，骂詈妄言，不避亲属，病名狂，多因阳气暴折，蓄怒不决之所致，故经曰，阳明常动，太阳少阳不动，不动而动为大疾，此其候也。

镇心丹　治心气不足，病苦惊悸，自汗，心烦闷，短气，喜怒悲忧，悉不自知。亡魂失魄，状若神灵所凭，及治男子遗泄，女子带下。

光明辰砂研　白矾煅汁尽，各等分

上为末，水丸如鸡头大，每服一圆，煎人参汤下，食后服。

大补心丹　治忧思恶虑过多，致神志不宁，魂魄失守，虚阳外泄，则自汗，呕吐，泻利频数，诸阴不生，则语言重复，怔悸，眩晕，兼治大病后虚烦不得眠，羸瘦，困乏，及妇人胎前产后，悉能主之。常服安心神，调血脉，镇惊补心。

黄芪蜜炙　茯神　人参　酸枣仁炒　熟地黄各一两
远志去心炒　五味子　柏子仁各半两，别研

上为末，蜜丸如梧子大，用辰砂为衣，每服三十圆，米汤、温酒任下。盗汗不止，麦麸汤下；乱梦失精，人参龙骨汤下；卒暴心痛，乳香汤下；肌热虚烦，麦门冬汤下；吐血，人参卷柏汤下；大便下血，当归地

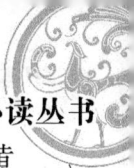

榆汤下；小便尿血，赤茯苓汤下；中风不语，薄荷牛黄汤下；风痫涎潮，防风汤下。

矾丹 亦治狂。（方见癫痫门）

凡伤寒阳毒，及蓄瘀血，皆发狂，各见本门。

九 痛 叙 论

夫心痛者，在方论则曰九痛，《内经》即曰举痛，一曰卒痛，种种不同，以其痛在中脘，故总而言之曰心痛，其实非心痛也，若真心痛，则手足青至节，若甚，夕发昼死，昼发夕死，不在治疗之数，方中所载者，乃心主包络经也。若十二经络外感六淫，则其气闭塞，郁于中焦，气与邪争，发为疼痛，属外所因，若五脏内动，泪以七情，则其气痞结聚于中脘，气与血搏，发为疼痛，属内所因，饮食劳逸，触忤非类，使脏气不平，痞隔于中，食饮遁疰，变乱肠胃，发为疼痛，属不内外因，治之当详分三因，通中解散，破积溃坚，随其所因，无使混滥，依经具录诸证，以备治法云尔。

外所因心痛证治

足厥阴心痛，两胁急，引小腹连阴股，相引痛；手心主心痛彻背，心烦，掌中热，咽干，目黄赤，胁满；足太阴心痛，腹胀满，涩涩然大便不利，膈闭，咽塞；手太阴心痛，短气，不足以息，季胁空痛，遗失无度，胸满，烦心；足少阴心痛，烦剧，面黑，心悬若饥，胸满，腰脊痛，背腧诸经心痛，心与背相引，心痛彻背，背痛彻心；诸腑心痛，难以俯仰，小腹上冲，卒不知人，呕吐，泄泻，此皆诸经、诸腧、诸腑涉邪所致，病属外所因。

内所因心痛证治

肝心痛者，色苍苍如死灰状，终日不得太息；真心痛者，手足青至节，旦发夕死，夕发旦死；脾心痛者，如针锥刺其心腹，蕴蕴然气满；肺心痛者，若从心间起，动作痛益甚，色不变；肾心痛者，与背相引，善瘛，如物从后触其心，身偃偻；胃心痛者，腹胀满，不下食，食则不消。皆脏气不平，喜怒忧郁所致，属内所因。

不内外因心痛证

久积，心腹痛者，以饮啖生冷果实中寒，不能消散，结而为积，甚则数日不能食，便出干血，吐利不定，皆由积物客于肠胃之间，遇食还发，名积心痛，及其脏寒生蛔致心痛者，心腹中痛发作肿聚，往来上下，痛有休止，腹热，涎出，病属不内外因。方证中所谓九种心痛，曰饮，曰食，曰风，曰冷，曰热，曰悸，曰虫，曰注，曰去来痛者，除风热冷，属外所因，余皆属不内外。更妇人恶血入心脾经，发作疼痛，尤甚于诸痛，更有卒中客忤、鬼击、尸疰，使人心痛，亦属不内外因。

三因心痛总治

蜜附汤 治心腹疼痛，或吐，或泄，状如霍乱，及

184

疗胃涉湿寒，贼风入腹，拘急切痛。

附子生去皮脐，切作四片，以白蜜煎令附子变色，以汤洗去蜜切，半两　桂心　芍药各三分　甘草炙，四钱

上为剉散，每服四大钱，水一盏，姜五片，枣二枚，煎七分，去滓，食前。大便秘结，入白蜜半匙，同煎。

麻黄桂枝汤　治外因心痛，恶寒，发热，内攻五脏，拘急不得转动。

麻黄去节，汤浸焙干　桂心　白芍药　细辛去苗　干姜炮　甘草炙，各三分　半夏汤洗七次　香附炒去毛，各半两

上为剉散，每服四大钱，水盏半，姜五片，煎七分，去滓，食前服。大便秘，入大黄如博棋大两枚，煎。

加味小建中汤　治心腹切痛不可忍，按轻却痛，按重则愈，皆虚寒证，服热药并针灸，不差，此药主之。

桂心三分　甘草炙半两　白芍药一两半　远志去心，半两

上为剉散，每服四大钱，水一盏半，姜五片，枣一枚，煎七分，去滓，入饧糖一块如皂荚子大，煎令熔，食前温服。

鸡舌香散　治心腹卒痛，安胃，进食，调冷热，定泄泻，老少通用。

丁香一百枚　甘草半两　高良姜一两　白芍药二两

上为细末，每服二钱匕，陈米饮调下，空心食前服。王启玄子序云，初余为禁队，因此证处与御医，使令施用，后至富贵，乃由此始。

诃子散　治心脾冷痛不可忍，一服见效，及老幼霍

乱吐泻,其效如神。

　　诃子_{炮去核}　甘草_炙　厚朴_{姜制炒}　干姜_炮　草果_{去皮}　陈皮　良姜_炒　茯苓　神曲_炒　曲蘖_{炒,各等分}

　　上为末,每服二钱,候发刺不可忍时,用水一盏,煎七分,入盐服。如速则盐点。

　　九痛圆　治九种心痛,虫痛,疰痛,风痛,悸痛,食痛,饮痛,冷痛,热痛,往来痛。兼治卒中恶,腹胀痛,口不能言。又治连年积冷,流在心胸,并冷肿痛,上气,落马,坠车,瘀血等疾。

　　附子_{三两,炮去皮脐}　狼毒_{炙香}　巴豆_{去皮心膜炒秤,一两}　人参　干姜_炮　吴茱萸_{浸洗,各一两炒}

　　上为末,炼蜜丸如梧子大,每服空腹温酒下三圆。卒中恶,心痛,不能言,服三圆。

　　苏合香圆　治传尸,骨蒸,殗殜,肺痿,疰忤,鬼气,卒心痛,霍乱,吐利,时气,鬼魅,瘴疟,赤白暴利,瘀血,月闭,痃癖,丁肿,惊痫,鬼忤中人,小儿吐乳,大人狐狸等病方。

　　苏合香油_{入安息香内}　熏陆香_{别研}　龙脑_{各一两}　白术丁香　朱砂_{研,水飞}　青木香　白檀香　沉香　乌犀_镑安息香_{别为末,用无灰酒一升熬膏}　香附子_{去毛}　诃子_{煨去核}麝香　荜茇_{各二两}

　　上为末,用安息香等膏,同炼蜜旋丸如梧子大,早朝井花水温冷任意,任化下四圆,老人小儿一圆,温酒化服亦得。辟邪用蜡纸裹一圆,如弹子大,缝袋盛,带之。

　　撞气阿魏圆　治九种心痛,五种噎疾,痃癖,气块，冷气攻刺，及脾胃停寒，胸满，膨胀，腹痛，肠鸣，呕吐酸水，丈夫小肠气，妇人血气、血刺等。

阿魏二钱半，酒浸一宿，以面为糊　胡椒二钱半　甘草　茴香炒　川芎　青皮　陈皮　丁香皮炒　蓬术各一两，炒　缩砂仁　桂心　白芷炒，各半两　生姜四两，切作片，用盐一两，腌一宿炒黑色

上为末，阿魏糊为圆如鸡头大，每药一斤，用朱砂七钱为衣，丈夫气痛，炒姜盐汤下二粒至三粒。妇人血气，醋汤下。常服，茶酒任下二粒，并嚼细，咽，食前。

仓卒散　治气自腰腹间，挛急，疼痛，不可屈伸，腹中冷，重如石，痛不可忍，白汗如洗，手足冰冷，久不差，垂死方。

山栀子四十九个，连皮烧半过　附子一枚，炮去皮脐

上为末，每服二钱，酒一小盏，入盐少许，煎七分，温服。又治胸痞切痛。

失笑散　方见前疝门

卷之十

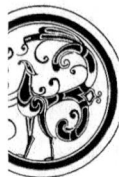

三因极一病证方论

劳瘵叙论

夫骨蒸殗殜，复连尸疰、劳疰、虫疰、毒疰、热疰、冷疰、食疰、鬼疰等，皆曰传尸者，以疰者，注也。病自上注下，与前人相似，故曰疰。其变有二十二种，或三十六种，或九十九种，大略令人寒热，盗汗，梦与鬼交，遗泄，白浊，发干而耸，或腹中有块，或脑后两边有小结核，连复数个，或聚，或散，沉沉默默，咳嗽，痰涎，或咯脓血，如肺痿、肺痈状，或复下利，羸瘦困乏，不自胜持，积月累年，以至于死，死后乃疰易傍人，乃至灭门者是也。更有蜚尸、遁尸、寒尸、丧尸、尸注等，谓之五尸，及大小附着等证不一，知其所苦，无处不恶，乃夹诸鬼邪而害人，以三因收之，内非七情所忤，外非四气所袭，虽若丽乎不内外因，奈其证多端，传变迁移，难以推测，故自古及今，愈此病者，十不得一，所谓狸骨，獭肝，天灵盖，铜鉴鼻，徒有其说，未尝见效，唯膏肓俞崔氏穴，若闻早灸之，可否几半，晚亦不济也，近集得经效方，有人服之，颇验，谩录于左，余缺，以俟明哲。

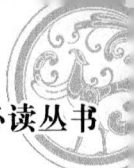

劳 瘵 诸 证

病者憎寒，发热，自汗，面白，目干，口苦，精神不守，恐畏不能独卧，其传在肝；病者憎寒发热面黑，鼻燥，忽忽喜忘，大便苦难，或复泄泻，口疮，其传在心；病者憎寒，发热，面青，唇黄，舌本强，不能咽，饮食无味，四肢羸瘦，吐涎沫，传在脾；病者憎寒，发热，面赤，鼻白，干燥，毛折，咳嗽，喘急，时吐白涎，或有血线，传在肺；病者憎寒，发热，面黄，耳轮焦枯，腑骨酸痛，小便白浊，遗沥，胸痛，传在肾；所谓劳蒸者，二十四种，随证皆可考寻。毛折发焦，肌肤甲错，其蒸在皮；外人觉热，自反恶寒，身振瞤剧，其蒸在肉；发焦，鼻衄，或复尿血，其蒸在血；身热，烦躁，痛如针刺，其蒸在脉；爪甲焦枯，眼昏，两胁急痛，其蒸在筋；板齿黑燥，大杼酸疼，其蒸在骨；背膂疼痛，腑骨酸痹，其蒸在髓；头眩，热闷，口吐浊涎，眼多眵泪，其蒸在脑；男子失精，女子白淫，其蒸在玉房；乍寒乍热，中脘与膻中烦闷，其蒸在三焦；小便赤黄，凝浊如膏，其蒸在膀胱；传道不均，或秘或泄，腹中雷鸣，其蒸在小肠；大腹隐痛，右鼻干疼，其蒸在大肠；口鼻干燥，腹胀，睡卧不安，白汗出，其蒸在胃；口苦，耳聋，胁下痛，其蒸在胆；里急，后重，肛门涩闭，其蒸在回肠；小腹疠痛，筋脉纵缓，阴器自强，其蒸在宗筋；眼昏泪下，时复眩晕，躁怒不常，其蒸在肝；舌焦黑，气短，烦闷，洒洒淅淅，其蒸在心；唇干，口疮，胸腹胀闷，畏寒，不食，其蒸在脾；咳嗽，喘满，咳痰，吐血，声嘶，音远，其蒸在肺；耳轮焦枯，脚气酸疼，起居不得，其蒸在肾；情想不宁，无故精泄，白物绵绵而下，其蒸在右肾；心主胞络，心膈噎塞，攻击疼痛，俯仰烦冤，其蒸在膈；诸证虽曰不同，其根多有虫啮其心肺，治之不可不绝其根也。

劳瘵治法

取劳虫方

青桑枝　柳枝　石榴皮　桃枝　梅枝各七茎，每长四寸许　青蒿一小握

上用童子小便一升半，葱白七茎，去头叶，煎及一半，去滓，别入安息香、阿魏各一分，再煎至一盏，滤去滓，调辰砂末半钱，槟榔末一分，麝香一字，分作二服调下，五更初一服，五更三点时一服，至巳牌时，必取下虫，色红者可救，青者不治，见有所下，即进软粥饭，温暖将息，不可用性，及食生冷毒物，合时须择良日，不得令猫犬、孝服、秽恶妇人见。

神授散　治诸传尸劳气杀虫方，得之清源郡王府。

川椒二斤，择去子并合口者，炒出汗

上为末，每服二钱，空心米汤调下，须痹晕闷少顷，如不能禁，即以酒糊为丸如梧子大，空心服三五十丸。昔人尝与病劳妇人交，妇人死，遂得疾，遇一异人云，劳气已入脏，遂与此方，令急服二斤，其病当去，如其言服之，几尽，大便出一虫，状如蛇，自此遂安，续有人服之，获安济者，多矣。

润神散　治劳瘵憎寒，发热，口干，咽燥，自汗，

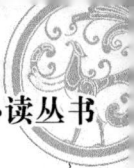

疲剧，烦躁。

人参　黄芪　甘草炙　桔梗　麦门冬各等分

上为末，每服二钱，水一盏，煎七分，不以时，自汗，入淡竹叶、小麦，同煎。

温金散　治积劳，咳嗽，喘闷，咳痰，中有血。

甘草生用　黄芩　桑白皮　防风去叉　杏仁去皮尖，以五味各一两，米泔浸一宿，取出握干，略炒　麦门冬一分，去心　茯神半两

上为末，每服二大钱，水一盏，入黄蜡一片，如指大，同煎至七分，食后热服。

蛤蚧散　治积劳，久咳，失音方。

蛤蚧一对，去口足，温水浸去膜，刮了血脉，用好醋炙　诃子煨去核　阿胶炒　熟地黄　麦门冬去心　细辛去苗　甘草炙，各半两

上为末，蜜丸如皂子大，每服一丸，含化，不拘时候服。

苏合香圆　治传尸，骨蒸，殗殜，肺痿，痓忤，鬼气，心痛，霍乱，时气，瘴疟等方。（方见九痛门）

此方盛行于世，大能安气，却外邪，凡病自内作，不晓其名者，服之皆效。最治气厥，气不和，吐利，荣卫关格，甚有神效。

痓忤中恶证治

病者卒心腹胀满，吐利不行，如干霍乱状，世所谓冲恶是也。由人精神不全，心志多恐，遂为邪鬼所击，或复附着，沉沉默默，寝言谵语，诽谤骂詈，讦露人

事，不避讥嫌，口中好言未然祸福，及至其时，毫发无失，人有起心，已知其肇，登高涉险，如履平地，或悲泣呻吟，不欲见人，其状万端，如醉如狂，不可概举，此皆鬼神及诸精魅，附着惑人，或复触犯忌讳，土地神灵，为其所作，非有真实，但随方俗考验治之，方列于后。

还魂汤 治卒中恶，感忤，鬼击，飞尸，诸奄忽气绝，无复觉知。或已死绝，口噤不开，去齿下汤，或汤入口不下者，分病人发左右捉，踏肩引之，药下，复增，取尽一升，须臾立苏。

麻黄去节汤，三两　桂去皮，二两　甘草一两　杏仁去皮尖，二百一十粒

上剉散，每服四大钱，水一盏半，煎七分，去滓，不以时服。

桃奴圆 治心气虚，有热，恍惚不常，言语错乱，尸疰，客忤，厌梦不祥，小儿惊痫，并宜服之。

桃奴七枚，别研为末　辰砂半两，别研　桃仁十四枚，去皮麸炒，别研为末　生玳瑁镑过，为末一两　牛黄别研碎，一分　龙脑别研，一分　雄黄用桃叶煮水研，飞取三分　黑犀石上以水磨，澄去水取细末，半两　麝香别研，一分　安息香一两，以无灰酒斟酌，多少研飞去砂土，银器中入桃仁、琥珀，熬成膏　琥珀别研，三分

上为细末，和入前膏，丸如鸡头大，阴干，密器封闭，净室安置，煎人参汤，研下一丸，食后、临卧服。

苏合香圆 治卒中恶，忤疰。（方见九痛门）

蛊 毒 叙 论

江南闽中山间人，以蛇虺、蜈蚣、蜒蚰、虾蟆等，

百虫同器畜之，使其自相食啖，胜者为灵以事之，取其毒，杂以菜果饮食之类，以害人，妄意要福，以图富贵，人或中之，证状万端，广如治百蛊说。或年岁闻人多死，又有人家，香火伏事如家先者，亦谓之蛊，能病人，世谓之蛊注，以姓类属五音，谓之五蛊，此皆边鄙邪僻之地，多有此事，中都则蔑闻也。

中 蛊 证 治

夫中蛊毒者，令人心腹绞痛，如有物啮，吐下血皆如烂肉，若不即治，食人五脏即死，验之，令病人唾水，沉即是蛊。有人行蛊毒以病人，若欲知其姓名者，以败鼓皮烧作末，饮服方寸匕，须臾自呼蛊家姓名，可语令呼唤将去，则愈，治之亦有方。

丹砂圆 治蛊毒从酒食中著者方，端午日合。

辰砂别研 雄黄别研水飞 赤脚蜈蚣 续随子各一两 麝香一分

上为末，糯米饮为丸如鸡头大。若觉中毒，即以酒下一丸，蛇蝎所螫，醋磨涂之。

凡 例

凡诸蛊，多皆是假毒药以投之，知时，宜煮大豆、甘草、荠苨汁饮之，通除诸药毒。

矾灰散 治中诸毒物。

晋矾 建茶各等分

上同为末，每服三钱，新汲水调下，得吐即效，未知，再作。

解毒圆 治误食毒草，并百物毒，救人于必死。

板蓝根四两，干者净洗日干 贯众一两，剉去土 青黛研
甘草生，各一两

上为末，蜜丸梧子大，以青黛别为衣，如稍觉精神
恍惚，恶心，即是误中诸毒，急取药十五丸，烂嚼，用
新水送下，即解。此方传得异人京师陈道士，用水浸炊
饼为丸，尤妙。如常服，可三五丸，大解暑毒。

凡中毒，嚼生黑豆不腥，嚼白矾味甘者，皆中毒
无疑。

青黛雄黄散 凡始觉中毒，及蛇虫咬，痛疽才作，
即服此，令毒气不聚。

上好青黛 雄黄等分
上为细末，新汲水调下二钱。

蛇虫伤治法

白芷散 治恶蛇咬伤顿仆不可疗者。
香白芷
上一味为末，水调下，顷刻，咬处出黄水尽，肿消
皮合。

白矾半夏散 治蝎螫，痛不可忍。
白矾 半夏各等分
上为细末，酽醋调贴之。

五 绝 治 法

凡魇寐、产乳、自缢、压、溺五者，令人卒死，谓
之五绝。

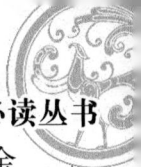

半夏散 治魇寐卒死，及为墙壁竹木所压，水溺金疮，卒致闷绝，产妇恶血冲心，诸暴绝证。

半夏七次汤洗去滑，不拘多少

上为末，每一大豆许，吹鼻中，即活，但心头温者，一日可治。

牡丹散 治产乳血晕，闷绝，狼狈，若口噤，则拗开灌之，必效。（方见妇人门）

救自缢法 徐徐抱解，不得截绳，上下安被卧之，一人以脚踏其两肩，手少挽其发，常弦绽，勿纵之。一人以手按据胸上，数动之，一人摩捋臂胫，屈伸之，若已强，但渐屈之，并按其腹，如此一炊顷，气从口出，呼吸眼开，而犹引按莫置，亦勿苦劳之，须臾，可少桂汤及粥清含与之，令濡喉，渐渐能咽，乃稍稍止，耳内令两人以管吹其两耳，弥好，此法最善，无不活者，自旦至暮，虽冷亦可，暮至旦，少难。

救压死方 以死人安着，将手袖掩其口鼻眼上，一食顷活，眼开，仍与热小便，若初觉气绝，而不能言，可急劈口开，以热小便灌之，打仆闷绝者，亦用此。

夫压死折伤，唯礼法君子，守岩墙垂堂之戒，固无是事，然安车良马，时有跌足奔轮，步砌临流，未免虚舟飘瓦，况行商征贾，捕猎鱼人，历涉既多，不测尤甚，其如冤仇加害，凶险劫持，打扑金疮，皆致枉夭，治之不可不急也。

鸡鸣散 治从高坠下，及木石所迮，凡是伤损，血瘀凝积，气绝欲死，并久积瘀血，烦躁疼肿，叫呼不得，并以此药利去瘀血即愈。此药能推陈致新。（方见

折伤门）

太岳活血丹　治男子妇人，外伤内损，狗咬虫伤，驴马扑坠，手足伤折，一切疼痛，腹中瘀血，刺胁筑心，及左摊右缓，走注疼痛，痈肿痔漏，妇人冷气入腹，血脉不通，产后败血灌注四肢，吹奶肿痛，并宜服之。

花桑枝取如臂大者，以炭火煅赤烟尽，淬于米醋中，取出焙干一斤　栗楔一斤，栗蒲中心扁薄者，薄切晒干　皂角刺一斤，烧通赤，米醋内淬杀焙干　细墨半斤，一半用蓖麻三两乳钵内细研，涂墨上涂尽，用薄纸裹黄泥固济令干，以火五七斤煅通赤，冷地上盆盖两炊久，半用醋化硇砂二两，涂尽炙干　大黑豆一斤，湿布揩去垢，黑皮焙干秤　乱发二斤，皂角水净洗用油二斤炒，频捻看脆即止　乳香四两，须滴乳通明者，细研，入米醋一碗熬熟

上六味为末，入乳香膏内和，杵三千下，丸如弹子大，如乳香少，更入醋糊，痛者一服一丸，轻者半丸，以无灰酒一盏，乳香一豆大，先磨香尽，次磨药尽，煎三五沸，临卧时温服。以痛处就床卧，如欲出汗，以衣被覆，仍用药涂摩损处。忌一切动风物。应妇人诸疾，服者更用当归末一钱，依法煎服，有孕不得服。

接骨散　治跌仆脚手，胫骨脆折。

水蛭不拘多少

上于新瓦上熬令香熟，勿令太过，为末，每服一钱，热酒调，仍入麝香半钱，服。折处不可手触，药行良久，觉痛，折处渐痒，如蚁嚼之，遂要人捻揉骨折处相接，即用杉木皮夹缚，两三日去之，骨全矣。

花蕊石散　治一切金疮打仆伤损，猫犬咬伤。（方

见失血门）

救溺死法

灶中灰_{两石}

上以灰堆聚，急将溺者埋灰中，从头至足，水出七孔，即活。

惊 悸 证 治

夫惊悸与怔悸，二证不同，惊悸，则因事有所大惊，或闻虚响，或见异相，登高涉险，梦寐不祥，惊忤心神，气与涎郁，遂使惊悸，名曰心惊胆寒，在心胆经，属不内外因，其脉必动。怔悸，则因汲汲富贵，戚戚贫贱，久思所爱，遽失所重，触事不意，气郁涎聚，遂致怔悸，在心脾经，意思所主，属内所因。或冒寒暑湿，塞闭诸经，令人忽忽若有所失，恐恐如人将捕，中脘怔悸，此乃外邪，非因心病，况五饮停蓄，闭于中脘，最使人怔悸，治属饮家，除饮悸与外内因所治，各见本门，惊悸治方，备列于后。

温胆汤 治心胆虚怯，触事易惊，或梦寐不祥，或异象惑，遂致心惊胆慑，气郁生涎，涎与气搏，变生诸证，或短气悸乏，或复自汗，四肢浮肿，饮食无味，心虚烦闷，坐卧不安。

半夏_{汤洗七次} 竹茹 枳实_{麸炒去瓤，各二两} 橘皮_{三两，去白} 甘草_{炙，一两} 白茯苓_{一两半}

上为剉散，每服四大钱，水一盏半，姜五片，枣一个，煎七分，去滓，食前服。

镇心丹 大治惊悸。（方见狂证门）

197

小定志圆 治心惊胆慑。（方见健忘门）

寒水石散 治因惊心气不行，郁而生涎，涎结为饮，遂为大疾，忪悸损懦，不自胜持，少小遇惊，尤宜服之。但中寒者不宜服。

寒水石煅　滑石水飞，各一两　甘草生，一分

上为末，每服二钱，热，则新汲水下。怯寒，则煎姜枣汤下。入龙脑少许，尤佳，小儿量岁与之。

自　汗　证　治

夫自汗，多因伤风伤暑，及喜怒惊恐，房室虚劳，皆能致之，无问昏醒，浸浸自出者，名曰自汗，或睡著汗出，即名盗汗，或云寝汗。若其饮食劳役，负重涉远，登顿疾走，因动汗出，非自汗也。人之气血，犹阴阳之水火，平则宁，偏则病，阴虚阳必凑，故发热自汗，如水热自涌，阳虚阴必乘，故发厥自汗，如水溢自流，考其所因，风暑涉外，喜怒惊恐涉内，房室虚劳涉不内外，理亦甚明，其间如历节、肠痈、脚气、产蓐等病，皆有自汗。治之，当推其所因为病源，无使混滥，如《经脉别论》所载，但原其汗所出处，初非自汗证也，不可不知。

正元散 治下元气虚，脐腹胀满，心胁刺痛，泄利，呕吐，自汗，阳气渐微，手足厥冷，及伤寒阴证，霍乱，转筋，久下冷利，少气，羸困，一切虚寒，并宜服之。常服助阳，消阴，正元气，温脾胃，进饮食。

人参　白茯苓　白术各三两　黄芪一两半　甘草炙
乌药去木　山药姜汁浸炒　附子炮去皮脐　川芎　干葛各一两

桂心　乌头炮去皮尖，各半两　红豆炒　干姜炮　橘皮各三钱

上为末，每服二钱，水一盏，姜三片，枣一个，盐少许，煎七分，食前冷服。自汗加浮麦。

牡蛎散　治诸虚不足，及新病暴虚，津液不固，体常自汗，夜卧即甚，久而不止，羸瘠枯瘦，心忪，惊惕，短气，烦倦。

牡蛎米泔浸去土，煅取粉　麻黄根　黄芪各一两

上为剉散，每服三钱，水一盏半，小麦百余粒，同煎至八分，去滓，不拘时。一方，为细末，每三钱，水三盏，葱白三寸，煎一盏半，分三服。

麦煎散　治荣卫不调，夜多盗汗，四肢烦疼，饮食进退，肌瘦面黄。

秦艽二两　柴胡去苗，二两　大鳖甲二两，醋煮三五十沸，净去裙襕，别用醋涂炙黄　干漆炒青烟尽　人参　茯苓　干葛　川乌炮去皮尖，各一两　玄参三两

上为末，每服二钱，先用小麦三七粒，煎汤一盏，去麦入药，煎七分，食后温服，或临卧服，如久患后，亦宜服此，以退其劳倦，调理经络。

桂枝汤　治伤风自汗。（方见伤风门）

却暑散　治伤暑自汗。（方见伤暑门）

防己黄芪汤　治伤湿自汗。（方见风湿寒门）

止汗温粉

用川芎、白芷、藁本为末，各一分，入米粉三分，绵裹扑体上。

消渴叙论

夫消渴，皆由精血走耗，津液枯乏，引饮既多，小便必利，寝衰微，肌肉脱剥，指脉不荣，精髓内竭，推其所因，涉内外与不内外，古方不原病本，但出禁忌，似属不内外因，药中乃用麻黄、远志，得非内外兼并，况心虚烦闷，最能发渴，风寒暑湿，病冷作热，入于肾经，引水自救，皆明文也。不知其因，施治错谬，医之大患，不可不知。

三消脉证

渴病有三，曰消渴、消中、消肾。消渴属心，故烦心，致心火散蔓，渴而引饮，经云，脉软散者，当病消渴，诸脉软散，皆气实血虚也。消中属脾，瘅热成，则为消中，消中复有三，有寒中、热中、强中。寒中，阴胜阳郁，久必为热中，经云，脉洪大，阴不足，阳有余，则为热中，多食数溲，为消中。阴狂兴盛，不交精泄，则为强中，三消病至强中，不亦危矣，消肾属肾，盛壮之时，不自谨惜，快情纵欲，极意房中，年长肾衰，多服丹石，真气既丧，石气孤立，唇口干焦，精溢自泄，不饮而利，经云，肾实则消，不渴而小便自利，名曰消肾，亦曰内消。

三消治法

真珠圆 治心虚烦闷，或外伤暑热，内积愁烦，醋饮过多，皆致烦渴，口干舌燥，引饮无度，小便或利或不利。

知母一法一两一分　川连去毛，一法一两　苦参一法一两　玄参一法无　铁胤粉两一分，研　牡蛎煅，一两一分　朱砂别研，二两　麦门冬去心　天花粉各半两　金箔　银箔二百片，一法白扁豆煮去皮一两

上为末，炼蜜入生瓜蒌根汁少许，丸如梧桐子大，用金银箔为衣，每服二十丸至三十丸。先用瓜蒌根汁下一服，次用麦门冬熟水下，病退日二服。忌炙煿酒色，次投苁蓉圆，补。

苁蓉圆

苁蓉酒浸　磁石煅碎　熟地黄　山茱萸　桂心　山药炒　牛膝酒浸　茯苓　黄芪盐汤浸　泽泻　鹿茸去毛切，醋炙　远志去心炒　石斛　覆盆子　五味子　草薢　破故纸炒　巴戟酒浸　龙骨　菟丝子酒浸　杜仲去皮剉，姜汁制炒丝断，各半两　附子炮去脐，一个重六钱

上为末，蜜丸如梧子大，每服五十丸，空腹，米饮下。

姜粉散　治消中，多因外伤瘅热，内积忧思，喜啖咸食及面，致脾胃干燥，饮食倍常，不为肌肤，大便反坚，小便无度。

生姜研汁控粉　轻粉

上搜匀，每服二钱匕，长流水调下，齿浮，是效。次投猪肚丸，补。

附子猪肚圆

附子炮去皮脐　槟榔不焙，各一两　鳖甲醋煮，各两半　当归　知母　木香炮　川楝剉炒　秦艽去苗土　大黄酒蒸　龙

胆草　白芍药　破故纸酒浸炒　枳壳麸炒去瓤，各半两

上为末，分作三分，将二分入猪肚内，缝定，令蜜酒三升，童子小便五升，同入砂钵内，熬干烂，研细，入一分末，同搜，捣为圆，如梧子大，每服五十丸，温酒米汤，下。

乌金散　治热中，多因外伤燥热，内用意伤脾，饮啖肥腻，热积胸中，致多食数溲，小便过于所饮，亦有不渴而饮食自消为小便者。

黄丹炒　细墨烧，各一两

上研匀，每服三钱，食后，先用水一两碗漱口，待心中热，索水，便以冷水调下。

烂金圆　治热中消渴止后，将补精血，益诸虚，解劳倦，去骨节间热，宁心，强志，安神，定魄，固脏腑，进饮食，免生疮疡。

大猪肚一个　黄连三两　蜜　生姜各二两，研

先将猪肚净洗，复以葱面醋椒等，洗控干，用药同水酒入银石器内，煮半日，漉出黄连，洗去蜜酒令尽，到，研为细末，再用酒调成膏，入先洗猪肚内，缝定，入银石器内，水熬烂，研为膏，搜下项药：

人参二两　黄芪四两　五味子　山药　山茱萸　杜仲去皮到，姜汁腌，炒丝断　石斛　车前子　鳖甲醋炙　熟地黄　新莲肉去皮　当归各二两　槐角子炒　白茯苓　磁石煅碎，各一两　川芎一两　沉香半两，不焙　麝香一钱，别研入　菟丝子酒浸湿研，五两

上为末，用猪肚膏搜和得所，膏少则添熟蜜，杵数千下，丸如梧子大，食前，温酒糯米汤任下五十丸。一

法，有白术二两，阳起石一两。

石子荠苨汤 治强中，多因耽嗜色欲，及快意饮食，或服丹，真气既脱，药气阴发，致烦渴引水，饮食倍常，阴器常兴，不交精出，故中焦虚热，注于下焦，三焦之中，最为难治。

荠苨　石膏各三两　人参　茯神　瓜蒌根　磁石煅碎

知母　干葛　黄芩　甘草各二两

上为剉散，每用水三盏，腰子一个，去脂膜，黑豆一合煮至盏半，去腰子大豆，入药四钱，煎至七分，去滓，食后服。下焦热，则夜间服，渴止勿服，次投补药。

黄连猪肚圆 治强中消渴，服石子荠苨汤差退，可服此补养。

黄连去须　粱米　瓜蒌根　茯神各四两　知母　麦门冬去心，各二两

上为末，用大猪肚洗极净，入药末，缝定，甑中炊极烂，取出药，别研猪肚为膏，搜前药得所，干即添少蜜，杵数千下，丸如梧子大，饮服五十丸，食前服。

胡桃圆 治消肾，亦云内消，多因快情纵欲，极意房中，年少惧不能房，多服丹石，及失志伤肾，遂致唇口干焦，精溢自出，或小便赤黄，五色浮浊，大便燥实，小便大利而不甚渴。

白茯苓　胡桃肉汤去薄皮，别研　附子大者一枚，去皮脐切作片，生姜汁一盏　蛤粉一分，同煮干焙

上等分为末，蜜丸如梧子大，米饮下三五十丸。或为散，以米饮调下，食前服。

古瓦汤　治消肾、消中，饮水无度，小便频数。

干葛　天花粉　人参　鸡脉胵净洗焙干，各等分

上为末，每服二大钱，用多年古瓦碓碎煎汤调下，不以时候服。

鹿茸圆　治失志伤肾，肾虚消渴，小便无度。

鹿茸去毛切，炙三分　麦门冬去心，二两　熟地黄　黄芪　鸡脉胵麸炒　苁蓉酒浸　山茱萸　破故纸炒　牛膝酒浸　五味子各三分　茯苓　玄参　地骨皮各半两　人参三分

上为末，蜜丸如梧子大，每服三十丸至五十丸，米汤下。

远志圆　治心肾虚，烦渴引饮，胸间短气，小便自利，白浊泄遗。

人参　白茯苓　川姜炮，各半两　牡蛎煅取粉　远志去心，姜汁制炒，各一两

上为末，用苁蓉一两，酒熬成膏，丸如梧子大，每服五十丸，糯米汤下。

六神汤　治三消渴疾。

莲房　干葛　枇杷叶去毛　甘草炙　瓜蒌根　黄芪各等分

上为判散，每服四钱，水一盏，煎七分，去滓，温服。小便不利，加茯苓。

子童桑白皮汤　治三消渴病，或饮多利少，或不饮自利，肌肤瘦削，四肢倦怠。常服补虚，止渴利。

童根桑白皮即未多成者去粗皮，日干不焙　茯苓　人参　麦门冬去心　干葛　干山药　桂心各一两　甘草半两，生用

玄菟丹　治三消渴利神药，常服，禁精，止白浊，

延年。

菟丝子_{酒浸通软，乘湿研焙干，别取末十两}　白茯苓　干莲肉_{各三两}　五味子_{酒浸别为末，秤七两}

上为末，别碾干山药末六两，将所浸酒余者，添酒煮糊，搜和得所，捣数千杵，丸如梧子大，每服五十丸，米汤下，空心食前服。

梅花汤　治三消渴利，神。

糯谷_{旋炒作爆蓬}　桑根白皮_{厚者切细，等分}

上每用秤一两许，水一大碗，煮取半碗，渴则饮，不拘时。

猪脊汤　治三消渴疾。

大枣_{四十九枚，去皮核}　新莲肉_{四十九粒，去心}　西木香_{一钱半}　甘草_{二两，炙}

上用雄猪脊骨一尺二寸同煎药，用水五碗，于银石器煮，去肉骨，滤滓，取汁一碗，空服任意呷服。忌生冷盐藏等物，以滓减去甘草一半，焙干为末，米汤调服，不以时。

八味圆　治消渴小便多，以饮水一斗，利小便反倍之。

泽泻　茯苓　牡丹皮_{各三两}　桂心　附子_{炮去皮脐，各一两}　山茱萸　山药_{各四两}　熟地黄_{八两}

上为末，蜜丸梧子大，每服五十丸，米汤下，食前服。

文蛤散　治渴，欲饮水不止。

文蛤_{即五倍子最能回津，本草在海蛤文甚失其性，识者当自知之}

上一味为末，以水饮任调方寸匕，不以时。

乌梅木瓜汤　治酒食过度，中焦蕴热，烦渴枯燥，小便并多，遂成消中。兼治瘴渴，所谓瘴渴者，北人往南方瘴地，多有此疾。

木瓜干　乌梅打破不去仁　麦蘗炒　甘草　草果去皮，各半两

上剉散，每服四大钱，水盏半，姜五片，煎七分，去滓，不以时候。

羊乳圆　治岭南山瘴风热毒气，入肾中，变寒热脚弱，虚满而渴。

黄连不拘多少为末　生瓜蒌根汁　生地黄取汁　羊乳五羊乳牛乳人乳亦得

上以三汁搜和，为丸如梧子大，每服米饮下三五十丸。一法，浓煮小麦粥饮下。

渴疾　有人依山谷方，单用菟丝子酒浸透，直尔抄服，甚效。亦有将黄芪六两，甘草一两，作六一汤服之，尤效。又渴人病愈，须预防发痈疽，宜服忍冬圆。

忍冬圆

忍冬草不以多少，根茎花朵皆可用。一名老翁须、一名蜜啜花、一名金银花，以洗净用之。

上以米曲酒，于瓶内浸，以糠火煨一宿，取出晒干，入甘草少许为末，即以所浸酒为糊，丸如梧子大，每服五十丸至百丸，酒饮任下，不以时。此药不特治痈，亦能止渴，并五痔诸漏。

麦门冬煎　治诸渴。

麦门冬去心　人参　黄芪各二两　白茯苓　山茱萸　山药　桂心各一两半　黑豆三合，煮去皮，别研

206

上为末，地黄自然汁二碗，牛乳二盏，熬为膏，丸如梧子，大麦煮饮下五十丸。

竹龙散 治消渴。

五灵脂半两　黑豆半两，生去皮

上为末，煎冬瓜子汤，调下二钱。

澄源丹 治三消渴疾，神妙。

牡蛎粉　苦参　密陀僧　知母　水银以白蜡半分结砂五味，各一两　瓜蒌根一两半　黄丹一两，与水银砂同研

上为末，男子用雌猪肚一个，女人用雄猪肚一个，入药在内，以线缝定，用绳缚在新砖上，别用生瓜蒌根半斤，切碎同煮，早辰至午时，取药出，不用瓜蒌根，只烂研猪肚和药，为丸如梧子大，每服三十粒，食前米汤下，日三服。十日可去病根。

料　简

或云，渴无外所因，且伤寒脉浮而渴，属太阳，有汗而渴，属阳明，自利而渴，属少阴，及阳毒伤寒，倍重燥盛而渴甚者，有中暑伏热，累取不差而渴者，有瘴毒气染寒热而渴者，得非外因，治法如伤寒论中，不复繁引。酒煮黄连丸，治中暑热渴最妙。又有妇人产蓐，去血过多而渴者，名曰血渴，非三消类，不可不审。

五　疸　叙　论

古方叙五种黄病者，即黄汗、黄疸、谷疸、酒疸、女劳疸是也。观《别录》，则不止于斯，然疸与黄，其实一病，古今立名异耳。黄汗者，以胃为脾表，属阳

明，阳明蓄热，喜自汗，汗出，因入水中，热必郁，故汗黄也，黄疸者，此由暴热，用冷水洗浴，热留胃中所致，以与诸疸不同，故用黄字目之。又云，因食生黄瓜，气上熏所致，人或疑其不然，古贤岂妄诠也，必有之矣，谷疸者，由夫肌发热，大食伤胃气，冲郁所致；酒疸者，以酒能发百脉热，由大醉当风入水所致；女劳疸者，由大热，交接竟入水，水流湿入于脾，因肾气虚，胜以所胜克入，致肾气上行，故有额黑身黄之证，世谓脾肾病者，即此证也。其间兼渴与腹胀者，并难治，发于阴，必呕，发于阳，则振寒，面微热，虽本于胃气郁发，土色上行，然发于脾，则为肉疸，发于肾，则为黑疸。若论所因，外则风寒暑湿，内则喜怒忧惊，酒食房劳，三因悉备，世医独丽于伤寒论中，不亦滥矣，学者宜识之。

黄 汗 证 治

病者身体肿，发热，不渴，状如风水，汗出，染衣色正黄，如蘗汁，名曰黄汗。

桂枝加黄芪五两汤　治黄汗，身肿汗出，出已辄轻，久久必身𥄵，胸中痛，腰以下无汗，腰髋弛痛，如有物在皮中，剧者不能食，烦躁，小便不利。

桂枝去皮　芍药各三两　甘草二两，炙　黄芪五两

上为剉散，每服四钱，水盏半，姜五片，枣三枚，煎七分，去滓，温服。仍饮热粥以助药力，温覆取微汗，未汗，又服。

黄芪苦酒汤　治身体洪肿，发热自汗，汗如蘗汁，

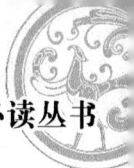

其脉沉。

黄芪五两　芍药三两　桂心三两

上为剉散，每服四钱，苦酒三合，水一盏半，煎至七分，去滓，不以时服。初服，当心烦，以苦酒阻故也，至六七日，稍自愈。

黄 疸 证 治

病者发黄，身、面、眼，悉黄如金色，小便如浓煮蘗汁，名曰黄疸。

麻黄醇酒　治伤寒瘀血不解，郁发于表，发为黄疸，其脉浮紧者，以汗解之。

麻黄三两，去节

上一味，以醇酒五升，煮取二升，每服一盏，温服。汗出，愈。秋冬用酒煮，春夏用水煮。

谷 疸 证 治

病者发黄，内热，食则腹满，眩晕，谷气不消，胃中苦浊，浊气下流，小便不通，阴被其寒，热流膀胱，身体尽黄，名曰谷疸。

谷疸圆　治胃蓄瘀热，气浊，食谷不消，大小便不利，胀满不下食，趺阳脉聚而数，亦治因劳发热，热郁发黄。

苦参三两　龙胆草一两　栀子去皮炒，半两　人参三分

上为末，以猪胆汁入熟蜜少许，搜和，丸如梧子大，以大麦煮饮下五十丸，日三，不知，稍加之。

红圆子　最治谷疸，以生姜甘草汤下。（方见霍乱

门）

酒疸证治

五疸唯酒疸变证最多，盖酒之为物，随人性量不同，有盈石而不醉者，有濡吻而辄乱者，以酝酿而成，有大热毒，渗入百脉为病，则不特发黄，溢于皮肤，为黑为肿，流于清气道中，则眼黄鼻痛，种种不同，故方论中，酒疸外有肉疸、黑疸、癖疸、劳溢，乃至令人恍惚失常等，数证不同。

半夏汤 治酒疸，发黄，身无热，靖言了了，腹满欲呕，心烦，足热，或成癖癖，心中懊恢，其脉沉弦，或紧细。

半夏洗去滑　茯苓　白术各三两　前胡　枳壳麸炒去瓤甘草炙　大戟炒，各二两　黄芩　茵陈　当归各一两

上为剉散，每服四大钱，水一盏半，姜三片，煎七分，去滓，空腹服。

二石散 治肉疸，饮少，小便多，如白泔色，因酒所致，其脉弦滑。

凝水石煅水飞　白石脂煅　瓜蒌根　桂心各一两一分菟丝子酒浸，别研　知母各三分

上为末，每服二钱，大麦饮调下。

桂术汤 治酒疸，因下后，久久为黑疸，目青，面黑，心中如啖韭蒜状，大便正黑，皮肤不仁，其脉微而数。

桂心　白术各一两　枳实麸炒去瓤　京豉　干葛　杏仁　甘草各半两

三因极一病证方论

上为剉散，每服四钱，水一盏，煎七分，去滓，食前服。

当归白术汤 治酒疸发黄，结饮癖在心胸间，心下纵横坚满，骨肉沉重，逆害饮食，小便赤黄，此由本虚，饮食生冷，与脾胃痰结所致，其脉弦涩方。

白术 茯苓各三两 当归 黄芩 茵陈各一两 前胡 枳实麸炒去瓤 甘草炙 杏仁麸炒去皮尖，各二两 半夏汤洗七次，二两半

上剉散，每服四大钱，水二盏，姜七片，煎七分，去滓，食前服。

人参饮 治饮酒房劳，酒入百脉，令人恍惚失常。

人参 白芍药 瓜蒌根 枳壳麸炒去瓤 茯神 酸枣仁 甘草炙，各一两 熟地黄二两

上剉散，每服四大钱，水一盏，煎七分，去滓，食后、临卧温服。

如神散 治酒毒不散，发黄，久久浸渍，流入清气道中，宜引药纳鼻，滴出黄水，愈。

苦瓠子去皮 苦胡芦子去皮，各三七个 黄黍米三百粒 安息香二皂子大

上为末，以一字搐入鼻中，滴出黄水一二升。忌勿吹，或过多，即以黍穰烧灰、麝香末各少许，搐鼻，立止。

女劳疸证治

夫交接输泻，必动三焦，上焦属心，中焦属脾，下焦属肾，动则热，热则欲火炽，因入水中，中焦热郁，

故能发黄，下焦气胜，故额黑，上焦走血随瘀热行，大便溏黑，贵胜人有男女同室而浴者，多成此病，摄生之人，不可不知。

滑石石膏散 治女劳疸，身黄额黑，日晡发热恶寒，小腹急，足下热，其脉浮紧，腹或满者，难治。

滑石　石膏煅，各等分

上为细末，以大麦粥饮调下二钱匕，日三四，小便极利，则差。

消石矾石散 治女劳疸，其腹胪胀，膀胱急，欲作水状，大便黑者，非水。其脉滑腹满者，难治。

消石煅汁尽　矾石煅汁尽

上为末，每服二大钱，大麦汁调下，日三，重衣覆，取汗，病随大小便出，大便黑，小便黄，是效。

杂劳疸证治

五疸之外，有时行瘴疟风寒暑湿等证，疸不同。

茵陈栀子圆 治时行病，急黄，及瘴疟疫疠。

茵陈　栀子去皮尖　芒硝　杏仁去皮尖，炒，各三分　豆豉二分半，汤浸软，别研　恒山　鳖甲醋炙，各半两　巴豆去皮压去油，一分　大黄蒸，一两一分

上为末，饧饴为丸，如梧子大，每服三丸，饮下，吐利为效。未知，加一丸，觉体气有异，急服之，妙。

艾煎圆 治因伤风瘀热不解，发于风疸，举身皆黄，小便或黄或白，寒热好卧，不欲动，其脉阳浮

阴弱。

生艾三月采一束，捣取汁，铜器煎如膏　　大黄蒸　黄连炒

瓜蒌根　凝水石煅　苦参　葶苈纸隔炒，各等分

上为末，以艾膏和得所，丸如梧子大，初服六七

丸，渐加至二十丸。有热，加苦参；渴，加瓜蒌根；小

便涩，加葶苈；小便多，加凝水石；小便白，加黄连；

大便难，加大黄，所加并倍之。

五苓散　治伏暑郁发黄，小便不利，烦渴，用茵陈

煎汤调下。（方见伤暑门）

矾石滑石散　治湿疸，始得之，一身尽疼，发热，

面色黑黄，七八日后，壮热，热在里，有血下如豚肝

状，小腹满者，急下之，身目尽黄，小便不利，其脉

沉细。

矾石煅　滑石各等分

上为末，每服二大钱，大麦粥饮调下，日三服。食

前，便利如血者，效。或汗，愈。

苦参散　治人无渐忽然振寒，皮肤曲尘出，小便赤

涩，大便时秘，气无异，饮食不妨，服诸汤不除，因为

久黄方。

苦参　黄连　瓜蒂　黄柏去皮　大黄蒸，各一分　葶

苈炒，半两

上为细末，每服一大钱，饮调服，当吐下，随时消

息加减。

小半夏汤　治黄疸，小便色不异，欲自利，腹满而

喘者，不可除热，热去必哕。

半夏汤洗七次

上为剉散，每服三钱，水二盏，姜十片，煎七分，去滓，不拘时。

养荣汤　治五疸，脚弱，心忪，口淡，耳响，微寒，发热，气急，小便白浊，当作虚劳治之。（方见虚损门）

卷之十一

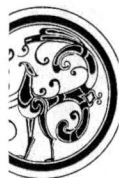

胀 满 叙 论

《内经》有鼓胀，《太素》作谷胀，治法虽详，而不论其所因，原其胀满之端，皆胃与大肠二阳明为二太阴之表，大抵阴为之主，阳与之正，或脏气不平，胜克乘克，相感相因，致阴阳失序，遂有此证。假如怒伤肝，肝克脾，脾气不正，必胀于胃，名曰胜克。或怒乘肺，肺气不传，必胀于大肠，名曰乘克。忧思聚结，本脏气郁，或实或虚，推其感涉，表里明之，皆内所因；或冒寒暑风湿，随其经络，传至阳明，致胀满者，属外所因，饮食饥饱，生冷甜腻，聚结不散，或作痞块，膨胀满闷，属不内外因；当知胀满，该涉三因，须以人迎气口分其内外，脉息虚实审其温利，详而调之，无失机要，不尔，则为腹心痼疾，坐受困踣，不可不谨。

胀 满 证 治

论云，五积久而必心腹胀满，且五积以五脏气不平，肝为肥气，心为伏梁，肺为息贲，脾为痞气，肾为奔豚，皆聚结痞块，随所生所成之日，分推而究之，皆喜怒忧思，乘克胜克，相因相感，如斯等类，从五积法治之可也。但内所因，不待成积，即为胀满，亦当随其脏气而平治之，所谓虚实补泻，太过不及，以经调治。

大半夏汤　治肝气不平，胜克于脾，脾郁不行，结聚涎沫，闭于脏气，腑气不舒，胃则胀满，其脉弦迟，故知中虚胃冷胀满，可服此下气进食。

半夏<small>洗七次，汤去滑</small>　桂心<small>各五两</small>　附子<small>炮去皮脐</small>　人参　甘草<small>炙</small>　厚朴<small>姜制炒</small>　当归　茯苓　枳实<small>麸炒去瓤，各三两</small>　川椒<small>炒出汗，去合口者，八百粒</small>

上为剉散，每服四大钱，水一盏半，姜五片，枣三枚，煎七分，去滓，食前服。

千金温胃汤　治忧思聚结，脾肺气凝，阳不能正，大肠与胃气不平，胀满冲咳，食不得下，脉虚而紧涩。

附子<small>炮去皮脐</small>　当归　厚朴<small>去皮生用</small>　人参　橘皮　白芍药　甘草<small>炙，各一两</small>　干姜<small>一两一分</small>　川椒<small>炒出汗，去合口者，三分</small>

上为剉散，每服四大钱，水二盏，煎七分，去滓，食前服。

附子粳米汤　治忧怒相乘，神志不守，思虑兼并，扰乱脏气，不主传导，使诸阳不舒，反顺为逆，中寒气胀，肠鸣切痛，胸胁逆满，呕吐不食。

附子<small>一个，生去皮脐，虚人略炮</small>　半夏<small>汤洗七次</small>　粳米<small>各三钱半字</small>　甘草<small>炙，一钱一字</small>　干姜<small>一分，《千金方》如此。</small>

上剉散，每服四大钱，水二盏，枣三个，煎七分，去滓，食前服。

七物厚朴汤　治腹满发热，以阳并阴，则阳实而阴虚，阳盛生外热，阴虚生内热，脉必浮数，浮则为虚，数则为热，阴虚不能宣导，饮食如故，致胀满者为热胀。

厚朴姜制炒，一两　甘草炙　大黄蒸，各三钱三字　枳实麸炒去瓤，半两　桂心一分

上为剉散，每服四大钱，水盏半，姜七片，枣三个，煎七分，去滓，食前服。呕者加半夏一分；利者，去大黄；寒多，加生姜十片，煎。

麝香绵灰散　治腹虚胀满，朝缓暮急，服诸药不差，恶风，不能宣泄，膨膨鼓胀。

寒蚕绵烧灰，半两　麝香半钱，别研

上研细，令匀，每服一大钱匕，浓煎薄荷汤调下，酒服尤佳，不以时。一法有干漆，炒大烟出，量虚实用之，虚则不可用。

温中汤　治虚人、老人饮啖生冷，多致腹胀，心下痞满，有妨饮食，或刺痛、泄利、气痞、滞闷。

厚朴去皮细剉　甘草剉细　生姜洗切　青州枣切，各等分

上上二件，捣令得所，方入生姜，又杵令匀，取出，同枣焙，令泡泡微燥，却入锅内，慢火炒至紫色，又焙干为细末，每服一大钱，擦生姜少许，沸汤点，空腹服，以知为度。气味殊美，兼能愈疾，又易修合。

料　简

上件诸方，如内因与不内外因，皆可选用，若外因伤风伤寒，传至阳明经，腹胀，可以大承气、杏子汤等，各见本门。湿胀，术附汤加茯苓、桂心；暑胀，黄龙丸，皆良药也。更有脚气支满，脾横泄，及五疸石

水，妇人肠覃血膨，或单单腹胀之证，治之各见本门。学者当审详为治，无致混滥，失其机要也。

霍乱叙论

夫霍乱之病，为卒病之最者，以人起居无他，挥霍之间，便至变乱，闷绝不救，甚为可畏，临深履危，不足以谕，有生之流，不可不达其旨趣，盖其病因，涉于内、外、不内外，三种具备。而读《伤寒论》者，见有本是霍乱，今是伤寒之说，便谓霍乱即伤寒，殊不知因伤寒致霍乱，只是外因一证尔，况风暑湿皆有此证，殊不知喜怒忧思，饮食饥饱，皆能致霍乱之证，故不得不备论。

霍乱诸证

霍乱者，心腹卒痛，呕吐，下利，增寒，发热，头痛，眩晕，先心痛，则先吐，先腹痛，则先下，心腹俱痛，吐利并作，甚则转筋，入腹则毙，霍乱恶证，无越于斯，此盖阴阳反戾，清浊相干，阳气暴升，阴气顿坠，阴阳痞隔，上下奔逸，扶救不先，治之唯宜温暖，更详别三因，随内外以调之，不尔，则坐视困踣也。

霍乱外因证治

诸恶风、恶寒、有汗、无汗、重着、烦毒，皆外所因。盖伤风则恶风有汗，伤寒则恶寒无汗，冒湿则重着，伤暑则热烦，此虽常论，挥霍之间，仓卒不辨，遂致错误，乱经反常，为害不浅，岂止本为霍乱，今是伤寒而已哉，当随外所因治之乃可。

理中汤　治霍乱，吐下，胀满，食不消，心腹痛。

人参　干姜炮　白术　甘草炙，各三两

上为剉散，每服四大钱，水一盏，煎七分，去滓，食前，远行防霍乱，炼蜜和丸如梧子大，每服三五十丸。如作散，每服方寸匕，酒调下亦得。若转筋者，加石膏煅三两；若脐上筑者，肾气动也，去术，加桂心四两，肾恶燥，故去术，恐作奔豚，故加桂；吐多者，去术，加生姜三两；下多者，复用术；悸者，加茯苓二两；渴欲得水，加术，合前成四两半；腹中痛加人参，合前成四两半；若寒者，加干姜，合前成四两半；腹满者，去术，加附子；服药后，食顷，食热粥一碗，微自温覆，勿发揭衣被。哕，则加丁香，吐利止，身体痛不休者，审其原因，以和解之。如初因伤风用桂枝之类，所谓治有本也。

外 因 料 简

凡外所因，必自经络传入脏腑，须以脉证推其所因，随经调之，则尽善矣。假如伤寒，在太阴经，当用四逆汤；少阴经，当用附子麻黄汤；厥阴经，当用理中汤。若在太阳经，还用麻黄汤；阳明经，养胃汤；少阳经，小柴胡汤。风暑湿亦然，风，则桂枝汤；暑，则香薷饮，五苓散；湿，则苓术汤，渗湿汤，皆可于诸门随证检用，不复繁引。

霍乱内因证治

诸大喜伤心，则气散；大怒伤肝，则气激；忧伤肺，则气聚；思伤脾，则气结；恐伤肾，则气却；惊伤胆，则气乱。脏气既郁，聚结涎饮，痞隔不通，遂致满闷，随其胜复，必作吐利，当从外所因治之。

七气汤 治喜怒忧思悲恐惊七气郁发，致五脏互相刑克，阴阳反戾，挥霍变乱，吐利交作，寒热，眩晕，痞满，咽塞。

半夏汤洗，五两　厚朴姜制　桂心各三两　茯苓　白芍药各四两　紫苏叶　橘皮各二两　人参一两

上为剉散，每服四钱，水盏半，姜七片，枣一个，煎七分，去滓，空腹服。

胃气圆 治忧思过度，脾肺气闭，聚结涎饮，留滞肠胃，气郁于阴，凝寒于阳，阴阳反戾，吐利交作，四肢厥冷，头目眩晕。或复发热，兼治老人胃寒，大便反秘，妊娠恶阻，全不纳食。

硫黄不拘多少，猪脏内缚两头，以米泔、酒、童子小便各一碗，煮干一半取出，洗断秽气控干，秤十两　半夏汤洗去滑，秤五两　白茯苓　人参各一两　石膏一分煅，一法同硫黄煮

上为末，生姜自然汁释炊饼，糊为丸如梧子大，每服五十丸至百丸，空腹，米汤入少生姜汁下。

真珠散 治喜怒不常，忧思兼并，致脏气郁结，留积涎饮，胸腹满闷，或复疞痛，憎寒，发热，吐利交作。

附子一个，一生一炮，各去皮脐　半夏汤二十一次洗去滑，一两半　滑石　成炼钟乳各半两　辰砂三分，别研

上为末，每服二钱，水二盏，姜七片，藿香两三叶，蜜半匙，煎七分，食前冷服。小便不利，加木通茅

根煎。

不内外因证治

诸饱食脍炙，恣飡乳酪，水陆珍品，脯醢杂淆，快饮寒浆，强进旨酒，耽纵情欲不节，以胃为五脏海，因脾气以运行，胃既膜胀，脾脏停凝，脏气不行，必致郁发，遂成吐利，当从不内外因治之。

红圆子 治脾胃虚冷，饮食不节，宿食留饮，聚癖肠胃，或因气不调，冲冒寒湿，忽作霍乱，吐利并作，心腹绞痛，肠胃缠刺，疲尔不胜。

蓬术剉 三棱剉，各二两，同以米醋煮一伏时 胡椒一两 青皮三两，炒 阿魏一分

上为末，醋化阿魏，入陈米粉为糊，丸如梧子大，矾朱为衣，每服一百丸至二百丸，煎生姜甘草汤下。

胡椒汤 治霍乱，吐利为佳。

胡椒七粒 绿豆三七粒

上为末，煎木瓜汤调下。

诃子散 治老幼霍乱吐利，一服取效。（方见九痛门）

霍乱凡例

转筋者，以阳明养宗筋，属胃与大肠，令暴下暴吐，津液顿亡，外伤四气，内积七情，饮食甜腻，攻闭诸脉，枯削于筋，宗筋失养，必致挛急，甚则卵缩舌卷，为难治。

木瓜汤 治霍乱，吐下不已，举体转筋，入腹则

闷绝。

木瓜干一两　吴茱萸半两，汤七次　茴香一分　甘草炙，一钱

上为剉散，每服四大钱，水一盏半，姜三片，紫苏十叶，煎七分，去滓，食前服。

烦渴者，以阴阳反戾，清浊相干，清气干浊，水与谷并，小便秘涩，既走津液，肾必枯燥，引水自救，烦渴必矣。

茯苓泽泻汤　治霍乱，吐利后，烦渴欲饮水。

茯苓八两　泽泻四两　甘草炙，二两　桂心二两　白术三两

上为剉散，每服四大钱，水一盏，姜三片，煎七分，去滓，食前服。一方有小麦五两。

水浸丹　治伏暑伤冷，冷热不调，霍乱，吐利，口干，烦渴。

黄丹一两一分，炒　巴豆二十五个，去皮心

上同研匀，用黄蜡熔作汁，和为丸如梧子大，每服五丸，以水浸少顷，别以新汲水吞下，不以时候。

干霍乱者，忽然心腹胀满，绞刺痛疼，蛊毒烦冤，欲吐不吐，欲利不利，状若神灵所附，顷刻之间，便致闷绝，亦涉三因，或脏虚，或肠胃素实，故吐利不行。

盐汤　治干霍乱及蛊毒，宿食不消，积冷，心腹烦满，鬼气。

至咸盐汤三升，热饮一升，刺口，令吐宿食，使尽，不吐，更服，吐讫，复饮，三吐乃止，此法大胜诸治。俗人以为田舍浅近，鄙而不用，守死而已，凡有此

病，即先用之。

呕 吐 叙 论

呕吐虽本于胃，然所因亦多端，故有寒热、饮食、血气之不同，皆使人呕吐。据论云，寒气在上，忧气在下，二气并争，但出不入，此亦一涂，未为尽论，且如气属内因，则有七种不同，寒涉外因，则六淫分异，皆作逆，但郁于胃则致呕，岂拘于忧气而已。况有宿食不消，中满溢出，五饮聚结，随气番吐，痼冷积热，及瘀血凝闭，更有三焦漏气走哺，吐利泄血，皆有此证，不可不详辨也。

寒 呕 证 治

病者胃中寒，心下淡淡，四肢厥冷，食既呕吐，名曰寒呕。或因伤食，多致伤胃气，或因病曾经汗下，致胃气虚冷之所为也。

四逆汤 治寒呕，脉弱，小便复利，身有微热，见厥者难治。

甘草一钱，炙　干姜三钱三字　附子六钱，重生，去皮脐

上为剉散，每服三钱重，水二盏，煎七分，去滓，食前温服。

生硫黄圆 治同前。

硫黄不拘多少

上一味，以柳木槌研细，生姜汁释炊饼，糊为丸，如梧子大，每服五十丸，米汤下，食前。

灵液丹 治胃中虚寒，聚积痰饮、食饮不化，噫醋

停酸，大便反坚，心胸胀满，恶闻食气，妇人妊娠恶阻，呕吐不纳食者。

硫黄打碎　附子去皮脐，切如绿豆大，各一两　绿豆四两，用水一碗煮，干焙

上为末，生姜自然汁煮面，糊为丸，如梧子大，每服五十丸，米汤下，食前服。

热 呕 证 治

病者胃中夹热，烦躁，聚结涎沫，食入即吐，名曰热呕。或因胃热伏暑，及伤寒伏热不解，湿疸之类，皆热之所为也。

小柴胡汤　治热呕。（方见伤寒门）

治法曰，病者常发汗，令阳微，膈气虚，脉乃数，数为客热，不能消谷，胃中虚冷，故吐，当作寒呕治之，不可用此。

痰 呕 证 治

病者素盛今瘦，肠中沥沥有声，食入即呕，食与饮并出，名曰痰呕。或因气郁，涎结于胃口，或因酒食甜冷，聚饮之所为也。

大半夏汤　治心气不行，郁生涎饮，聚结不散，心下痞硬，肠中沥有声，食入即吐。

半夏二两，汤洗十次完用　人参三钱三字，切

上分四服，每服水三盏，蜜二钱重，和水，扬令匀，入药，煎至六分，去滓，温服。一法，有生姜七片，治法曰，呕家先渴，今反不渴者，以心下有支饮故

也，治属支饮。

茯苓泽泻汤　治同前。（方见霍乱门）

食 呕 证 治

病者胸腹胀闷，四肢厥冷，恶闻食臭，食入即呕，朝食暮吐，暮食朝吐，名曰食呕，此由饮食伤脾，宿谷不化之所为也。

大养胃汤　治饮食伤脾，宿谷不化，朝食暮吐，暮食朝吐，上气复热，四肢冷痹，三焦不调，及胃虚寒气在上，忧气在下，二气并争，但出不入，呕不得食。

厚朴去皮　生姜各二两　肥枣三两，剉，同上三味炒　白术　山药炒　人参　川芎　橘皮　当归　五味子　藿香　甘草炙　枇杷叶刷毛姜炙　黄芪各一两

上为剉散，每服四钱，水一盏半，姜三片，枣一个，煎七分，去滓，空腹服，或为细末，米汤调下，亦快。

治中汤　治同前，兼治中寒，饮食不化，吞酸呃呃，食则膨亨，腹满，呕逆。

人参　白术　干姜炮　甘草炙　青皮　陈皮各等分

上为剉散，每服四大钱，水一盏半，煎七分，去滓，大便秘，入大黄棋子大两枚。

血 呕 证 治

病者心下满，食入即呕，血随食出，名曰血呕，此由瘀蓄冷血，聚积胃口之所为也。

茯苓汤　治忧怒兼并，气攻血溢，停留胃管，嗳闻

血腥，呕吐食饮，及妊娠中脘宿冷，冷血侵脾，恶闻食气，病名恶阻。

半夏三两，汤洗十次　茯苓　熟地黄各一两八钱　橘皮　细辛　人参　芍药　川芎　旋覆花　桔梗　甘草炙，各一两二钱

上为剉散，每服四大钱，水二盏，姜七片，煎七分，去滓，空腹服。有客热烦渴口疮者，去橘皮、细辛，加前胡、知母。肠冷下利者，去地黄，入桂心炒。胃中虚热，大便秘，小便涩，去地黄，加大黄一两八钱，黄芩六钱。

当归汤　治三焦虚损，或上下发，泄吐唾血，皆从三焦起，或因热损发，或因酒发，悉主之。

当归　干姜炮　熟地黄　蘗皮　小蓟　羚羊角镑　阿胶炒，各三钱三字　白术　芍药各半两　黄芩　甘草炙，各一分

上为剉散，每服三钱，水二盏，竹茹一块如指大，煎至八分，去滓，入伏龙肝半钱匕，头发灰半钱匕，蒲黄半钱匕，又煎至七分，不以时候服。

气呕证治

病者心膈胀满，气逆于胸间，食入即呕，呕尽却快，名曰气呕。胃者足阳明，合荣于足，今随气上逆，结于胃口，故生呕病也。

茱萸人参汤　治气呕，胸满，不纳食，呕吐涎沫，头疼。

吴茱萸汤洗数次，五两　人参三两

上为㕮散，每服四大钱，水一盏半，姜五片，枣三枚，煎七分，去滓，不以时服。

藿香汤 治心下虚满，饮食不入，时时呕吐，悒悒短气，或大病将理不复，胃气无以养，日渐羸弱。

藿香 人参 桂心 桔梗 木香 白术各半两 茯苓半两 枇杷叶十片，去毛 半夏一两，汤洗，用姜汁制

上为㕮散，每服五钱，水二盏，入炒姜丝一分，煎七分，去滓，食前服。

漏 气 证 治

病者身背皆热，肘臂挛痛，其气不续，膈间厌闷，食入，则先吐而后下，名曰漏气。此因上焦伤风，开其腠理，上焦之气，慓悍滑疾，遇开即出，经气失道，邪气内着，故有是证。

麦门冬汤 治上焦伏热，腹满不欲食，食入胃未定，汗出，身背皆热，或食入，先吐而后下，名曰漏气。

麦门冬去心 生芦根 竹茹 白术各五两 甘草炙 茯苓各二两 橘皮 人参 萎蕤各三两

上为㕮散，每服四大钱，水一盏半，姜五片，陈米一撮，煎七分，去滓，热服。

走 哺 证 治

病者下焦实热，大小便不通，气逆不续，呕逆不禁，名曰走哺。此下焦气，起于胃下口，别入回肠，注于膀胱，并与胃传糟粕而下大肠，令大小便不通，故知

下焦实热之所为也。

人参汤　治下焦伏热，气逆不续，大小便不通，呕吐不禁，名曰走哺。

人参　萎蕤　黄芩　知母　茯苓各三钱　白术　橘皮　生芦根　栀子仁各半两　石膏煅，一两

上为剉散，每服四钱，水一盏半，煎七分，去滓，温服。

厚朴汤　治干呕，呕而不逆，热少冷多，好唾白沫清涎，噫气吞酸，此由上焦闭寒。

厚朴姜制　白茯苓　川芎　白术　玄参　吴茱萸汤洗，各半两　桔梗　附子炮去皮脐　人参　橘皮各三钱三字

上为剉散，每服四大钱，水一盏半，姜五片，煎七分，去滓，温服。

三物猪苓散　治呕吐病在膈上，思水者，是欲解也。

猪苓去皮　白茯苓　白术各等分

上三味，末之，饮服方寸匕。

凡　例

凡先呕却渴者，此为欲解，先渴却呕者，为水停心，此属饮家。又伤寒差后，余热在胃呕者，依伤寒后证治之，若脚弱脾疼而呕者，此脚气内攻，宜急依脚气门治之。更有妇人怀娠恶阻呕吐，亦各从其门类。或中毒而呕，以解毒药解之；酒家呕吐，当以解醒药解之；其如三焦漏气走哺呕吐，则见上门；泄利，则见下利门，各从其类也。然呕不得轻用利药，唯腹满，则视其

前后何部不利，利之即愈。

哕 逆 论 证

哕者，咳逆也，古方则谓之哕。凡吐利后，多作哕，大率胃实即噎，胃虚则哕，此由胃中虚，膈上热，故哕，或至八九声相连，收气不回，至于惊人者，若伤寒久病，得此甚恶，《内经》所谓坏府者是也。杨上善释云，津泄者，知盐器之漏；声嘶者，知琴弦之绝；叶落者，知槁木之摧；举此三物衰坏之微以比哕，故知是病深之候也。亦有哕而心下坚痞眩悸者，以膈间有痰水所为，其他病则各有治法。

哕 治 法

橘皮竹茹汤　治咳逆呕哕，胃中虚冷，每一哕至八九声相连，收气不回，至于惊人。

橘皮二两　人参一两　甘草炙，半两

上为剉散，每服四钱，水一盏半，竹茹一小块，姜五片，枣二个，煎七分，去滓，不以时服。

羌活散　止咳逆。

羌活　附子炮去皮脐　茴香炒，各半两　木香　干姜炮丁香各一两

上为末，每服二钱，水七分盏，盐少许，煎数沸，空腹服。

丁香散　治咳逆噎汗。

丁香　柿蒂各一钱　甘草炙　良姜各半钱

上为末，用热汤点二钱，乘热服，不以时。

又一方产后咳逆。（方见妇人门）

醋咽证治

夫中脘有饮则嘈，有宿食则酸，食后噫醋吞酸，皆宿食证，俗谓之咽酸是也。

曲术圆 治中脘有宿食留饮，酸蜇心痛，口吐清水，嗳宿腐气者。

神曲炒三两　苍术泔浸三宿，洗净晒干，炒一两半　陈皮一两

上为末，生姜汁别煮神曲末，糊为丸，如梧子大，每服三五十丸，姜汤下，不以时服。

五百圆 治宿食留饮，聚积中脘，噫臭吞酸，心腹疼痛，并疗中虚积聚，及脏腑飧泄，赤白痢下。

丁香　巴豆去皮别研　缩砂仁　胡椒　乌梅去核

上件各一百个为细末，炊饼糊为丸，如绿豆大，每服五七丸，熟水下，食后临卧服。

犨饪叙论

夫犨饪之邪，从口入者，宿食也。盖五味入口，所以滋养五脏，得之则生，不得则死，伤之则反为生害，所以宿食为杂病之先。若五脏不平，食不输化，血凝气滞，群证蜂起，皆宿食所为也。治之，当量其脏腑虚实浅深为治，养生方，戒不得用巴豆，令服青木香丸。如有食癖，非巴豆不克，所谓扰乎可扰，扰亦无扰。

木香丸用牵牛，牵牛最泻人肾，不徒不能消食积，而又害于元精，识者知之。其病头痛，恶风，憎寒，心

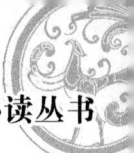

腹胀满，下利，不欲食，吞酸，噫宿腐气。若胃实热，食反留滞，其脉数而滑，宜下之，愈。若脾虚，其脉浮大，按之反涩，尺中亦微涩，宜温药消。

縈 气 治 法

如神木香圆 治縈气聚结癥瘕，胸胁闷痛，或吐酸水，食后噫作生熟气，腹胀泄泻，及四肢浮肿。

木香 硇砂滴淋控干 蓬术炮 胡椒 半夏浆水煮 干漆炒大烟尽，各半两 缩砂仁 桂心 青皮各三两 附子炮去皮脐 三棱醋煮一宿，各一两 白姜炮，一两

上为末，蜜丸如梧子大，每服三五十丸，生姜橘皮汤下，空心服。

感应圆（太乙神明再造） 治虚中积冷，气弱有伤，不能传化，心下坚满，两胁膨胀，心腹疼痛，噫宿腐气，及霍乱吐泻，或复迟涩，久利赤白，脓血相杂，米谷不消，久病形羸，面黄，口淡，不能饮食。

肉豆蔻 川姜炮 百草霜各二两 木香一两半 荜澄茄 京三棱炮，各一两 巴豆一百粒，去皮心别研 杏仁一百粒，去皮尖别研 酒蜡四两 油一两 丁香一两

上除巴豆、杏仁外，并为细末，次下巴豆、杏仁等，和匀，先将油煎蜡，令熔化，倾在药末内，和成剂，入臼内，杵千余下，旋丸如绿豆大，每服三五丸，熟水吞下，食后临卧服。小儿，如黍米大二三丸。

泄 泻 叙 论

方书所载泻利，与经中所谓洞泄、飧泄、溏泄、溢

泄、濡泄、水谷注下等，其实一也，仍所因有内、外、不内外差殊耳。经云，寒甚为泄，春伤风，夏飧泄。论云，热湿之气，久客肠胃，滑而利下，皆外所因；喜则散，怒则激，忧则聚，惊则动，脏气隔绝，精神夺散，必致溏泄，皆内所因；其如饮食生冷，劳逸所伤，此不内外因，以此类推，随证主治，则不失其病源也。

虚寒泄泻治法

桂香圆 治脏腑虚，为风湿寒所搏，冷滑注下不禁，老人、虚人危笃累效。

附子炮去皮脐　肉豆蔻炮　白茯苓各一两　桂心　白姜炮　木香炮，各半两　丁香一分

上为末，糊丸如梧子大，米汤下五十丸，空腹服。

香朴圆 治肠胃虚冷，泄泻注下无度，脾虚气闭，不进饮食。

厚朴五两，姜汁制炒　白术三两　茴香炒　陈皮各三两　诃子炮去核　赤石脂煅，各一两半

上为末，面糊丸如梧子大，空服米汤下五十丸，常服暖肠胃。

健脾圆 治虚劳羸瘦，身重，胃冷，饮食不消，泄泻不止，或作滞下，久变五色秽臭。

钟乳粉　赤石脂煅，各一两半　枯矾　干姜炮　苁蓉酒浸　石斛酒浸　五味子　桂心　泽泻　桑上寄生　远志去心炒　人参　柏子仁　当归　酸石榴皮　龙骨煅　天雄炮去皮脐　牡蛎粉　白头翁去苗　甘草炙，各一两

上为末，蜜丸梧子大，米汤下三十丸，空腹服。

豆蔻分气饮 治脏腑虚寒，泄泻瘦极，及妇人产后洞泄危笃者。

藿香叶　草豆蔻仁　青皮各四两　甘草炙　丁香各半两　肉豆蔻炮，十两　乌梅五十个，去仁

上剉散，每服四钱，水二盏，糯米一撮，煎七分，去滓，空腹服。

羊肉扶羸圆 治脾胃不和，不进饮食，脏腑虚滑，老人、虚人尤宜服之。

精羊肉一斤半，微断血脉，焙干，取末四两　白姜炮，一两　川椒去目炒出汗　肉豆蔻煨，各一两　木香一分　附子炮去皮脐　神曲炒，半两

上为末，煮粟米饮为丸如梧子大，食前米汤下五十丸。

川椒圆 治脏虚，泄泻无度。

黄连炒　乌梅肉　当归　川椒炒出汗　桂心　干姜炮，各等分

上为末，糊丸梧子大，每服三五十丸，米汤，空腹服。

实热泄泻治法

小承气汤 治下利谵语者，有燥屎故也。（方见伤寒门）

夫泄泻却用大黄者，乃通因通用也，非大实热，勿轻用之。

冷热泄泻治法

博济香姜散 治久患脾泄泻。

生姜四两　黄连一两

上皆剉如豆大，一处慢火炒，令姜焦赤，去姜，碾黄连为细末，每服二钱，空腹腊茶清调下。或将姜为末，米饮调，治白痢亦效。

健脾散　治五泄，或青白五色杂下，休作无时。

乌头炮去皮尖，三分　厚朴去皮剉，姜制炒　甘草炙　干姜炮，各一分

上为末，每服二钱，水一盏，姜三片，煎七分，热服。

止泻如神圆

川乌头四两，米泔浸软，去皮切片，用盐四两炒黄，去盐不用　半夏汤洗七次，去滑　苍术各半斤，米泔浸净洗

上为末，姜汁糊为丸梧子大，空腹，米汤下五六十丸。

戊己圆　治脾胃受湿，泄利不止，及米谷不化。小儿疳痢，并宜服之。

黄连　吴茱萸汤洗　白芍药各等分

上三味，同炒为细末，米糊丸如梧子大，每服三五十丸，米汤空腹下。小儿量与之。

补脾散　治脾泄不止，食积不消，癥瘕块结，大肠滑泄，脏毒下利，腹痛肠鸣。

麦糵炒，三两　神曲炒，二两　茴香炒　草果逐个用面裹煨熟　厚朴制　干姜炮　陈皮各一两　木香生，半两　甘草炙，半两

上为末，脾泄泻，诃子汤入盐调下二钱；脾虚，肠鸣，气不和，泻不止，炒姜酒调下；常服，盐汤点，空

三因极一病证方论

心食前服。

料　　简

凡治泻须理中焦，如理中汤丸等是也；次即分利水谷，如五苓散等是也。治中不效，然后断下，即用禹余粮、赤石脂等是也。《玉机真脏论》云，五虚死，谓脉细，皮寒，少气，前后泄利，饮食不入，得此必死。其有生者，浆粥入胃，泄注止，则活也。又《金匮》云，六腑气绝于外者，手足寒，上气，脚缩；五脏气绝于内者，下利不禁，甚者手足不仁，脉沉弦者为下重，脉大者为未止。泄利手足厥冷，无脉，灸之不温，脉不还，微喘者死；有微热而渴，自汗，脉或微弦数弱，法并当自愈。或脉沉迟而面少赤，身微热，郁冒汗出而解，必微厥，所以然者，以其面戴阳，下虚故也。泄利后，腹胀满，身体疼痛者，先温其里，宜四逆汤，后攻其表，宜桂枝汤。上件《金匮》节文，虽于三因不甚分明，其脉不可不究，即用四逆治伤寒，不妨用桂枝加附子治伤风，术附加桂治伤湿，五苓散治伤暑，皆可类推。又古方泄利与滞下，共为一门，《千金》又以宿食不消，在热利类，门类混滥，后学难明，不可甄别也。

卷之十二

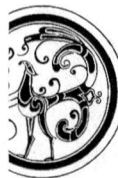

滞下叙论

经中所载，有血溢，血泄，血便，注下。古方则有清脓血，及泄下，近世并为痢疾，其实一也。但以寒、热、疳、蛊，分为四门，未为至当，且疳蚀疮脓，中蛊下血，与利脓血，证状大别，疳蚀虽下赤白，当在疳湿疮门，蛊利清血，当在中毒蛊门，今之滞下赤白者至多，皆是冷热相搏，非干疳湿蚀疮类，下利清血亦多，与中蛊毒者大异，临视须详，不可道听，治法差互，立见夭伤，勉之勉之。

滞下三因证治

病者滞下，人皆知赤为热，白为寒，而独不知纯下清血为风，下如豆羹汁为湿，夫六气之伤人，初无轻重，以暑热一气，燥湿同源，收而为四，则寒热风湿，不可偏废。古方云，风停于肤腠后，乘虚入客肠胃，或下瘀血，或下鲜血，注下无度，湿毒下如豆羹汁，皆外所因之明文也。古方有五泄，因脏气郁结，随其所发，使利脓血，作青黄赤白黑之不同者，即内所因也。又饮服冷热酒醴醋醯，纵情恣欲，房室劳逸，致损精血，肠胃枯涩，久积冷热，遂成毒痢，皆不内外因。治之，先推其岁运以平其外，察其郁结以调其内，审其所伤以治不内外，使条然明白，不至妄投也。

白头翁汤　治热痢、滞下、下血，连月不差。

白头翁二两　黄连　蘗皮　秦皮各二两

上为剉散，每服四大钱，水一盏半，煎七分，去滓，服。

桃花圆　治冷痢腹痛，下如鱼脑白物。

赤石脂煅　干姜炮，等分

上为末，蒸饼糊丸，米饮下三五十丸。

胃风汤　治风冷乘虚，入客肠胃，水谷不化，泄泻注下，腹胁虚满，肠鸣疞痛，及肠胃湿毒，下如豆汁，或下瘀血，日夜无度，并宜服之。（方见失血门风痢下血证）

露宿汤　治风痢纯下清血。

杏仁七粒，去皮尖　若木疮一掌大　乌梅两个　草果一个　酸石榴皮半个　青皮两个　甘草二寸

上为剉散，作一剂，水二碗，生姜三片，煎七分碗，露星宿，次早空心服。

苦散　治脾受湿气，泄利不止，米谷不化。

黄连去须剉如豆　吴茱萸　白芍药剉如豆，各二两，同炒令赤色

上为末，每服二钱，水一盏，煎至七分，温服。

驻车圆　治冷热下痢，肠滑，赤白如鱼脑，日夜无度，腹痛不可忍者。

黄连六两　阿胶麸炒　当归各三两　干姜炮，二两

上为末，醋煮米糊为丸，如梧子大，米饮下五十丸至一百丸。

万金散　治冷热痢。

罂粟壳一两，赤用蜜炙，白不炙，赤白杂半生半炙　橘皮　甘草并如上法，各一两

上为剉散，每服四钱，以百沸汤七分盏，急用盏盖之，候温澄清者服。血痢，入乌梅一个。罂粟壳本草不说治痢，近用之极效，其功不下地榆，黄柏、秦皮，但性紧涩，服之则呕，不可不知。

固肠汤　治肠虚下痢，赤白频并，日久无度，老幼产妇俱可服之。

罂粟壳三两，醋浸炙稍黄　枳壳麸炒去瓤　白芍药各二两　橘红　当归　甘草炙，各一两　诃子煨去核　木香煨　人参　白姜炮，各半两

上为剉散，每服四钱，水一盏半，煎七分，去滓，食前服。

三圣圆　治下痢赤白，日夜无度，及泄泻注下。

蘗皮大厚者，去粗皮切　大蒜细切研　罂粟壳去瓣细切，各等分

上三物，一处捣，筛过，粗者更捣，同腌一宿，次日慢火炒香熟，亦旋筛取细者，余更炒。不尔，则细者焦，碾为末，粟米饮糊丸，如梧子大，每服五十丸，米汤下。

断下汤　治下痢赤白，无问久近长幼，皆可服。

罂粟壳炙，十四个去瓣　草果一个，不去皮炒　白术一钱　甘草炙，半钱　茯苓一钱

上为剉散，作一剂，水一大碗，姜七片，枣七个，煎至一大盏，分二服，空腹。或下纯赤，加黑豆二十七粒；白则加炮干姜一钱。

厚肠汤 治下痢赤白。

罂粟壳八两，剉炒　地榆六两　白术　紫苏叶　木瓜干各二两

上为剉散，每服四钱，水盏半，姜七片，枣二个，煎七分，去滓，空腹服。

水煮木香圆 治肠胃虚弱，风湿进袭，泄泻水谷，滞下脓血，疗刺疼痛，里急后重，日夜无度。

当归洗　芍药　甘草炙　诃子去核，各半两　厚朴去粗皮切，姜制　青皮　陈皮各一两　缩砂仁　木香炮，各一分　罂粟壳切，醋腌炒，五两

上为末，蜜丸一两作五丸，每服一丸，水一盏，煎七分，食前温服。

料　简

凡血得热则淖溢，故鲜；得寒则凝泣，故瘀；当审其风热、风冷二证，与蛊利大别，外有血痔、血枯、内衄、酒利、肺疽、肠胃蓄瘀、远近血等，各有门类，不可混杂。古方云，积冷积热，及水谷实而下利者，并以大黄汤下之。《养生方》亦云，大则疏涤之，更不知有寒热、风湿、虚实之不同，后人寻即妄用，被害者多矣，吁，可伤哉。

秘　结　证　治

夫胃、大小肠、膀胱者，仓廪之本，营之居也，名

曰器，能化糟粕转味入出者也。人或伤于风寒暑湿，热盛发汗、利小便、走枯津液致肠胃燥涩，秘塞不通，皆外所因；或脏气不平，阴阳关格，亦使人大便不通，名曰脏结，皆内所因；或饮食燥热而成热中，胃气强涩，大便坚秘，小便频数，谓之脾约，属不内外因；既涉三因，亦当随其所因而治之，燥则润之，涩则滑之，秘则通之，约则缓之，各有成法。

神功圆 治气壅风盛，大便秘涩，后重，疼痛，烦闷，此药当量虚实加减。

大黄四两，麸煨，蒸亦可 人参二两 诃子皮四两 麻仁二两，别研

上为细末，炼蜜丸梧子大，每服二十丸，温汤、温酒、米饮、皆可服，食后临卧服。

麻子仁圆 治跌阳脉浮而涩，浮则胃气强，涩则小便数，浮涩相搏，大便则坚，其脾为约，大便坚，小便利而不渴。

麻子仁五两，研 芍药 枳实麸炒，各八两 大黄蒸，一斤 厚朴姜制炒，半两 杏仁去皮尖炒，别研，五两半

上为末，炼蜜丸如梧子大，每服二十丸，温水下，未知，加五十丸。一法，麻仁一两半，杏仁三分，大黄一两，枳实、芍药、厚朴各半两，此依《局方》出。本是汉方，合用大黄、枳实一斤，正得今二两，厚朴当用四两，杏仁当用六钱一字，麻仁一两二钱半，芍药一两，乃均制合理，用当以理推。

半桃圆 治年高风秘、冷秘，心腹一切痃癖冷气，暖元脏，止泄泻，进饮食。

硫黄研细　半夏汤洗七次，焙干为末

上等分，以生姜汁同熬炊饼末，搅匀，杵数百下，丸如梧子大，空心，温酒姜汤下三十丸。

胃气圆　治虚人老人风秘不通，不可服凉药，用此甚效。（方见霍乱门）

蜜兑法

蜜三合，盐少许，煎如饧，出冷水中，捏如指大，长三寸许，纳下部，立通。

脱 肛 证 治

肛门为肺下口，主大肠，肺脏实则热，热则肛门闭塞，腑虚则大肠寒，寒则肛门脱出。又妇人产蓐用力过多，及小儿叫呼，及久利后，皆使肛门滞出。

猬皮散　治肛门，或因洞泄，或因用力，脱出不收。

猬皮烧存性，用一个　磁石半两，煅碎　桂心半两

上为末，饮方寸匕，忌举重及房室。《肘后》，治女人阴脱，加鳖头一枚，烧灰研入。

香荆散　治肛门脱出，大人小儿悉主之。

香附子　荆芥穗各等分

上为末，每用三匙，水一大碗，煎十数沸，淋。

又方

用五倍子为末，每三钱，水二碗，煎减半，入白矾一块，安小桶子内，洗之立效。

铁粉散　治脱肛，历年不愈。

铁粉研细，每用少许掺之，按令入，即愈。

又方 用木贼不以多少，烧存性。

上为细末，掺肛门上，按之。

水圣散子 治小儿脱肛不收，用浮萍草，不以多少。

上杵为细末，有患，用药干贴。

又方 用磨刀水洗，亦效。

淋 闭 叙 论

淋古谓之癃，名称不同也。癃者、罢也；淋者、滴也；今名虽俗，于义为得。古方皆云，心肾气郁，致小肠膀胱不利，复有冷淋、湿淋、热淋等，属外所因；既言心肾气郁，与夫惊忧恐思，即内所因；况饮啖冷热，房室劳逸，及乘急忍溺，多致此病，岂非不内外因。三因备明，五淋通贯，虽证状不一，皆可类推，所谓得其要者，一言而终也。

淋 证 治

诸淋大率有五：曰冷，曰热，曰膏，曰血，曰石，五种不同，皆以气为本，多因淫情交错，内外兼并，清浊相干，阴阳不顺，结在下焦，遂为淋闭。

生附散 治冷淋，小便秘涩，数起不通，窍中疼痛，憎寒凛凛，多因饮水过度，或为寒泣，心虚志耗，皆有此证。

附子去皮脐，生用 滑石各半两 瞿麦 木通各三分 半夏汤洗七次，三分

上为末，每服二大钱，水二盏，姜七片，灯心二十

茎，蜜半匙，煎七分，空心服。

石韦散 治热淋，多因肾气不足，膀胱有热，水道不通，淋沥不宣，出少起数，脐腹急痛，蓄作有时，劳倦即发，或尿如豆汁，或便出沙石。

木通 石韦去毛，各二两 甘草 当归 王不留行各两
滑石 白术 瞿麦 芍药 葵子各三两

上为细末，每服二钱，煎小麦汤调下，食前，日三。兼治大病余热不解，后为淋者。

地肤子汤 治下焦有热，及诸淋闭不通。

地肤子三两 知母 黄芩 猪苓去皮 瞿麦 枳实麸
炒 升麻 通草 葵子炒 海藻洗去腥，各二两

上为剉散，每服四钱，水一盏半，煎七分，去滓，空心服。大便俱闭者，加大黄。女人房劳，小便难，大肠满痛，脉沉细者，用猪肾半只，水二盏，煎盏半，去肾，下药，煎七分，服。

鹿角霜圆 治膏淋，多因忧思失志，意舍不宁，浊气干清，小便淋闭，或复黄赤白黯如脂膏状，疲剧筋力，或伤寒湿，多有此证。

鹿角霜 白茯苓 秋石各等分
上为末，糊丸梧子大，每服五十丸，米汤下。

萹草汁 治膏淋及尿血。

萹草
上捣汁二升，醋二合，和，空腹，服一盏。又浓煮汁饮，亦治淋沥尿血。

立效散 治血淋，多因下焦结热，小便黄赤，淋闭疼痛，所出如血，或外夹风冷、风热，或内伤志劳神，

或房室过度，丹石发动，便鲜赤者，为风热伤心，瘀血者，为风冷伤肾，及大小便俱出血者。

瞿麦穗一两　甘草炙，三分　山栀子半两，炒

上同为末，每五钱至七钱，水一碗，入连须葱根七个，灯心五十茎，生姜五片，同煎至七分，时时温服，不拘时候。既云血寒则瘀，此药末必匀治，宜煎木通汤，下麝香鹿茸丸、菟丝子丸等。所以《养生方》云，不可专以血得热则淖溢为说，于理甚明，不复详引，鹿茸丸、菟丝子丸，方见后虚损门。

石燕圆　治石淋，多因忧郁，气注下焦，结所食咸气而成，令人小便磣痛不可忍，出沙石而后小便通。

石燕子烧令通赤，水中淬一两次捣研，水飞焙干　滑石　石韦子去毛　瞿麦穗各一两

上为末，糊为丸如梧子大，煎瞿麦灯心汤下十丸，食前服，日二三。甚，即以石韦去毛、瞿麦穗、木通各四钱，陈皮、茯苓各三钱，为末，每服三钱，以水一盏，煎七分，去滓，服。

瞑眩膏　治诸淋，疼痛不可忍受，及沙石淋。

大萝卜切一指厚四五片，好白蜜腌少时，安净铁铲上，慢火炙，干则又蘸蜜，取尽二两蜜，反覆炙，令香软，不可焦，候温细嚼，以盐汤一盏送下立效。

沉香散　治气淋，多因五内郁结，气不得舒，阴滞于阳，而致壅闭，小腹胀满，使溺不通，大便分泄，小便方利。

沉香不焙　石韦去毛　滑石　王不留行　当归炒，各半两　葵子炒　白芍药各三分　甘草炙　橘皮各一分

上为细末，每服二钱，煎大麦饮调下，饮调亦得，食前。

发灰散　治饮食忍小便，或走马及房劳，皆致胞转，脐下急满不通。

乱发_{不拘多少，烧为灰}

上研细，每用二钱，米醋二合，汤少许，调服。一法，与葵子等分为末，饮服二钱，服讫，即炒黑豆叶存其上，则通。

猪苓散　治伤风感寒，脉浮发热，渴欲饮水，小便不利。

猪苓_{去皮}　茯苓　泽泻　阿胶_炒　滑石_{碎研，各等分}

上为剉散，每服四大钱，水一盏半，煎七分，去滓，不以时。

五苓散　治伤暑疸热，小便不利，煎茅根汤调，尤佳。（方见伤暑门）

料　简

方书中所出淋病，证状不一，所谓诸淋，亦不能备尽。若随其所因而命名，如劳，如惊，如寒，如湿，如风，如暑，以至暴淋等，虽无定论，皆不出三因之所致也，当详此推治，无施不可。又有转胞，以胞系了戾，小便不通，证状自别，不可不辨，然治之亦当利其小便，古方令服肾气八味丸，其中有茯苓故也。

遗尿失禁证治

经云，膀胱不利为癃，不约为遗溺者，乃心肾气传送失度之所为也，故有小涩而遗者，有失禁而出不自知。又妇人产蓐，产理不顺，致伤膀胱，遗尿无时。又小儿胞冷尿床亦著成人者，治之各有方。

家韭子圆 治少长遗尿，及男子虚剧，阳气衰败，小便白浊，夜梦泄精，此药补养元气，进美饮食。

家韭子六两，炒 鹿茸四两，酥炙 苁蓉酒浸 牛膝酒浸 熟地黄 当归各二两 巴戟去心 菟丝子酒浸，各一两半 杜仲去皮剉制，炒丝断 石斛去苗 桂心 干姜炮，各一两

上为末，酒糊为丸如梧子大，每服五十丸，加至百丸，空心，食前，盐汤温酒下。小儿遗尿者，多因胞寒，亦禀受阳气不足故也，别作一等小丸服。

阿胶饮 治小便遗失不禁。

阿胶二两，炒 牡蛎煅取粉 鹿茸切，酥炙，各四两

上为剉散，每服四大钱，水一盏，煎七分，空心服，或作细末，饮调亦好。

张真君茯苓圆 治心肾气虚，神志不守，小便淋沥，或不禁，及遗泄白浊。

赤茯苓 白茯苓各等分

上为末，以新汲水挼洗，澄去新沫，控干，别取地黄汁，同与好酒银石器内熬成膏，搜和为丸，如弹子大，空心盐酒嚼下。常服轻身延年。

鸡内金散 治溺床失禁。

鸡膍胵一具，并肠净洗，烧为灰，男用雌者，女用雄者

上研细，每服方寸匕，酒饮调服。

又方 用羊肚系盛水令满，线缚两头，熟煮，取中水，顿服。

又方　　用猪胞洗净，铁铲上炙香熟，嚼细，温酒下。

九 虫 论

古方论列脏腑中九虫，虽未必皆有，亦当备识其名状。若蛔虫，则固不待言而知，其他皆由脏虚，杂食甘冷肥腻，节宣不时，腐败凝滞之所生也。又有神志不舒，精魄失守，及五脏劳热，又病余毒，气血积郁而生，或食果蓏，与夫畜兽内脏遗留诸虫子类而生，不可具载，亦犹生痕，殆非九数可尽，姑列诸例，为学者备。

九 虫 例

九虫者，一曰伏虫，长四分，为群虫之长；二曰白虫，长一寸，相生至多，其母长至四五丈，则杀人；三曰内虫，状如烂杏，令人烦满；四曰肺虫，其状如蚕，令人咳；五曰胃虫，状如虾蟆，令人吐逆呕哕；六曰弱虫，状如瓜瓣，令人多唾；七曰赤虫，状如生肉，令人肠鸣；八曰蛲虫，至微细，状如菜虫，居洞肠间，多则为痔漏痈疽诸疮，无所不为；九曰蛔虫，长一尺，贯心则杀人。又有尸虫，与人俱生，状如犬马尾，或如薄筋，依脾而居，长三寸许，大害于人，然多因脏虚寒劳热而生，治之各有方。

九 虫 治 法

乌梅圆　　治蛔厥，令病者静而复烦，此为脏寒，蛔上入膈，故烦，须臾复上，得食而呕又烦者，蛔闻食臭出，其人自吐蛔。

乌梅一百五十个　当归　川椒去目汗　细辛　附子炮去皮脐　桂心　人参　黄柏各三两　干姜炮，五两　黄连八两

上为末，以苦酒渍乌梅一宿，去核，蒸之五斗米下，熟捣成泥，和药相得，纳臼中，与蜜杵一二千下，丸如梧子大，食前，饮服十丸，稍加至三十丸。

集效圆　治因脏腑虚弱，或多食甘肥，致蛔虫动作，心腹绞痛，发则肿聚，往来上下，痛有休止，腹中烦热，口吐涎沫，是蛔咬，宜服此药。若积年不差，服之亦愈。又治下部有虫生痔，痔痒痛。

木香　鹤虱炒　槟榔　诃子煨去核　芜荑炒研　附子炮去皮脐　干姜炒，各七钱半　大黄剉炒，一两半

上为细末，蜜丸如梧子大，每服三十丸，食前，橘皮汤下，妇人醋汤下。

化虫圆　治寸白虫，兼治诸虫。

硫黄一两，别研　木香半两　密陀僧三分，别研　附子生用，一个，去皮脐为末

上先以附子末，用好醋一升熬成膏，入三药和丸，如绿豆大，每服二十丸，食前。荆芥茶清放冷下，虫即化为清水。

槟榔散　治诸虫在脏腑，久不差。

槟榔一两

上为末，每服一钱至二钱，煎茶蜜汤调下，空心、食前服。

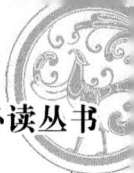

咳嗽叙论

人之所以滋养其身者，唯气与血，呼吸定息，卫气之常，失常则为咳嗽；津液流润，荣血之常，失常则为痰涎。咳嗽吐痰，气血已乱矣，故世治嗽之药极多，而卒不能遍效者，盖其致病之因不一。世谓五嗽，且以五脏而言之，要之内因七情，外合六淫，饮食、起居、房劳、叫呼，皆能单复倚互而为病，故经云，五脏六腑，感寒热风湿，皆令人咳。又微寒微咳，厉风所吹，声嘶发咳，热在上焦，咳为肺痿，秋伤湿，冬咳嗽，皆外所因；喜则气散，怒则气激，忧则气聚，思则气结，悲则气紧，恐则气却，惊则气乱，皆能发咳，即内所因；其如饮食生冷，房劳作役，致嗽尤多，皆不内外因；其可一法而治之？治之当推其三因，随脉证治疗，散之、下之、温之、吐之，以平为期。

外因咳嗽证

伤风咳者，憎寒，壮热，自汗，恶风，口干，烦躁；伤寒咳者，憎寒，发热，无汗，恶寒，烦躁，不渴；伤暑咳者，烦热，引饮，口燥，或吐涎沫，声嘶，咯血；伤湿咳者，骨节烦疼，四肢重着，洒洒淅淅，并属外所因。诊其脉，浮为风，紧为寒，数为热，细为湿，随其部位，与人迎相应，推其脏腑，则见病源也。

内因咳嗽证

喜伤心者，咳而喉中介介如肿状，甚则咽肿，喉痹，名为心咳，不已，则小肠受之，小肠咳状，与气俱失；怒伤肝者，咳而两胁下痛，甚则不可以转，转则两胠下满，名为肝咳，不已，则胆受之，胆咳之状，咳呕胆汁；思伤脾者，咳而右胁下痛，阴阴引肩背，甚则不可以动，名为脾咳，不已，则胃受之，胃咳之状，咳而呕，呕则长虫出；忧伤肺者，咳而喘息有声，甚则唾血，名为肺咳，不已，则大肠受之，大肠咳状，咳而遗失；恐伤肾者，咳而腰背相引痛，甚则咳涎，名为肾咳，不已，则膀胱受之，膀胱咳状，咳而遗溺，久咳不已，则三焦受之，三焦咳状，咳而腹满不欲食。此等皆聚于胃，关于肺，肺取腴俞最近，故内因多先有所感，世人并名肺咳嗽也，并属内所因。诊其脉，随其部位，与气口相应，浮紧则虚寒，沉数则实热，弦涩则少血，洪滑则多痰，以此类推，无施不可。

不内外因咳嗽

病者咳嗽，发作寒热，引腰背痛，或复喘满，此因房劳伤肾；病者中满，腹胀，抢心痛，不欲食，此因饥饱伤脾；病者咳嗽，左胁偏痛，引小腹并膝腕疼，此因疲极伤肝；病者咳嗽，吐白涎，口燥，声嘶，此因叫呼伤肺；病者咳嗽，烦热，自汗，咽干，咯血，此因劳神伤心；并属不内外因。诊其脉，随其类，假如尺脉浮涩而数，则知伤肾，右关脉濡，则知饮食伤脾，左关脉弦短，则知疲极伤肝，但不应入迎气口者，即是不内外因，皆类推。

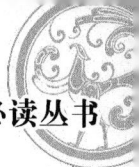

咳嗽治法

华盖散 治肺虚，或感风寒暑湿，及劳逸，抑郁，忧思，喜怒，饮食饥饱，致脏气不平，咳唾脓血，渐成肺痿，憎寒，发热，羸瘦，困顿，皮肤甲错，将成劳瘵。

甜葶苈半两　苦葶苈半两，并用纸隔炒　茯苓　人参　细辛　干姜炮　桔梗剉炒　杏仁去皮尖，麸炒　紫菀　款冬花　甘草炙　陈皮各一分

上为细末，用羊肺一个心血不透者，切细研烂，旋旋入药掺肺内，再研匀，药尽为度，泥土墙上，以湿纸七重盖覆，每日去纸一重，七日药就，候干刮下，再研，罗为细末，每服二钱，温酒盐汤调下，米饮亦得，空心，日二服。

五味子汤 治秋冬之交，皮肤为寒湿所薄，寒气内折，咳嗽昼夜不已。

陈橘皮二两　麻黄去节　甘草炙　杏仁去皮尖，麸炒　五味子　白茯苓各一两

上为末，每服二钱，水一盏，煎七分，去滓，带热服，食后，临卧，日三服。

白术汤 治五脏伤湿，咳嗽，痰涎，憎寒，发热，上气，喘急。

白术二两　五味子　茯苓各一两　甘草一分　半夏四个，洗去滑，切作十六片

上为剉散，分作十六服，水一盏半，姜五片，入半夏一片，煎七分，空腹服。

丁香乌梅圆　治膈气壅蔽，外感风寒，咳嗽，痰涎，白沫，胸背痛，不能俯仰，口干，咽燥。

乌梅肉四两　紫苏　木瓜各二两　茯苓二两四钱　甘草三两三钱　檀香半两　人参七钱　麝香一字

上为末，用蜜一斤，蜡二两，为丸如樱桃大，含化，不以时。

人参散　治咳嗽，肺虚不能制下，大肠泄泻，上气，喘咳，服热药不效。

人参　款冬花　罂粟壳等分，醋炙

上为剉散，每服四大钱，水一盏半，阿胶一片，乌梅半个，同煎七分，去滓，睡正着时，急唤醒服。

太白丹　治肺感寒发热，咳嗽无度。

通明白矾枯　成炼钟乳　寒水石煅，水飞过，各等分

上研匀，炊饼糊丸，如鸡头大，每服一丸，先嚼生姜、胡桃各一片，令细，吸太阳气和药咽，仍用茶清或温酒送下。

阿胶散　治一切咳嗽，虚人、老人皆可服。

阿胶麸炒　马兜铃各一两　五灵脂研　桑白皮各半两甘草炙，一分

上为末，每服一钱，水一盏，煎六分，通口，食后、夜卧服。

平气饮　治一切咳嗽，吐痰涎，恶风，不能食。

人参　白术　川芎　当归　五味子　甘草炙，一分木瓜干　紫苏子炒　茯神　乌药去木　杏仁去皮尖，麸炒桂心　白芷各等分

上为末，每服二钱，水一盏，姜三片，枣一个，煎

七分，温服。

杏仁煎 治暴咳，失声不语。

杏仁去皮尖研，三两 桑白皮 生姜取汁 蜜 砂糖各一两半 木通 贝母各一两三钱 紫菀茸 五味子各一两

上将桑白皮、木通、贝母、紫菀、五味子为剉散，以水三升，慢火熬取一升，裂去滓，入杏仁、糖蜜、姜汁慢火熬成膏，旋含化。

蛤蚧散 治元气虚寒，上气，咳嗽，久年不差。

蛤蚧一对，炙 成炼钟乳 款冬花 肉桂 白矾飞过，别研 甘草炙，各半两

上为末，每服半钱，用芦管吸之，或觉咽干，即用米饮调下，空心，食前。

款冬花散 治伤风冷嗽，诸未效者。

款冬花不拘多少

上一味为粗末，炉上烧，以酒漏盖吸咽烟，觉咽干口燥，以茶清送下。

白散子 治久年咳嗽不愈者。

附子一枚，煨熟新水浸一时久，去皮脐，焙干

上为末，每服一钱，白砂蜜二钱，水一盏，煎七分，通口服。

青金丹 治肺虚壅，咳嗽，喘满，咯痰血。

杏仁去皮尖，一两 牡蛎煅取粉，入杏仁同炒黄色，去牡蛎粉不用 青黛一两

上研匀，入黄蜡一两熔，搜和丸如弹子大，压扁如饼，每用中日柿一个，去核，入药在内，湿纸裹煨，约药熔，方取出，去火毒，细嚼，糯米饮送下。一方，名

253

甲乙饼，治咳出血片。兼涎内有血条，不问年久月深，但声在，一服效。用青黛一分，牡蛎粉二钱匕，杏仁七粒，去皮尖研，蜡丸了，汤使，并同前。

应梦人参散 治风壅，痰嗽，咯血，及伤寒，体热，头痛。（方见疫病门）

神效散 治老少喘嗽，神效。

杏仁去皮尖炒，一两半　甘草炙　旋覆花各三两　白术　莲肉去心皮　射干米泔浸　前胡　御米略炒　百合水浸去沫　白扁豆略炒　川芎各三两　人参　白茯苓各四两　神曲炒，五两　桑白皮炙　干葛各六两　桔梗七两

上为细末，每服二钱，水一盏，姜三片，枣一个，煎七分，食前温服。

卷之十三

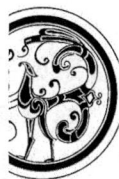

痰 饮 叙 论

人之有痰饮病者，由荣卫不清，气血败浊，凝结而成也。内则七情泊乱，脏气不行，郁而生涎，涎结为饮，为内所因；外有六淫侵冒，玄府不通，当汗不泄，蓄而为饮，为外所因；或饮食过伤，嗜欲无度，叫呼疲极，运动失宜，津液不行，聚为痰饮，属不内外因。三因所成，证状非一，或为喘，或为咳，为呕，为泄，晕眩，嘈烦，忪悸，惧慑，寒热，疼痛，肿满，挛癖，癃闭，痞隔，如风，如癫，未有不由痰饮之所致也。

痰 饮 证 论

古方唯分四饮六证，不说三因，不知其因，病源无自。观夫治饮之法，既用大小青龙、桂枝、防己、五苓、承气，得非外因，参苓、苓术、八味、参苏，得非内因，十枣、葶苈、大小半夏、控涎、破饮，不内外因，里固明矣，以此推求，颇得伦类。今叙列诸证，以为治门，须原本因，施用汤药，学者自宜详审，所谓四饮者，即悬饮、溢饮、支饮，痰饮是也。悬饮者，饮水流在胁下，咳唾引痛；溢饮者，饮水流于四肢，当汗出而不汗，身体疼重；支饮者，咳逆，倚息，短气，不得卧，其形如肿；痰饮者，其人素盛今瘦，肠间漉漉有声；又有留饮者，背寒如手大，或短气而渴，四肢历节疼，胁下痛引缺盆，咳嗽则转甚；又有伏饮者，膈满，喘咳，呕吐，发则寒热，腰背痛，目泪出，其人振振恶寒，身𥆧惕，故曰四饮生六证。或云五饮者，即留饮、伏饮合为一证是也，其脉皆弦微沉滑，治之之治，悬饮当下之，溢饮当发其汗，支饮则随证汗下，痰饮则用温药从小便去之，其间或随气上厥，伏留阳经，使人呕吐，眩晕，背寒，或一臂不随，有类风状，不可不知。

痰 饮 治 法

十枣汤 治悬饮，咳唾引胁下痛。又治支饮，咳烦胸中痛，至百日一岁，其脉弦者。

芫花微炒　甘遂　大戟炒

上等分为末，水一盏半，枣十个，煎至八分，去枣，调药，壮人一钱，羸人半钱，平旦温服，不下者，次日更加半钱，下后糜粥自养。若已下，不可与之。

大青龙汤 治溢饮，身体疼重，汗不出，拘急痛。

麻黄去节汤，七钱半　桂心　甘草炙，各二钱半　石膏鸡子大　杏仁四十个，炒去皮尖

上为剉散，每服四大钱，水一盏半，姜五片，枣二枚，煎七分，去滓，空腹服。温覆，一服汗者，勿再服，复服，汗出多，亡阳，虚逆，恶风，烦躁，不得眠也。

小青龙汤 治溢饮、支饮，倚息，不得卧，及喘

满者。

麻黄去节汤　芍药　细辛　桂心　干姜炮　甘草炙，各三钱三字　五味子二钱　半夏汤洗七次，三钱

上为剉散，每服四大钱，水一盏半，煎七分，去滓，空腹服。渴者，去半夏，加瓜蒌根三钱三字。微利，去麻黄，加芫花一鸡子大，炒入。噎者，去麻黄，加附子一枚，炮。小便不利者，去麻黄，加茯苓半两。喘者，去麻黄，加杏仁三钱三字。咳而上气，肺胀，其脉浮，心下有水气者，胸中痛引缺盆，加石膏二钱半，研。

防己桂枝汤　治膈间支饮，其人喘满，心下痞坚，面色黧黑，其脉沉紧，得之数十日，医吐下之不愈。

汉防己三两　桂心二两　人参四两　石膏六两

上四味为剉散，每服四大钱，水一盏半，煮七分，去滓，温服。虚者即愈，实者三日复发，再服，不愈，宜去石膏，加茯苓四两，芒硝一两半，微利则愈。

小承气汤　治支饮，胸满。

厚朴四两，姜制　大黄二两，蒸　枳实一两，麸炒去瓤

上为剉散，每服四大钱，水一盏半，煎七分，去滓，不以时，加减。

茯苓五味子汤　治支饮，手足冷，多唾，口燥，气从小腹上冲胸咽，手足痹，面热，翕然如醉，因复下流阴股，小便难，时复眩冒呕肿。

茯苓四两　桂心　甘草炙，各三两　五味子二钱半

上为剉散，每服四大钱，水一盏半，煎七分，去滓，空腹服。服之冲气即低，反更咳满者，去桂，加干

姜、细辛各三两。咳满止而复渴，冲气更发者，以细辛、干姜为热药，服之当遂渴，反止者，为支饮也。支饮法当冒，冒者必呕，呕者复加半夏二两半，以去其饮，饮去呕则止，其入形肿与痹，加杏仁二两半。若面赤如醉，以胃中热上熏，加大黄三两，须详证加减。

大半夏汤　治膈间有饮，卒呕吐，心下痞，眩悸。

半夏五两，汤洗　茯苓三两

上为剉散，每服四大钱，水二盏，姜七片，煎七分，去滓，温服。

小半夏汤　治支饮，呕吐，不渴。

半夏汤洗七次

上为剉散，每服四大钱，水二盏，姜十片，煎七分，去滓，温服。

葶苈大枣泻肺汤　治支饮，不得息。（方见肺痈门）

五苓散　治瘦人脐下有悸者，夹涎沫而癫眩者，饮也。（方见伤暑门）

茯苓汤　治心气不行，郁而生涎，胸胁支满，目眩，以胸中有痰饮也。

茯苓四两　桂心　白术各三两　甘草炙，二两

上为剉散，每服四大钱，水一盏半，煎七分，去滓，空腹服，小便利，则愈。

参苓饮　治胸中停痰宿水，自吐出痰后，心胸间虚，气满，不能食。

茯苓　人参　白术各三两　枳实麸炒去瓤，二两　橘皮一两半

上为剉散，每服四大钱，水二盏，姜三片，煎七

分，去滓，空腹，温服。

八味圆 治失志肾虚，郁而生涎，短气，喘咳，当从小便去之，中有茯苓故。（方见消渴）

参苏饮 治痰饮停积胸中，中脘闭，呕吐痰涎，眩晕，嘈烦，忪悸，哕逆，及痰气中人，停留关节，手足軃曳，口眼㖞斜，半身不遂，食已即呕，头疼，发热，状如伤寒。

前胡　人参　紫苏叶　茯苓各三分　桔梗　木香各半两　半夏汤　陈皮　枳壳炒　甘草炙，各半两

上为㕮散，每服四钱，水一盏半，姜七片，枣一枚，煎至七分，去滓，空腹服。哕者，加干葛；腹痛，加芍药。

破饮圆 治五饮停蓄胸腹，结为癥癖，支满胸胁，傍攻两胁，抢心疼痛，饮食不下，反胃吐逆，九种心痛，积年宿食不消，久疟久痢，遁尸疰忤，癫痫厥晕，心气不足，忧愁思虑，妇人诸疾，但是腹中诸病，悉能治疗。久服，不伤脏气。

荜茇　丁香　胡椒　缩砂仁　乌梅肉　青皮　巴豆去皮　木香　蝎梢等分

上以青皮同巴豆浆水浸一宿，次日漉出，同炒，青皮焦，去巴豆，将所浸水腌乌梅肉，炊一熟饭，细研为膏，丸如绿豆大，每服五七丸，临卧，姜汤下，津液下，尤佳。

控涎丹 凡人忽患胸背、手脚、颈项、腰胯隐痛不可忍，连筋骨，牵引钓痛，坐卧不宁，时时走易不定，俗医不晓，谓之走注，便用风药及针灸，皆无益。又疑

是风毒结聚，欲为痈疽，乱以药贴，亦非也，此乃是痰涎伏在心膈上下，变为此疾，或令人头痛不可举，或神意昏倦多睡，或饮食无味，痰唾稠粘，夜间喉中如锯声，多流唾涎，手脚重，腿冷痹，气脉不通，误认为瘫痪，亦非也。凡有此疾，但以是药，不过数服，其疾如失。

甘遂去心　紫大戟去皮　白芥子真者，各等分

上为末，煮糊丸如梧子大，晒干，食后，临卧，淡姜汤、或熟水下五七丸至十丸。如疾猛气实，加丸数不妨，其效如神。

强中圆　治胃脘虚寒，冷痰留滞，痞塞不通，气不升降，口苦无味，不思饮食。

高良姜　干姜炮　陈皮　青皮各一两　半夏汤洗去滑，二两　一法上件并不持择。

上为末，用生姜自然汁，煮面糊为丸，如梧子大，每服二十丸至三十丸，生姜汤下。凡中满气痞，服之甚妙。

凡　　例

前证用药，多出汉方，但古料剂，与今不同，已详酌改从今用，其如校定，备见前说。唯外所因证候难明，风燥，寒凝，暑烁，湿滞，皆能闭诸络，郁而生涎，不待饮水流入四肢，而致支溢疼痛也，当以理推，无胶轨辙。

喘　脉　证　治

夫五脏皆有上气，喘咳，但肺为五脏华盖，百脉取

气于肺，喘既动气，故以肺为主，病者右手寸口气口以前，脉阴实者，手太阴经肺实也，肺必胀，上气，喘逆，咽中塞。如与呕状，自汗，皆肺实证，若气口以前脉虚者，必咽干，无津，少气，不足以息，此乃肺虚气乏也。

杏参散　治上气，喘满，倚息，不能卧。

杏仁　桃仁并麸炒，去皮尖　桑白皮蜜炙三度，白泔浸一宿，控干，各一两　人参一两

上为细末，每服二钱，水一盏，姜三片，枣一个，煎七分，不以时。

神秘散　定喘，补心肾，下气。

阿胶一两三分，炒　鸡胜胫两半　白仙茆半两，米泔浸三宿，晒干炒　团参一分

上为末，每服二钱，糯米饮调，空腹服。

真应散　治远年喘急，不能眠卧，百药无效者。

白石英四两，通明者以生绢袋盛，用雄猪肚一个以药入，线缝定，煮熟取药出，再换猪肚一个如前法煮，三煮了取药出，控干研

上为末，以官局款冬花散二钱，入药末二钱，更桑白皮二寸，生姜三片，枣子一个，水一盏半，煎至七分，通口服，猪肚亦可吃，只不得用酱、醋、盐、椒、姜等调和。

麦门冬汤　治火逆，上气，喘急，咽喉不利，止逆，下气。

麦门冬一心，一两一钱　半夏汤洗，六钱一字　人参一分　甘草炙，一分　粳米二钱

上为粗散，每服四大钱，水三盏，枣二个，煎六

分，去滓，空心服。

清肺汤 治上气脉浮，咳逆，喉中如鸡声，喘息不通，呼吸欲绝。

紫菀茸 杏仁去皮尖 诃子煨去核，各二两 汉防己一两

上为剉散，每服四钱，水一盏半，鸡子白皮一片，煎七分，去滓，食后服。

神秘汤 治上气，不得卧。

橘皮 桔梗 紫苏 人参 五味子各等分

上为剉散，每服四钱，水一盏，煎六分，去滓，食后。

皱肺丸

贝母炒 知母 秦艽 阿胶炒 款冬花 紫菀茸百部去心 糯米炒，各一两 杏仁去皮尖，别研，四两

上为末，将羊肺一个，先以水灌洗，看容得水多少，即以许水更添些，煮杏仁令沸，滤过，灌入肺中，系定，以糯米泔煮熟，研细成膏，搜和前药末，杵数千下，丸如梧桐子大，每服五十丸，食前，桑白皮汤下。

理气圆 治气不足，动便喘咳，远行久立，皆不任，汗出，鼻干，心下急，痛苦悲伤，卧不安。

杏仁去皮尖麸炒，别研 桂枝去皮，各一两 益智去皮 干姜炮，各二两

上为末，蜜丸如梧桐子大，以钟乳粉为衣，每服三十丸，空腹，米汤下。

黑锡丹 方见眩晕门。

白散子 方见中风门，二药皆可用。

肺痿肺痈叙论

肺为五脏华盖，百脉取气，运动血脉，卫养脏腑，灌注皮毛，将理失宜，气与血乱，则成肺痿肺痈矣。然五脏皆有痿痈，而独论此者，以肺属金，数尽于阳九，位最高而为五脏长，多致此病，故独论此。余如内痈及五痿说，又此病多生喘咳，故列于痰饮喘咳云。

肺 痿 证 治

病者寸口，脉数而虚，按之涩，身冷，内烦，多唾，唇燥，小便反难，大便如烂瓜豚脑状，欲咳不咳，咳出干沫，唾中出血，心中温温液液，上气，喘满，或燥而渴者，多因发汗，利小便，或呕吐，消渴。数服快药，重亡津液，致热在上焦，故成肺痿。

甘草干姜汤 治肺痿，多涎唾，小便数，肺中冷，必眩，不渴，不咳，必遗溺，所以然者，上虚不能制下也。

甘草炙，四两　干姜二两，炮

上为剉散，每服四钱，水一盏半，枣三个，煎七分，去滓，温服，不拘时候。

人参甘草汤 治肺痿，咳唾涎沫不止，咽燥而渴。

人参一两　甘草炙，一两三钱

上为剉散，每服四钱，水一盏半，姜五片，枣三个，煎七分，去滓，温服。

温液汤 治肺痿，涎唾多，出血，心中温温液液。

甘草炙

上为㕮咀散，每服四钱，水一盏半，煎七分，去滓，温服。

肺痈证治

病者寸口脉数而实，按之滑，咳唾脓血，口中辟辟燥，胸中隐隐痛，口干，喘满，咽燥，不渴，多唾浊沫，腥臭，时时振寒，热之所过，血为凝滞，蓄结痈脓，吐如米粥，故为肺痈，始萌可救，脓成则难治。

葶苈大枣泻肺汤　治肺痈，胸满胀，一身并面目浮肿，鼻塞，清涕出，不闻香臭酸辛，咳逆，上气，喘鸣，迫塞。

葶苈炒令黄，研细丸如弹子大

上一味，用水三盏，煮枣十枚，至一盏，去枣，入药，煎至七分，食后服。《金匮》令先投小青龙汤三服，乃进此药。

小青龙汤　方见痰饮门。

如圣汤　治咳而胸满，振寒，脉数滑，咽干，不渴，时出浊唾，腥臭，久久吐脓若粥者，为肺痈。

桔梗一两　甘草炙，二两

上为㕮咀散，每服四钱，水一盏，煎七分，去滓，不以时服。兼治喉痹咽痛。

苇叶汤　治肺痈。

薏苡仁　瓜瓣仁　桃仁去皮尖，各一两

上为㕮咀散，每服四大钱，水二盏，先以苇叶一握，煎取一盏，去滓，入药，煎六分，食后服。或吐脓血，勿怪。

腰 痛 叙 论

夫腰痛，虽属肾虚，亦涉三因所致，在外则脏腑经络受邪，在内则忧思恐怒，以至房劳坠堕，皆能致之，方书五种之说，未为详论，但去圣逾远，文籍简脱，难以讨论，虽是缺文，不可弃置，随其有无，提其纲目，庶几后学以类推寻，为治疗之典据耳。

外因腰痛论

太阳腰痛，引项脊尻骨如重状；阳明腰痛，不可以顾，顾则如有所见，善悲；少阳腰痛，如针刺其皮，循循然，不可俯仰，不可以顾；太阴腰痛，烦热，腰下如有横木居其中，甚则遗溲；少阴腰痛，痛引脊内；厥阴腰痛，腰中强急，如张弩弦状，此举六经以为外因治备。大抵太阳少阴多中寒，少阳厥阴多中风热，太阴阳明多燥湿，以类推之，当随脉别，其如经中有解脉散脉，同阴会、阴阳维、衡络、直阳、飞阳、肉里、尻交等穴，皆不出六经流注，但别行各有所主，不欲繁引，请寻《内经·刺腰痛论》，以备明之，准此，从所因汗下施治。

内因腰痛论

失志伤肾，郁怒伤肝，忧思伤脾，皆致腰痛者，以肝肾同系。脾胃表里，脾滞胃闭，最致腰痛，其证虚羸不足，面目黧黑，远行久立，力不能尽，失志所为也；腹急，胁胀，目视䀮䀮，所祈不得，意淫于外，宗筋弛纵，及为白淫，郁怒所为也；肌肉濡渍，痹而不仁，饮食不化，肠胃胀满，闭坠腰胁，忧思所为也；准此，从内所因调理施治。

不内外因腰痛论

肾着腰痛，腰冷如水，身重，不渴，小便自利，食饮如故，腰以下冷，重如带五千钱，因作劳汗出，衣里冷湿，久久得之。臀公对切腰痛者，伛偻肿重，引季胁痛，因于坠堕恶血流滞，及房劳疲力，耗竭精气，致腰疼痛。准此，从不内外因补泻施治。

腰 痛 治 法

独活寄生汤 夫腰痛，皆由肾气虚弱，卧冷湿地当风所得，不时速治，喜流入脚膝，为偏枯，冷痹，缓弱，疼重，或腰痛挛，脚重痹，宜急服此。

独活三两　桑生《古今录验》用续断，即寄生，亦名非正续断也　杜仲制，炒断丝　细辛去苗　牛膝酒浸　秦艽去土　茯苓　白芍药　桂心不见火　芎䓖　防风去芦　甘草炙　人参　熟地黄　当归各二两

上为剉散，每服四大钱匕，水二盏，煎七分，去滓，空腹服。气虚下利，除地黄，并治新产腹痛，不得转动，及腰脚挛痛痹弱，不得屈伸，此汤最除风消血。《肘后》有附子一枚，无寄生、人参、甘草、当归。近人将治历节风，并脚气流注，甚效。

小续命汤 治风腰痛，最妙。（方见中风门，加桃仁炒去皮尖。）

266

牛膝酒 唐筠州刺史王绍颜《传信方》云，顷年予在姑苏，得腰痛，不可忍，医以肾伤风毒攻刺，此方即制一剂，服之，便减五分，步履渐轻。

牛膝　川芎　羌活　地骨皮　五加皮　薏苡仁各一两　甘草　生地黄十两　海桐皮二两

上为刿散，帛裹入无灰酒二斗浸，冬二七日，夏月分数服，旋浸三五宿，每服一杯，日三四杯，长令酒气不绝为佳。一法，入杜仲一两，炒丝断入。

杜仲酒 风冷伤肾，腰痛不能屈伸，并补肾虚。

杜仲一斤，切，姜汁制，炒去丝断

上用无灰酒三升，浸十日，每服二三合，日四五服。一方，为末，温酒调一钱，空心服。

肾着汤 治肾虚，伤湿，停着为病，身重，腰冷如水洗状，不渴，小便自利，食饮如故，腰以下冷痛，重如带五千钱。

干姜炮　茯苓各四两，一法茯苓、白术四两，干姜、甘草二两　甘草炙　白术各二两

上为刿散，每服四大钱，水一盏半，煎七分，空腹，冷服。又治体虚自汗，甚效。

鹿角圆 治肾虚，伤冷，冷气入肾，其痛如掣。

鹿角屑一两，酥炙方　附子炮，二两　桂心三分

上为末，酒糊圆如梧子大，盐酒下三五十圆，空心服。

安肾圆 治肾虚，腰痛，阳事不举，膝骨痛，耳鸣，口干，面色黧黑，耳轮焦枯。

补骨脂炒　胡芦巴炒　茴香炒　川楝炒　续断炒，各三

两　桃仁麸炒去皮尖，别研　杏仁如上法　山药炒切　茯苓各二两

上为末，蜜圆如梧子大，盐汤五十圆，空心服。

青娥圆　治肝肾虚，腰腿重痛，并治风湿脚气。常服壮筋，补虚，填精，益髓。

杜仲一斤，炒　生姜十两，炒　破故纸一斤，炒

上为末，用胡桃肉一百二十个，汤浸去皮，研成膏，入少熟蜜，圆如梧子大，每服五十圆，盐酒、盐汤任下，食前服。

神应圆　治肾经不足，风冷乘之，腰痛如折，或引背膂，俯仰不利，转侧亦难，或役用过度，劳伤于肾，或寝卧冷湿，地气伤腰，或坠堕伤损，并宜服之。

威灵仙去土，二两　桂心　当归各一两

上为末，以酒煮糊丸，如梧子大，每服三五十丸，煎茴香汤，或炒茴香酒下，食前服。妇人煎桂心汤下。有孕妇人不得服。一方，添破故纸、桃仁、地肤子等分。

立安圆　治五种腰痛。常服补肾，强腰脚，治脚气。

破故纸生　续断　木瓜干　牛膝酒浸　杜仲去皮剉，姜制，炒丝断，各一两　萆薢二两

上为末，蜜丸如梧子大，每服五十丸，盐汤、盐酒任下。

五积散　治感寒湿，与脾胃气蔽腰痛，最效。（方见伤寒，加桃仁煎。）

熟大黄汤　治坠堕闪肭，腰痛不能屈伸。

大黄切如豆大　生姜各半两，切

上同炒令焦黄，以水一大盏，浸一宿，五更，去滓，顿服。天明，所下如鸡肝者，即恶物出。

橘子酒　治打仆腰痛，恶血蓄瘀，痛不可忍。

橘子炒去皮

上一味，研细，每服二钱匕，酒调服。未知，再作，或用猪腰子一只，去筋膜，破开，入药，同葱白、茴香、盐、湿纸裹，煨熟，细嚼，温酒下。

桃仁酒　治肾虚，风劳所伤，毒肿，掣痛，牵引小腹，连腰痛。

桃仁麸炒去皮尖

上一味，研细，每服抄四钱匕，热酒调下，即汗，愈。

虚 损 证 治

《难经》论损从皮毛至于筋骨者，此乃辨气脉浅深次第也。原其所因，属不内外，或大病未复便合阴阳，或疲极筋力，饥饱失节，尽神度量，叫呼走气，所以诸证蜂起，百病交作，吐血，衄血，便血，泻血，遗泄，白浊，冷滑，洞泻，白汗，黄汗，呕吐，咯唾，涎沫，痰饮，遂使荣卫走本，虚羸损伤，皆自此始，盖由背于人身常理而致然也。况妇人产蓐，过于大病，虚损尤多，不可不知，列而论之，证状非一，姑举数条，以为治备，要当考寻脉理，推其元气胃气，资始资成，扶助阴阳，辨别标本，盖不可随证冷热，妄行施治。要论曰，粗工嘻嘻，以为可之，言热未已，寒病复始，同证异形，迷气乱经，学者谨之，精思有灵。

正元散　大治元气虚，脐腹胀满，心胁刺痛，泄利，呕吐，自汗，阳气渐微，手足厥逆，及伤寒阴证，霍乱，转筋久下冷利，少气羸困，一切虚寒。（方见自汗门）

麝香鹿茸圆　治精气耗散，血少不增，阳道不兴，服此，调荣卫，利腰脚。补精血，主诸虚百病。

鹿茸酥炙，一两半　熟地黄一两　沉香三分　麝香一两，别研

上为末，入麝香，研匀，蜜丸梧子大，空心，温酒、盐汤，任下三十丸。

大山芋圆　治诸虚百损，五劳七伤，肢体沉重，骨节酸疼，心中烦悸，唇口干燥，面体少色，情思不乐，咳嗽，喘乏，伤血，伤气，夜多异梦，盗汗，失精，腰背强痛，脐腹弦急，嗜卧，少起，善惊，多忘，饮食减少，肌肉瘦瘁。又治风虚，头目眩晕，心神不宁，及病后气不复常，渐成劳损。久服，补不足，愈风气百病。

山芋七两半　当归　桂心　神曲炒　熟地黄　大豆卷各二两半　甘草　人参一两七钱　川芎　芍药　白术　麦门冬去心　杏仁麸炒去皮，各一两半　柴胡　白茯苓　桔梗各一两一分　阿胶麸炒，一两七钱半　干姜炮三分　白蔹半两　防风去叉，一两半　枣一百个，炊去皮核

上为末，蜜丸与枣肉同和，丸如弹子大，每服一丸，温酒，米汤，任嚼下。加琥珀一两，远志去心炒二两，茯苓二两半，即是养心丹。虚劳，遗泄，白浊，加龙骨二两。

羊肉圆　治真阳耗竭，下元伤惫，耳轮焦枯，面色
黧黑，腰重脚弱，阳事不兴。常服，壮元阳，补真气，
益精驻颜。

补骨脂_炒　胡芦巴_炒　茴香_炒　川楝_炒　续断　附子
_{炮去皮脐}　茯苓_{各三两}　桃仁_{麸炒去皮尖，别研}　杏仁_{同上法炒}
山药_{炒，各二两}

上为末，精羊肉四两，酒煮，研细，入面煮糊，丸
如梧子大，盐汤、温酒，空心任下三五十丸。

大补圆　治元脏虚惫，血气不足，白浊，遗泄，自
汗，自利，口苦，舌干，四肢羸瘦，妇人诸虚，皆
主之。

木香_炮　附子_{炮去皮脐}　茴香_炒　苁蓉_{酒浸}　川椒_{炒去}
_{汗，各十两}　桃仁_{炒去皮尖}　胡芦巴　牛膝_{酒浸}　巴戟_{去心}
五味子　黄耆　白蒺藜_{炒去刺}　泽泻_{各五两}　羌活　槟榔
天麻　川芎　桂心_{各二两}

上为末，蜜丸梧子大，盐汤、酒，空腹，任下三五
十丸。

菟丝子圆　治肾气虚损，五劳七伤，小腹拘急，四
肢酸疼，面色黧黑，唇口干燥，目暗，耳鸣，心忪，气
短，夜梦惊恐，精神困倦，喜怒无常，悲忧不乐，饮食
无味，举动乏力，心腹胀满，腰膝缓弱，小便滑数，房
室不举，股内湿痒，水道涩痛，小便出血，时有遗沥。

菟丝子_{酒浸}　桂心_{不焙}　鹿茸_{去毛切，酥炙}　附子_{炮去皮}
_脐　泽泻　石龙芮_{去土，各一两}　苁蓉_{酒浸}　杜仲_{去皮切，姜}
_{汁制，炒丝断}　茯苓　熟地黄　巴戟_{去心}　山茱萸　荜澄茄
沉香　茴香_炒　补骨脂_炒　石斛　牛膝_{酒浸}　续断　川芎

五味子　覆盆子　桑螵蛸酒浸炒，各半两

上为末，酒糊丸如梧子大，每服三十丸，温酒、盐汤、任下。脚膝无力，木瓜汤下；淋闭，木通汤下。

妙应丹　治脾元气弱，久积阴冷，心腹满痛，面色青黄，肌体瘦弱，怠惰嗜卧，食少多伤，噫气吞酸，哕逆恶心，腹中虚鸣，大便泄利，胸膈痞塞，食饮不下，霍乱，呕吐，肌冷，转筋，及五膈五噎，久痛，久痢。（方见癥瘕门）

增损乐令汤　治诸虚不足，小腹急痛，胁肋䐜胀，脐下虚满，胸中烦悸，面色萎黄，唇干，口燥，手足逆冷，体常自汗，腰背强急，骨肉酸疼，咳嗽，喘乏，不能饮食，或因劳伤过度，或因病后不复。

黄芪　人参　橘皮　当归　桂心　细辛　前胡　甘草炙　茯苓　麦门冬去心　芍药各二两　附子炮去皮脐　熟地黄各一两　半夏汤洗，二两半　远志三分，去心

上为剉散，每服四钱，水一盏半，姜五片，枣二个，煎七分，去滓，食前服。腹满食少，去枣；下焦虚冷，不甚渴，小便数者，倍人参、当归、附子；烦渴引饮，加瓜蒌根；遗泄，白浊，加龙骨、白蔹；小腹急，引心痛者，加干姜。

养荣汤　治积劳虚损，四肢沉滞，骨肉酸疼，吸吸少气，行动喘咳，小便拘急，腰背强痛，心虚惊悸，咽干唇燥，饮食无味，阴阳衰弱，悲忧惨戚，多卧少起，久者积年，急者百日，渐至瘦削，五脏气竭，难可振复。又治肺与大肠俱虚，咳嗽，下利，喘乏，少气，呕吐痰涎。

黄芪　当归　桂心　甘草炙　橘皮　白术　人参各一两　白芍药三两　熟地黄　五味子　茯苓各三分　远志去心炒，半两

上为剉散，每服四大钱，水一盏半，姜三片，枣二个，煎至七分，去滓，空腹服。便精，遗泄，加龙骨一两；咳嗽，加阿胶，甚妙。

十补圆　治真气虚损，下焦伤竭，脐腹强急，腰脚疼痛，亡血，盗汗，遗泄，白浊，大便自利，小便滑数。或三消渴疾，饮食倍常，肌肉消瘦，阳事不举，颜色枯槁。久服补五脏，行荣卫，益精髓，进饮食。

附子炮去皮脐　干姜炮　桂心　菟丝子酒浸软，别研　厚朴去皮炒，姜制　巴戟去心　远志去心，姜汁浸炒　破故纸炒　赤石脂煅，各一两　川椒炒出汗，去子并合口者，二两

上为末，酒糊丸如梧子大，温酒、盐汤，任下。

远志圆　治心肾气不足，惊悸，健忘，梦寐不安，遗精，面少色，足胫酸疼。

远志去心炒　山药炒　熟地黄　天门冬去心　龙齿水飞，各六两　麦门冬去心　五味子　车前子炒　白茯苓　茯神去木　地骨皮　桂心各五两

上为末，蜜丸梧子大，每服三十丸至五十丸，空心，温服。酒、米汤，任下。

张走马家秘真丹　治房室过度，或用意思维，精泄自出，腰背酸弱，不能屈伸，食不生肌，两脚疼痛，不能步履。

草乌头或用川乌　牡蛎粉炒乌头一两令裂，去皮脐，牡蛎不用　五倍子半两

273

上为末，糯米糊丸如梧子大，空腹，盐汤下三五十丸。

莲子丹 治真气虚惫，口苦，舌干，心常惨戚，夜多异梦，昼少精神，或梦鬼交通，遗泄，白浊，小便余沥，阳事不举，目暗，耳鸣，面色黧黑。

新莲肉四两，去心皮　白龙骨一两，醋煮　甘草一分

上为末，车前草汁，入面少许，煮面糊，丸如绿豆大，每服三五十丸，盐汤、酒，任下。

家韭子圆 方证见遗尿门。

威喜圆 治精气不固，余沥常流，小便白浊，梦中频泄，及妇人血海久冷，白带，白漏，白淫，身常湿，小便如米泔，或无子息。

白茯苓四两　木猪苓一分，去皮，煮茯苓数十沸　黄蜡四两

上只以茯苓一味为末，熔黄蜡为丸弹子大，空心，细嚼，令口生津徐咽，兼治两耳虚鸣，口干。

锁阳丹 治脱精泄不禁。

桑螵蛸三两，瓦上焙燥　龙骨一两，别研　白茯苓一两

上为末，面糊为丸梧子大，每服七十丸，煎茯苓盐汤下，食前服。一方，用茯苓、猪苓、木馒头和皮子切，各等分为末。又方，用破故纸、青盐槌碎等分，同炒香为末，并每服二钱，米饮调下。

十四友圆 补心肾虚，怔忪，昏愦，神志不宁，睡卧不安，故经曰，脏有所伤，情有所倚，人不能悬，其病则卧不安。

当归洗　熟地黄　白茯苓　白茯神去木　人参　黄芪　阿胶蛤粉炒　酸枣仁炒　柏子仁别研　紫石英同上　远

志酒浸洗去心，酒洒蒸，炒干　肉桂各一两　辰砂一分，别研　龙齿二两，别研

上为末，别研五味，蜜丸如梧子大，每服三十丸，食后，枣汤下。

宣和赐菟丝丸　治少年色欲过度，精血耗竭，心肾气惫，遗泄，白浊，腰背疼痛，面色黧黑，耳聋，目昏，口干，脚弱，消渴，便利，梦与鬼交，阳事不举。

当归酒浸焙，轧半斤　菟丝子酒浸，去土乘湿研破，焙干，秤一斤　薏苡仁　茯神去木　石莲肉去皮　鹿角霜　熟地黄各四两

上为末，用芪二斤，锤碎，水六升，浸一宿，次早挼洗味淡，去滓，于银石器中熬汁成膏，搜和得所，捣数千杵，丸如梧子大，每服五十丸加至百丸，米汤、温酒任下，空心食前服。常服守中安神，禁固精血，益气驻颜，延年不老。

参香散　治心气不宁，诸虚百损，肢体沉重，情思不乐，夜多异梦，盗汗，失精，恐怖，烦悸，喜怒无时，口干，咽燥，渴欲饮水，饮食减少，肌肉瘦瘁，渐成劳瘵。常服补精血，调心气，进饮食，安神守中，功效不可尽述。

人参　黄芪　白茯苓　白术　山药　莲肉去心，各一两　缩砂仁　乌药　橘红　干姜炮，各半两　甘草炙，三分　南木香　丁香　檀香各一分　沉香二钱

上为粗末，每服四钱，水一大盏，姜三片，枣子一个，煎七分，去滓，食前服。一法，有炮熟附子半两。

卷之十四

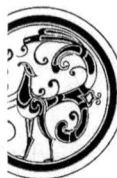

水肿叙论

夫肾主元气，天一之水生焉；肺主冲化，地四之金属焉。元气乃水中之火，所以太阳合少阴，主精髓以滋血，冲化乃土中之金，所以太阴合阳明，主肌肉以养气。今肾虚则火亏，致阳水凝滞，肺满则土溢，使阳金沉潜，沉潜则气闭，凝滞则血淖，经络不通，上为喘急，下为肿满。故经曰，肾为少阴，肺为太阴，其本在肾，其末在肺，皆至阴以积水也，所以能聚水而生病者。盖肾为胃关，关键不利，枢机不转，水乃不行，渗透经络，皮肤浮肿，诸证不同。广如经说，治法曰平治权衡者，察脉之浮沉也，去苑陈莝者，疏涤肠胃也，开鬼门、洁净府者，发汗、利小便也。原其所因，则冒风寒暑湿属外，喜怒忧思属内，饮食劳逸，背于常经，属不内外，皆致此疾。治之，当究其所因，及诸禁忌而为治也。

水肿证治脉例

古方十种证候，以短气，不得卧，为心水；两胁疼痛，为肝水；大便鸭溏，为肺水；四肢苦重，为脾水；

腰痛，足冷，为肾水；口苦，咽干，为胆水；乍虚，乍实，为大肠水；腹急，肢瘦，为膀胱水；小便秘涩，为胃水；小腹急满，为小肠水；各随其经络，分其内外，审其脉证而甄别之。然此十水谓之正水，外有风水，皮水，石水，黄汗，以义考之，风合归肝，皮合归肺，黄汗归脾，石合归肾，虽名理不逾，奈证候少异，古方备列，不可不辨。但风水，脉浮，必恶风；皮水，亦浮，按不没指，不恶风；石水，脉沉，腹满，不喘；黄汗，脉沉迟，发热，多涎，久而不愈，必致痈脓。正水，寸口脉浮而迟，浮则热，迟则潜，热潜相搏，名曰沉；趺阳脉浮而数，浮则热，数则止，止热相搏，名曰伏；沉伏相搏，名曰水；沉则络脉虚，伏则小便难，虚难相搏，水走皮肤，即为正水。此《金匮》节文，所以用寸口趺阳二脉者，盖水气不在一经也，大抵浮脉带数，即是虚寒潜止于其间，久必沉伏，沉伏则阳虚阴实，为水必矣，要知水脉必沉。论曰，脉出者死，与病不相应也，诸唇黑则伤肝，缺盆平则伤心，脐出则伤脾，足平则伤肾，背平则伤肺，凡此五伤，必不可疗也。治法曰，腰以上肿，宜发汗，腰以下肿，宜利小便，学者当知之。

复元丹　治水肿，夫心肾真火，能生脾肺真土，今真火气亏，不能滋养真土，故土不制水，水液妄行，三焦不泻，气脉闭塞，枢机不通，喘息奔急，水气盈溢，渗透经络，皮肤溢满，足胫尤甚，两目下肿，腿股间冷，口苦，舌干，心腹坚胀，不得正偃，偃则咳嗽，小便不通，梦中虚惊，不能安卧。

附子炮，二两　南木香煨　茴香炒　川椒炒去汗　独活

厚朴去皮剉，姜制炒　白术略炒　陈橘皮　吴茱萸炒　桂心

各一两　泽泻一两半　肉豆蔻煨　槟榔各半两

上一十三味为末，糊圆梧子大，每服五十丸，紫苏汤下，不以时。此药世传屡验，未尝示人，其间君臣佐使，与造物同妙，服者自知，要当屏去诸药，一日三服，先次旋利如倾，次乃肿消，喘止。盖药能助真火，以养真土，运动枢机，安平必矣，法当禁欲，并绝咸半年，乃不再作。

当归散　治如前。

当归洗　木香煨　赤茯苓　桂心　槟榔　赤芍药

牡丹皮　陈皮　木通　白术各剉，焙干，等分

上为末，脚膝头面肿，大小便不快，每服二钱，水一盏，紫苏二叶，淡木瓜一片如指大，同煎八分，温服，日三。如已愈，常服，早晚二，觉气下，或小便快，是效。脏寒，去槟榔，脐已凸，添大腹皮、木猪苓各一两。忌乌鸡肉、咸酸海味物。

正阳丹　治水肿。

宣木瓜干四两，湿者，一个剉，童子小便、法酒各一升，煮烂绞汁　人参一两　大豆煮去皮，干，十两　附子炮，半两　银朱二钱

上为末，入银朱，研匀，以木瓜膏圆如梧子大，每服五十丸，米汤下。

消肿圆　治水肿，喘满，小便不利。

滑石　木通　白术　黑牵牛炒　通脱木　茯苓　茯神去木　半夏汤去滑　陈皮各一分　木香半分　瞿麦穗　丁

278

香各半钱

上为末，酒糊圆如梧子大，每服三十丸，灯心麦门冬汤，温服。

消肿散 治水气浮肿，喘呼，不得睡，烦热，躁扰，渴燥，大小便不利。

大黄蜜蒸 山栀炒 甘草炙 干葛 橘皮 麻黄去节汤 马牙硝 川芎各等分

上为细末，蜜汤调下二钱。

枣仁散 治水气浮肿，无问久新老少，悉可服。唯禁盐，必效。

枣仁 赤茯苓 桂心各等分

上为末，每服二钱，米饮调下。

禹余粮圆 治十肿水气。凡脚膝肿，上气，喘满，小便不利，但是水气，悉皆主之。

蛇黄大者三两，以新铁铫盛入一秤，炭火中烧蛇黄，与铫子一般通赤，用钳取铫子出，便倾蛇黄，入酽醋二升中，候冷取出研极细则止，即含石 禹余粮三两，用真针沙五两，先以水淘净控干，更以铫子炒干，入禹余粮一处，用米醋二升，就铫内煮醋干为度，却用铫并药入一秤，炭火中烧通赤，倾药净砖地上，候冷研无声即止

以三物为主，其次量入虚实，入下项药，治水多是取转，唯此方三物，既非大戟、甘遂、芫花之比。又有下项药扶持，故虚老人可服。

羌活 木香煨 茯苓 川芎 牛膝酒浸 白豆蔻炮 土茴香炒 蓬术炮 桂心 干姜炮 青皮去瓤 京三棱炮 白蒺藜 附子炮 当归酒浸一宿，各半两、虚人、老人、全用半两，实壮人减之

上为细末，拌极匀，以汤浸蒸饼挼去水和药，再捣

极匀，圆如梧子大，食前，温酒、白汤，下三十圆至五十圆。唯忌盐，虽毫末许，不得入口。若无以为味，即水病去后，且以醋少许调和，食不能忌盐，勿服。果欲去病，切须忌盐。但试服药，即于小便内旋去，不动脏腑病去，日日三服，兼以温和调补气血药助之，真神方也。

第一退水圆　能化气，退水肿，去苑莝，利湿，通小便。

蓬术炮　三棱煨　桂心　青皮　益智各半两　巴豆二两，去皮，出油别研

上为末，面糊圆如梧子大，用黄栀十个，劈破，荆芥、黑牵牛、酸浆草各少许煎汤，空腹，下二三十圆。

第二退水饼　服前药未效，即服此方。

甘遂　大戟

上为末，入面打水调为饼，如棋子大，火煨熟，五更，淡茶汤嚼下一饼。

第三大腹子散　取转后，调正胃气，进食。

大腹子炒　桂心　茴香炒　陈皮各半两

上为末，每服二钱，米饮调下。

桃红散　治正水，胀急，大小便不利，逆欲死方。

甘遂半两，半生半炮　坯十文，别研

上为末，研匀，每用一钱，以白面四两，水调，入药，搜和，切作棋子，白水煮浮，更不得使盐料物，只淡食，候大小便利去五六分，却用后药调补。

平胃散一两　附子炮　白术各一两　丁香半两

上为末，和匀，每服二钱，水一盏，姜七片，枣三

枚，煎七分，不拘时候，日三五服。若脚未退，可灸三阴交及风门穴，肿退必矣。

大圆 治通身肿满，及痰气，食积，伤寒，感风，脾气横泄。

羌活 白术各半两 陈皮 木通 黄芪 桑白皮各三分 木香一分 黑牵牛五两炒，五两生

上为末，蜜丸如弹子大，治风痰，散腹胁壅滞，清头目，浓煎生姜汤下。取食伤，止赤白痢，煎枣汤下。小便不利，灯心汤下。伤寒，葱茶下。如未快，用稀粥投之，用热茶汤亦可，须七日后方可服。已得泻，急欲止之，投冷白粥，即自止。妇人产前，并宜服之。既服此药，须住他药三日，及不得吃生冷荤腥，及滋味一日，只软饭淡粥可也，次日早，进千金散。

藿香 甘草炙 干姜炮 神曲炒 茯苓各一两 人参桂心各半两 陈皮 厚朴制，各二两

上为末，每服二钱，水一盏，姜三片，煎七分，盐一捻，通口服。

葶苈大圆 治肿满，腹大，四肢枯瘦，小便涩浊。

甜葶苈纸隔炒 荠菜根等分

上为末，蜜丸如弹子大，每服一圆，陈皮汤嚼下，只三丸。小便清，数圆，腹当依旧。

料 简

病有风水，皮水，石水，黄汗，皆与正水同，为治自别。

大豆汤 治风水，通身肿，骨节疼，恶风，自汗，

眼合不得，短气欲绝，其脉浮。

大豆　杏仁炒去皮尖　麻黄去节　防风　防己　猪苓去皮，各四两　泽泻　黄芪　乌头炮，各三两　半夏汤七次　茯苓　白术各五两　甘遂炒　甘草炙，各二两

上㕮咀，每服五钱，水二盏，酒半盏，姜七片，煎七分，去滓，不计时服。以大小便利，肿消则停药。未知，加生大戟五两，葶苈二两，纸炒香，无不快利。甘草反甘遂，似不当同用之，却效，非人情所可测也。

五皮饮　治皮水，四肢头面悉肿，按之没指，不恶风，其腹如故，不喘，不渴，脉亦浮。

大腹皮炙　桑白皮炙　茯苓皮　生姜皮　陈橘皮各等分

上㕮咀，每服四钱，水盏半，煎七分，去滓，热服，日二三。近人磨木香水同煎亦妙。

泽漆汤　治石水，四肢瘦，腹肿，不喘，其脉沉。

泽漆洗去腥，五两　桑白皮六两，炙　射干泔浸　黄芩茯苓　白术各四两　泽泻　防己各二两

上㕮咀，每服五钱，水三盏，乌豆一合，煎二盏，纳药，同煎七分，去滓，空腹，温服，日三。

黄汗，依五疸法治之，用黄芪酒。

料　简

病有水肿相类者，曰肤胀、鼓胀、肠覃、石瘕、脾气横泄五种，治法亦复不同，除鼓胀见胀满门，肠覃、石瘕见妇人门，今具肤胀及脾气横泄如后。

附子绿豆汤　治寒客皮肤，壳壳然而坚，腹大，身

肿，按之陷而不起，色不变，病名肤胀，一剂未知，再作。

大附子_{重七钱者一只，生去皮脐，半破}　绿豆_{二两}

上以生姜一两，切，水二碗，煎至一碗，绞去滓，分三服，空腹，温服。次日，将前附子破作四片，再用绿豆二两，姜一两，如前煎服。第三日，复将附子作八片，如前煎。

无碍圆　治脾气横泄，四肢浮肿，心腹胀满，喘不得卧。

蓬术_煨　三棱_{煨，各一两}　大腹皮_{炙，二两}　木香_炮槟榔_{一分，生}

上为末，炒麦蘖捣粉，为圆如梧子大，每服二十圆，生姜汤下。

小三棱煎　治如前。（方见癥瘕门）

茯苓分气饮　治脾胃不和，胸膈噎塞，腹胁疼痛，气促，喘急，心下胀满，饮食不进，呕吐不止，兼脾气横泄，四肢浮肿。

五味子　桔梗　茯苓　甘草_炙　陈皮　桑白皮　草果　大腹皮_{各二两半}　紫苏叶

上为粗末，每服四钱，水一盏，姜三片，盐少许，煎七分，去滓，食前服。

麻黄甘草汤　治气急，积久不差，遂成水肿，如此者众，诸皮中浮，以水攻面目身体，从腰以上肿，当以此汤发汗。

麻黄_{二两，去节汤}　甘草_{一两}

上为剉散，每服四钱，水一盏半，煎七分，去滓，空腹，温服。

　　茯苓苏子圆　治面肿，小便涩，心腹胀满。

　　茯苓　苏子　杏仁去皮尖，各二两　橘皮　防己　葶
苈纸炒，各一两一分

　　上为末，蜜丸如小豆大，以桑白皮汤下三十丸，食
后服。

料　简

　　夫洪肿，门类极多，自正水之余，有风水、皮水、
石水、黄汗等，分入水门。如脾气横泄，脚气支满，肤
胀，鼓胀，肠覃，石瘕，与夫造作干犯土气，皆作浮
肿。属血，属气，理自不同，奈外证相类，未易甄别，
若不预学，临病必迷，错乱汗下，皆医杀之。更有气
分、血分，亦入肿门类，治法颖别，其可不学，古方类
例虽明，多见不学者，抄写数方，一道施治，倘非其
病，妄投其药，盛者致困，困者必死。况有饮食禁忌，
种种不同，学者勉旃，不可轻玩，以病试药，甚为不
仁，戒之戒之。（血分方见妇人门气分方论，附于后。）

气 分 证 治

　　气分与胸痹、中满皆相类，但胸痹属气实，中满为
气虚，气分则夹涎饮，气为涎饮所隔，荣卫不利，腹满
胁鸣，相逐气转，膀胱荣卫俱劳。阳气不通，则身冷；
阴气不通，则骨疼；阳前通，则恶寒；阴前通，则痹不
仁；阴阳相得，其气乃行，大气转，其气乃散，实则失
气，虚则遗溺，乃知气夹涎饮之所为也。其脉寸口迟而

涩，迟则为气不足，涩则为血不足，趺阳脉微而迟，微则为气，迟则寒，斯证也，名曰气分。

桂附汤　治心下坚大如盘，边如旋盘，水饮所作，名曰气分。

桂心三两　甘草炙　麻黄去节，汤焙干秤　细辛去苗，各二两　附子四个，炮去皮脐

上为剉散，每服四钱，水一盏半，生姜七片，枣三个，煎七分，去滓，温服。汗出如虫行皮中，即愈。

枳术汤　治心下坚大如盘，边如旋盘，水饮所作，名曰气分。

枳实一两半　白术三两

上为剉散，每服四钱，水一盏半，煎七分，去滓，温服。腹中软，即当散也。

阴 癫 叙 论

夫阴癫，属肝系宗筋，胃阳明养之，世多不识，谓之外肾，非特名义差错，亦使内脏不分，其可不辨。古方虽出四证，但曰肠癫，气癫，水癫，卵胀，殊不别其所因，如肠癫，则因房室过度，元脏虚冷，肠边臀系不收，坠入癫中，上下无定，谓之肠癫，属不内外因。病者久蓄忧思，恐怒兼并，随脏气下坠阴癫，肿胀急痛，名曰气癫，属内所因。病者久坐冷湿，湿气下袭，致阴肿胀，名曰水癫，属外所因。病者劳役无节，及跨马坐车，致卵核肿胀，或偏有大小，上下无常，名曰卵胀，亦属不内外因。有小儿生来便如此者，乃宿疾也。卵胀，肠癫，皆难治，气癫，水癫，治之易愈。又寒疝下

注，入于癞中，名曰狐疝，亦属癞病。世人因此并以癞病为疝气，不审之甚，妇人阴门挺出，亦称癞病，名义不分，有如此者。

阴 癞 证 治

凡癞病，唯肠癞无问贵贱多有之，有睡卧臀系延入胁下者，有坠入囊中者，或遇疲劳，及天色变动，逼上囊根，肿急作痛，过于寒疝，得暖则下。其如卵胀，有作热生脓为痈溃烂者，比比有之。

茱萸内消圆 治阴癞偏大，上攻脐腹疠痛，肤囊肿胀，或生疮疡，时出黄水，腰腿沉重，足胫肿满，行步艰辛，服之内消，不动腑脏。

川楝三两，剉炒 大腹皮 五味子 海藻洗 玄胡索各二两半 茴香炒 桂心 川乌炮，去皮尖 吴茱萸 石茱萸 白蒺藜各二两 枳实麸炒去瓤 橘红 桃仁麸炒，各一两别研 木香一两半 桔梗 青皮各二两 山茱萸二两

上为末，酒糊丸如梧子大，温酒下三十丸。

大戟圆 治阴癞肿胀，或小肠气痛。

大戟去皮剉，炒黄，半两 胡芦巴四两，炒 木香一两 附子炮去皮脐 舶上茴香 诃子煨去核 槟榔各一两 川楝五两，后入 麝香半钱，别研

上为末，独留川楝，以好酒一二升，葱白七枚，长三四寸，煮川楝软，去皮核，取肉，和上件药，圆如梧子大，空心，温酒下五七圆，至十圆，姜汤亦得。潮发疼痛，炒姜热酒下十五圆。

炼阴丹 治阴器下坠，肿胀，卵核偏大，坚如石，

痛不可忍。

玄胡索_{微炒去壳}　海藻_洗　昆布_洗　青皮　茴香_炒
川楝_{去核}　马蔺花_{各一两}　木香_{半两}　大戟_{酒浸三宿，切片焙}
_{干，一分}

上为末，别将硇砂、阿魏、安息香各一分，用酒、
醋各一升，淘三物去砂石，熬成膏，入麝香一钱，没药
一分，入前药和，丸如绿豆大，用绵灰酒下十圆至十五
圆，空心服。

抵圣圆　治膀胱有热，多因天气热而发阴癞，肿满
赤痛，大便秘，欲饮水，按之脐腹痛。

续随子　薏苡仁　郁李仁　茵芋　白牵牛_{各一钱，}
_{略炒}

上为末，滴水圆如梧子大，五圆，用博济方香姜散
咽，黄昏服，五更利下恶物，效。

兼金圆　治热入膀胱，脐腹上下兼胁肋疼痛，便
燥，欲饮水，按之痛者。

大黄_{湿纸裹煨，八钱}　硝石　桂心　甘草_{炙，各四两}　桃
仁_{四十个，去皮尖}

上为末，蜜圆梧子大，米饮下五七丸至十丸，妇人
血闭疼痛，亦宜服之。

应痛圆　治败精恶物不去，结在阴囊成疝，疼痛不
可忍，久服，去病。

阿魏_{二两，醋和，用荞麦面作饼厚三指，裹阿魏慢火煨熟}　槟
榔_{大者二个，刮作瓮子满盛的乳香，将刮下末用荞麦面拌作饼子，慢火}
_{煨熟}

上同研为末，入硇砂末一钱，赤芍药末一两，同为
面糊搜和，圆如梧子大，温酒、盐汤，下十圆至二十

圆，食前服。

蒺藜圆 治囊核坚大，行动艰辛，发作牵连偏坠疼痛。

白蒺藜微炒去刺 海藻浸洗去咸 泽泻各一两 茴香炒，一两半 桂心 木通 牛膝剉，酒浸 五味子 木香煨 槟榔各二两 茯神去木 人参 远志水浸去心，姜汁炒，各三两 川楝去皮核，麸炒 桃仁去皮尖炒，别研 赤芍药 续断 山茱萸 苁蓉酒浸 青皮各四两

上为末，蜜丸梧子大，空心，食前，温酒、盐汤，下三五十圆。

三白散 治膀胱蕴热，风湿相乘，阴癫肿胀，大小便不利。

白牵牛略炒，二两 白术半两 桑白皮 陈皮 木通各半两

上为末，每服二钱，姜汤调下，空腹服。初进一服，未觉，再进。此药不损脏气，只导利留滞，疝方大率多用热药，此方唯壅热证宜服之。

蜘蛛散 治阴狐癫气，偏有小大，时时上下，胀人。

蜘蛛十四个，熬焦 桂心半两

上为末，蜜丸梧子大，米饮下十圆。

牡丹散 治癫偏大，胀不能动，坐卧不安。

牡丹皮 防风等分

上为末，酒服方寸匕。《小品》有桂枝、豉、铁精共五味，婴儿以乳汁调一字许。

香附散 治癫胀。

香附子_{不拘多少}

上为末，每用酒一盏，煎海藻一钱重，至半盏，先捞海藻，嚼细，用所煎酒，调香附末二钱服。

雄黄散　治阴肿大如斗，核痛，人所不能治。

雄黄_{一两，研}　矾_{二两，研}　甘草_{生，半两}

上为剉散，以水五升煎，洗之。

痈　疽　叙　论

发背痈疽者，该三因而有之。论云，痈疽瘰疬，不问虚实寒热，皆由气郁而成。经亦云，气宿于经络，与血俱涩而不行，壅结为痈疽，不言热之所作而后成痈者，此乃因喜、怒、忧、思有所郁而成也。又论云，身有热，被风冷搏之，血脉凝泣不行，热气壅结而成，亦有阴虚，阳气凑袭，寒化为热，热成则肉腐为脓者，此乃外因寒热风湿所伤而成也。又服丹石，及炙煿、酒面、温床、厚被所致，又尽力房室，精虚气节所致者，此乃因不内外所伤而成也，故知三因备矣。又论云，疖者、节也；痈者、壅也；疽者、沮也；如是但阴阳不平，有所壅节，皆成痈疽。又曰，阴滞于阳，则发痈，阳滞于阴，则发疽，而此二毒，发无定处，当以脉别之。浮洪滑数则为阳，微沉缓涩则为阴，阴则热治，阳则冷治。治之之要，虽有四节八事，所谓初觉，则宣热拔毒；已溃，则排脓止痛；脓尽，则消肌内塞；恶肉尽，则长肌傅痂，次序固明。若不别其因，施治亦昧，故治法中，有用远志宣热者，得非内因乎，至于外因，则用大黄，不内外因，则用甘草，世医但泥方书，多用五香连翘，与漏芦二汤，更不知三因所自，其可守一法而普攻之。既得其因，又须观病浅深，与证候吉凶，寒则温之，热则清之，虚则补之，实则泻之，导以针石，灼以艾炷，破毒溃坚，以平为期，各有成法，近胡丞得一方，甚宝秘之，持以献洪丞相，丞相与之作序，言重于世，已遍行矣。其方乃《千金》内补散，添黄芪，加人参，减桂，间有轻者，服之稍效，若真痈疽，为害反甚，内补散当用在第四节，当前服内消等药，俟脓尽，方得投，苟专用之，亦所谓守一法也。孔子不尝未达之药者，良有旨哉，士夫当深味斯言，无轻信医方，误天下后世，谨之谨之。

痈 疽 证 治

病者脉数，身无热，而反洒淅恶寒，若有痛处，背发。其痈肿欲知有脓无脓，以手掩肿上，热者为有脓，不热为无脓，此亦大略说也。自有脉不数，不热而疼者，盖发于阴也，不疼尤是恶证，不可不知。凡热盛脉数，即用漏芦，并单煮大黄等汤，不甚热，脉缓弱，只投五香连翘汤，其他依四节八事次序，及推三因以用药，未有不全济也。

远志酒 治一切痈疽，发背，疔毒，恶候浸大，有死血，阴毒在中则不痛；傅之即痛；有忧怒等，气积而内攻，则痛不可忍；傅之即不痛。或蕴热在内，热逼人，手不可近，傅之即清凉；或气虚血冷，溃而不敛，傅之即敛。此本韩大夫宅用以救人，极验。若七情内郁，不问虚实寒热，治之必愈。

远志不以多少，汤洗去泥，捶去心

上一味，为末，酒一盏，调末三钱，迟顷澄清，饮之，以滓傅病处。

大黄汤 孙真人云，缓急单煮大黄一味为汤，服，即快利，此要法。

独圣汤 治服金石，及食炙煿、饮酒、房劳为痈疽，及诸恶疮疼痛。

甘草半斤，生剉

上一味，以水一斗，浸一宿，煎至五升以下，去滓，入银石器煎，熬为膏，分二服，温酒下。临卧一服，次日五更一服，当取下恶物为效。

通圣双行汤 治伤风寒暑湿，或泣，或散，使气血滞凝，肉腐为脓，壅结成痈疽，随处发作。

大黄蒸，一两　木鳖去壳，切　防风　枳壳　桔梗　甘草各一分

上为剉散，每服四大钱，水一盏，煎七分，去滓，入朴硝两钱，重煎熔，热服。得疏转一两次，即服万金汤。若阴证，只服万金，不可用通圣双行也。

万金汤 治痈疽，发背，发眉，发髭须，发脑，妇人乳痈等，定痛去毒。

甘草半两　没药一分　瓜蒌一个，去皮

上为剉散，以无灰酒三升，煮至一升，去滓，随量旋饮尽，或出血，或出黄水，是效。

五香连翘汤 治一切恶核，瘰疬，痈疽，恶肿等病。

青木香即舶上木香　沉香　熏木香即乳香　丁香　麝香

升麻　桑上寄生　独活　连翘　射干　木通各二两　大黄蒸，三两

上为剉散，每服四大钱，水二盏，煮一盏以上，去滓，取八分清汁，空腹，热服。半日以上未利，再服，以利下恶物为度。未生肉前服，不妨，以折去热毒之气，本方有竹沥、芒硝，恐泥者不能斟酌，故缺之，知者自当量入。

漏芦汤　治痈疽，发背，丹疹，恶肉，时行热毒，发作赤肿，及眼赤生疮。

漏芦　白及　黄芩　麻黄去节　白薇　枳壳麸炒　升麻　芍药　甘草炙，各二两　大黄三两，蒸

上为剉散，每服四钱，水二盏，煎七分，空腹，热服，以快利为度。本方有芒硝，可去之，只加大黄作五两。

忍冬酒　治痈疽肿毒，甚效。

忍冬草取嫩苗一握　甘草八钱，炙剉

上同研，入酒一升半，砂瓶塞口煮，去滓，温服，仍以滓傅肿毒上。又木莲叶四十九片，揩去毛，研细，酒解，温服，功与忍冬草不相上下。又龙鳞薛荔一握，细研，以酒解汁，温服，亦能泻下恶物，去其根本。

转毒散　治发背，痈疽，不问浅深大小，利去根本，不动元气，神效。

车螯紫背光厚者，一名昌娥　甘草生，一分　轻粉半钱重

上以盐泥固济车螯，火煅，取末一两，入甘草末，同轻粉研匀，浓煎瓜蒌酒，调下四钱匕，五更初服，转下恶物为度。未知，再作，瓜蒌每用一个，酒一碗，煎

一盏为一剂。

灵宝膏 治发背，痈疽，宣热拔毒，排脓止痛。

大瓜蒌三十个，去皮瓢取子，炒香取仁细研　乳香二两　胡桃六十个，取肉去皮，同瓜蒌细研　白蜜一斤

上以银石器内慢火熬成膏，每服两大匙，温酒调下，不以时候服。

托里散 治痈疽欲发，未溃，及已溃，服之内托，不使透膜。

瓜蒌子去瓢秤　鬼腰带皮　皂角刺　射干即仙人掌根，红花者是　天罗瓜取子各一个　茴香　木鳖五个，去壳　汉椒各一两

上焙干为末，面薄糊调作饼，炙干为末，每服二三钱，酒调下，不饮酒，以木香汤下。

白玉膏 收缩痈疽，令不蔓衍，切忌用冷药外贴，逼毒气入里，杀人。

杏仁二十一粒，去皮尖别研　川椒四十九粒，去目出汗为末　清油一两　酒蜡半两

上文武火熬，用柳青枝打紫黑色，绵滤过，再熬，滴水成珠，收净器内，看疮大小，作新月样纸花团，圆贴候晕收，更促小疮头聚，用后药傅。

槟连散 治痈疽疮肿，未溃，已溃，皆可傅。

槟榔　黄连各半两　穿山甲大者十片，烧存性

上为末，先点好茶，以翎毛刷过疮，仍以清茶调药傅疮上，如热甚，则以鸡子清调傅，脓已溃，则用长肌药，未快，则用替针圆。

替针圆 治痈疽虽溃，而脓不出，用之即快。

雄雀粪二十七个，直者是　硇砂一字匕，别研　陈仓米一字，为末　没药一字，研

上研匀，以米饮圆如粟米，每用一粒，贴在疮头，或疮眼中，即溃脓出。

生肌散　傅痈疽疮毒，即生肌。

黄狗头骨烧存性，二两　腻粉一钱　桑白皮炙，一两

上为末，生麻油调傅，自通圣、万金、神异、白玉、槟连、替针、生肌凡七方，是一家行用，均济三因，皆良药也。

瞿麦散　治痈疽已溃，排脓，止痛，利小便。

瞿麦一两　芍药　桂心　赤小豆酒浸炒　川芎　黄芪　当归　白蔹　麦门冬去心，各二两

上为末，每服二钱，酒调下，空腹服。

内塞散　治痈疽热退，脓血不止，排脓，止痛。

防风　茯苓　白芷　桔梗　远志　甘草　人参　川芎　当归　黄芪各一两　桂心半两　附子两个，炮　厚朴姜制，二两　赤小豆二两半，酒浸炒

上为末，每服二钱，温酒米汤调下。

千金内补散　治痈疽，发背，恶肌不尽。服此消肌生肉。

当归　桂心各二两　人参　川芎　厚朴姜制炒　防风　甘草炙　白芷　桔梗各一两

上为末，每服二钱匕，酒调，空腹服，不能饮酒，以木香汤调下。

善应膏　治痈疽溃后，长肌傅瘢。

白芷　黄芪各一两　甘草二钱　黄蜡二两　黄丹二两半

上前三味，为粗末，春秋用麻油四两半，夏四两，冬五两，熬药紫赤色，绵滤去滓，再入黄蜡、黄丹，以柳枝不住手搅，滴水成珠，即止，用如常法。

猪蹄汤　洗发背，痈疽。

猪蹄一具，治如食法　黄芪　黄连　芍药各三钱三字　黄芩一分　蔷薇根　狼牙各一两

上到散，以水二斗，煮猪蹄熟，澄清得汁半许，入药，煎至二三分，去滓，洗疮，以帛拭干，日二。如疼痛，加当归、甘草各一分。

外食散　治痈肿，恶肉不尽，脓水淋漓，傅此，能消肌长肉。

白矾银窝内用瓦盖煅令性尽，一两　好染坯　血竭各一两

上研细，用桑浆旋搜为膏，量疮大小贴之。忌鲫鱼、酒、面毒物等。

疮漏脉例

经云，陷脉为漏，留连肉腠，脉得寒即下陷，凝滞肌肉，故曰留连肉腠。肉冷亦能为脓血，故为冷漏，须用温药，方如后。

陷脉散　治漏疮，及二三十年瘿瘤，或大如杯盂，久久不差，致有漏溃，令人骨消肉尽，或坚，或软，或溃，令人惊惕，寐卧不安，体中掣痛，愈而复作。

干姜炮　琥珀　大黄　附子炮，各一两　丹参三分　石硫黄　白石英　钟乳粉　乌贼鱼骨各半两

上为末，贮以磁盒，韦囊勿令泄气。若疮湿，即傅，无汁，即煎猪脂和傅之，以干为度。或死肌不消，

加芒硝二两益佳。一法，用胡燕屎一枚。

　　桂附圆　治气漏、冷漏诸疮。

　　桂心　附子炮裂，米醋中浸，再炮，淬三五次，去皮尖　厚朴姜制　甘草炙　白术各一两　木香一分　乳香二钱，别研

　　上为末，炼蜜丸梧子大，空腹，米饮下二三十丸。

痈　疽　灸　法

　　夫痈则皮薄肿高，疽则皮厚肿坚，初发并宜灼艾，唯痈成则宜针，痈脓成则宜烙，若能审其名证，早早施治，仍用药以攻利其根，补托其里，不必告医，自料亦差。但世人忽之耳，医方所以冠痈疽于杂病之先者，知为大病也，世医失治疗之序，颠倒错乱，多致枉夭，良可叹息，故备集得效灸法，以贻学者，庶不致妄投也。

　　治初生痈疽，发背，神效灸法，累试有验，江宁府紫极观，因掘得石碑载之。

　　凡人初觉发背，欲结未结，赤热肿痛，先以湿纸覆其上，立视候之，其纸先干处，即是结痈头也，取大蒜切成片，如当三钱厚薄，安其头上，用大艾炷灸之，三壮即换一蒜片，痛者灸至不痛，不痛灸至痛时方住，最要早觉，早灸为上。一日二日，十灸十活，三日四日，六七活，五六日，三四活，过七日，则不可灸矣。若有十数头作一处生者，即用大蒜研成膏，作薄饼铺头上，聚艾于蒜饼上烧之，亦能活也。若背上初发赤肿，一片中间，有一片黄粟米头子，便用独头蒜切去两头，取中间半寸厚薄，正安于疮上，却用艾于蒜上灸十四壮，多至四十九壮。

卷之十五

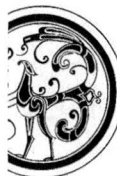

瘰疬证治

　　夫九漏形疹，皆瘰疬于项腋之间，发作寒热，其根在脏腑。《千金》所叙，虽名九漏，《别录》方证，其名更多，狼漏根于肝，得之忧怒；鼠漏根于胃，得之食鼠毒；蝼蛄漏根于大肠，得之食果；蜂漏根于脾，得之饮流水有蜂毒；蚍蜉漏根于肾，得之食中有蚍蜉毒；蛴螬漏根于心，得之喜怒哭泣；浮蛆漏根于胆，得之思虑；瘰疬漏根于肾，得之新沐发；转脉漏根在小肠，得之惊卧失枕。此等因证，文义不明，未知所始，若以理例较之，怒根在肝，鼠毒在胃，食瓜果在大肠，蜂水在脾，姑且通俗易晓，如转脉因惊，根当在胆，却云在小肠，浮蛆因思虑，根当在脾，却云在胆，瘰疬因沐发，亦不当在肾，名义不通，似难考据，又况哭泣得蛴螬之名，思虑则浮蛆之名，此尤不可晓也。其外更有风漏、冷漏、蝎漏、蚁漏、蛱螂漏、蚯蚓漏、虾蟆漏等，名状不一，谅皆出于土俗随象命名耳，难以考据。治法观其未着于肌肉，而外为脓血者，从本引末，可使衰去，针之，灸之，傅之，角之，从其所因，宣通本脏，皆有成法。《千金》又有决死生，反其目，视其中，有赤脉从上下贯瞳子，见一脉，一岁死，见一脉半，一岁半死，二脉，二岁死，三脉，三岁死，赤脉不下贯瞳子可治，虽有是说，验之病者，少有是证，亦难考据，此往往是三阳傅诸阴经，方有之，若本脏发，未必有是，学者知之。

必胜圆 治瘰疬，不以年深日近，及脑后两边，有小结连复数个，兼劳瘵腹内有块。

鲫鱼一个，去肠肚并子，入雄黄一粒鸡子大，硇砂一钱在腹内，仰安鱼于炭火上烧，烟尽取出，以全蜈蚣一条、蓬术半两、栀子五个、皂角二挺、并烧蓖麻子五个、去皮灯上烧，更用黄明胶三文、皂角二挺，去皮酥炙

上为末，别用皂角二挺，去皮，捶碎，以水三碗揉汁，去滓，煮精羊肉四两，烂软，入轻粉五匣，男子乳汁半两，同研成膏，和药末，丸如绿豆大，朱砂为衣，温酒浸晨下十丸。日一服，至晚，下肉疙瘩子，若项有五个，则以五服药取之，视其所生多少，以为服数。既可更进数服，如热毒疮疖未有头脑者，一服亦须消散。

白花蛇散 治九漏瘰疬，发于项腋之间，憎寒，发热，或痛，或不痛。

白花蛇酒浸软，去皮骨焙干，秤二两　生犀镑，半钱　黑牵牛半两，半生半炒　青皮半两

上为末，每服二钱，腻粉半钱，研匀，五更，糯半饮调下。已时，利下恶物，乃疮之根也，更候十余日，再进一服。忌发风壅热物。如已成疮，一月可效，用之神验。

四圣散 治瘰疬，用花蛇散取转后，须用此补之，永去根本。

海藻洗　石决明煅　羌活　瞿麦穗各等分

上为末，每服二钱，米汤调下，日三服，下清水尽，为妙。

蜗牛散　治瘰疬，溃与未溃，皆可贴。

蜗牛不拘多少，以竹索串瓦上晒干，烧存性

上为末，入轻粉少许，猪骨髓调，用纸花量病大小贴之。一法，以带壳蜗牛七个，生取肉，入丁香七枚于七壳内，烧存性，与肉同研成膏，用纸花贴之。

旱莲子圆　治少长，脏气不平，忧怒惊恐，诸气抑郁，结聚瘰疬，滞留项腋，及外伤风寒燥湿，饮食百毒，结成诸漏，发作寒热，遍于项腋，无问久近，悉主之。

旱莲子　连翘子　威灵仙　何首乌　蔓荆子　三棱醋浸湿纸裹煨　赤芍药各一两　木香二两　大皂角三挺，刮去皮酥炙，无酥用羊脂炙

上为末，糊丸梧子大，建茶清下三十丸至五十丸，日三服。小儿量与之，食后服。

瘿 瘤 证 治

夫血气凝滞，结瘿瘤者，虽与痈疽不同，所因一也。瘿多着于肩项，瘤则随气凝结，此等皆年数深远，浸大浸长，坚硬不可移者，名曰石瘿。皮色不变，即名肉瘿。筋脉露结者，名筋瘿。赤脉交络者，名血瘿。随忧愁消长者，名气瘿。五瘿皆不可妄决破，决破则脓血崩溃，多致夭枉。瘤则有六：骨瘤、脂瘤、肉瘤、脓瘤、血瘤，亦不可决溃，肉瘤尤不可治，治则杀人。唯

脂瘤，破而去其脂粉，则愈。

破结散 治石瘿，气瘿，劳瘿，土瘿，忧瘿等证。

海藻洗　龙胆　海蛤　通草　昆布洗　矾石枯　松萝各三分　麦曲四分　半夏

上为末，酒服方寸匕，日三。忌鲫鱼、猪肉、五辛、生菜、诸杂毒物，十日知，二十日愈。

白膏 治一切风热毒肿，及脏气郁结，丹石发动，结为痈疽、瘰疬、诸疮肿，未破，即令消散。九漏，浸淫，脓汁淋漓，诸治不差者，悉主之。

白蔹　白薇　白及　白芷　薤白各半两，刿洗，以清油一斤煎至半斤，滤去滓入　黄芪　甘松　藿香　零陵香　防风　当归各半两，再入前油煎十上火，绵滤去滓入　定粉二两　黄蜡三两　寒水石煅，水飞过，二两研细

上再煎，滴水成珠为度，磁器盛之，以脑子少许掺其上。煎时忌铁器，以柳枝搅。

附骨疽证治

附骨疽，与白虎飞尸，历节风皆相类。历节，则走注不定；白虎飞尸，痛浅，按之则便；附骨疽痛深，按之无益。又一说，白虎飞尸，亦能作脓，着骨而生，及其腐溃，碎骨出尽方愈，如是，则附骨疽与白虎飞尸，是一病，但深浅不同耳。白虎飞尸，又俗名风煞然病，附骨疽，少有骨出者，宣拔毒热，不可一向泥五香连翘、漏芦之属，当先温肾。如灵宝膏乃神药，唯在针烙浅深，刺拔其毒根，则易愈，不尔，则顺脉流走，遍体洪肿，卒致不救。

蟾蜍膏 治附骨疽，久不差，脓汁败坏，或骨从疮孔出。

大虾蟆—枚 乱发—块，鸡子大 猪脂油—斤

上同煎二物略尽，滤去滓，凝如膏，贴之。凡欲贴疮，须先以桑白皮乌豆煎汤，淋洗，拭干，以龙骨煅为粉，掺疮四边，令易收，然后方用贴药。

黑鲫膏 治附骨疽，肿热，未破，已破，或脓出不愈。

黑色鲫鱼—个，去肠肚，入白盐令满，线缝定

上铜石器中，煮一盏水尽，鱼干焦，为末，脂油调傅。已破，则干掺，少痛，勿怪。

赤术圆 治附骨疽，脓出淋漓，久久不差，已破未破，皆可服。

赤术—斤，米泔浸三宿，取出洗净晒干，再以大麻腐汁浸术上，余二寸许入川椒二十一粒，葱白七根，煮黑油出，洗净焙干，秤 破故纸炒 川楝剉炒 茯苓 舶上茴香炒 杜茴香 白芷 桃仁去皮尖炒，各半斤

上为末，炼蜜丸梧子大，每服五十丸，温酒、盐汤，任下。

一方 用槲树皮烧灰为末，饮方寸匕。

一方 用密陀僧为末，以猪脊骨髓调傅之，兼治痔漏不愈。

丁 肿 证 治

世医谓伤寒在诸风之上，痈疽冠杂病之先，言此二病重大急切。然方论，丁肿又在痈疽之前，其意谓急切

甚矣。但江左少见此病，医者不以为事，病源既有，不可不知，且依《千金》类例，具列于后，既不能究其源，亦不敢妄有改作。一曰麻子丁，肉上起头如黍米，色稍黑，四边微赤，多痒，忌食麻子，及麻衣，并入麻田中行；二曰石丁，皮肉相连，色乌黑如黑豆，甚硬，刺之不入肉，阴阴微疼，忌瓦砾砖石之属；三曰雄丁，疮头黑黡，四畔仰，疮疮浆起，有水出，色黄，大如钱孔，忌房事；四曰雌丁，疮头稍黄，向里黡，亦似灸疮，四畔疮浆起，如钱孔，心凹，色赤，忌房事；五曰火丁，状如汤火烧灼，疮头黑黡，四边有疮浆起，如赤粟米，忌火灸烁；六曰烂丁，色稍黑，有白斑，疮中溃，溃有脓水流出，疮形大小如匙面，忌沸热食，烂帛物；七曰三十六丁，头黑，浮起，形如黑豆，四畔起，大赤色，今日生一，明日生二，三日生三，若满三十六，药所不治，俗名黑疱，忌嗔怒，蓄积愁恨；八曰蛇眼丁，疮头黑，皮上浮生，形如小豆，状似蛇眼，大体硬，忌恶眼看之，并嫉妒人见，及毒药；九曰盐肤丁，状如匙面，四边皆赤，有黑粟粒起，忌咸食；十曰水洗丁，形如钱，或如钱孔大，疮头白，里黑黡，汁出，中硬，忌饮浆水，水洗，渡河；十一曰刀镰丁，疮阔狭如薤叶大，长一寸，左侧肉黑如烧烁，忌刺，及刀镰切割，铁刃所伤，可以药治；十二浮沤丁，疮体曲圆，少许不合，长而狭，如薤叶大，内黄外黑，黑处刺不痛，内黄处，刺之则痛；十三曰牛拘丁，肉疱起，掐不破；此十三证，初发，必先痒后痛，先寒后热，热定则寒，四肢沉重，头痛，心惊，眼花，大重者，呕逆，呕逆则

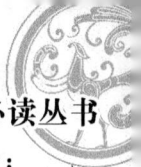

难治。麻子丁始末唯痒，所录忌者不得犯，犯即难治；浮呕丁、牛拘丁无忌，纵不治，亦不杀人。欲知犯触，但脊强，疮痛极，甚不可忍者，是犯之状也。

治十三种丁　皆以此方治之。

以绯帛一片裹药，取匝为限，乱发鸡子大，摊布帛上，牛黄如梧子大，反钩棘针二十一枚，赤小豆七粒，为末，并布发上，卷绯帛作团，外以发作绳，十字缚之，熨斗中急火烧灰，研筛细，以枸杞或子，或根皮、枝叶，随得为末，用枸杞末二匕，绯帛灰一匕，共成三匕，研匀，分二服，空腹，酒调下。

苍耳散　治一切丁肿，神良方。

苍耳根、茎、苗、子，但取一色便可用

上烧为灰，醋泔淀和如泥，涂上，干即易之，不过十度，即拔根出。

肠痈证治

痈疽初无定处，随其所发，即命名，在外，则为发背，发脑，在内，则为肠痈，内痈，心痈，肾痈，肺痈，脐痈等，治得其法则生，失法则死，外证易识，内证难明，不可不备述也。肠痈为病，身甲错，腹皮急，按之濡，如肿状，腹无聚积，身无热，脉数，此为肠内有脓，久积阴冷所成也。故《金匮》用附子温之，小腹肿痞，按之痛如淋，小便自调，发热，身无汗，复恶寒，其脉迟紧者，脓未成，可下之；当有血，洪数者，脓已成，不可下，此以内结热所成也。故《金匮》用大黄利之，甚者，腹胀大，转侧闻水声，或绕脐生疮，或脓从脐出，或大便出脓血，不治必死，其如五内生疮，亦止分阴阳利而已，不比外痈，须依四节八事之次第也。《千金》引官羽林妇病，医诊之，其脉滑数，滑则为实，数则为热，滑则为荣，数则为卫，卫数下降，荣滑上升，荣卫相干，血为败浊，少腹痞坚，小便或涩，或复汗出，或复恶寒，脓为已成，设脉迟紧，即为瘀血，血下即愈。更《内经》所载，有息积病，比见有得之二三年，遍身微肿，续乃大肠与脐，连日出脓，遂致不救，此亦肠痈之类也，不可不审。

薏苡仁附子败酱散　治脉数，身无热，腹无积聚，按之濡，此为肠痈。

薏苡仁二两半　附子炮，半两　败酱一两一分

上剉散，每服四钱，水一盏半，煎七分，去滓，空心服，小便利，为效。

大黄牡丹汤　治肠痈，小腹肿痞，按之即痛如淋，小便自调，时时发热，自汗出，复恶寒，其脉迟紧者，脓未成，可下之，当有血，脉洪数者，脓已成，不可下。

大黄半两，蒸　牡丹皮一钱一字　桃仁半两，去皮尖　瓜子三分　芒硝二钱

上为剉散，作一服，以水三盏，煎取八分盏，去滓，入芒硝，再煎沸，顿服，不以时。

薏苡仁汤　治肠痈，腹中疞痛，烦热不安，或胀满不食，小便涩。妇人产后虚热，多有此病，纵非痈，但疑是，便可服，就有差互，亦无害。

薏苡仁五两　牡丹皮　桃仁各三两　瓜瓣仁四两

上为剉散，每服四大钱，水一盏半，煎七分，去滓，不以时。

五 痔 证 治

经云，肠澼为痔，如大泽中有小山突出为峙，入于九窍中，凡有小肉突出者，皆曰痔，不特于肛门边生，亦有鼻痔，眼痔，牙痔等。肛门中证状不一，方书分出五种，曰牡、曰牝、曰脉、曰肠、曰气。牡痔者，肛边肿痛，突出一枚，五六日后，溃出脓血，自愈；牝痔者，肛边发瘰数个，如鼠乳状；脉痔者，无头脉中迸小窍，注下清血；肠痔者，生在肠内，更衣时，非按搦不入；气痔者，遇忧怒则发，肛门肿疼，气散则愈。治之之法，切勿用生砒，毒气入腹，反至奄忽，近见贵人遭此，痛不忍言，因书以戒后学。

五灰散 治五痔，不问内外、牡牝、寒温、劳湿，悉主之。

鳖甲治牡痔　蝟皮治牝痔　猪左足悬蹄甲治肠痔　蜂房治脉痔　蛇蜕治气痔，各等分

上烧存性，随证倍一分为末，井花水调二钱，空心、临卧时一服。

熏法

蝟皮方三指大，切　熏黄枣大研　熟艾鸡子大

上为末，用瓶器，以灰实一半，如烧香法，安长桶内，坐其上熏之，烟气从口出为佳。凡三度熏，永差，勿犯风冷，忌鸡肉毒物。

洗法

海桐皮到 蛇床子各一两 香南藤到 葱白切，各三两

上用水一斗，入药五两，煎减半，去滓，候温，着手轻轻洗，以绢拭干。一法，止用槐白皮煎汤淋渫，最佳。

贴药

蜀葵子半两 蝉蜕五个 槟榔一个，并为末

上用枣三枚，取肉，研细，搜和药末，如觉硬，滴少蜜，研成膏，量大小贴于病处。

辨肠风论

夫有五痔人，奏圊则下血，或点滴，或泾箭，或清，或浊，面黄，唇白，心忪，脚弱，头目眩晕，此因饱食坐久，肠癖所为。亦有饮酒、房室过度所致，世医多指此为肠风脏毒，然肠风脏毒，自属滞下门。脏毒，即是脏中积毒，肠风，即是邪入脏，纯下清血，谓之风利，今五痔下血，乃是酒痔、脉痔，其血自肛门边别有一窍，如针孔大，滴淋而下，与泄物不共道，不可不知。

乌连汤 治脉痔，下血不止，量冷热加减法。

黄连去须 乌头炮去皮尖，各等分

上为剉散，每服二钱，水一盏半，煎七分，去滓，空心服。热则加黄连，冷则加乌头。

酒连圆 治酒痔，下血，伏暑，久治不效。

黄连不以多少，燎去须，酒浸，银器中重汤煮，漉出晒干，添酒煮七次止

上为末，以余酒为丸如梧子大，每服五十丸，米

汤下。

加味四君子汤　治五痔下血，面色萎黄，心忪，耳鸣，脚弱，气乏，口淡，食不知味。

人参　茯苓　白术　甘草炙　黄芪　白扁豆蒸，各等分

上为末，每服二钱匕，汤点服，此方人未之信，服者颇效，所谓看不上手面，自有奇功。

荆芥散　治脉痔下血。

荆芥穗　槐花炒焦，各一两　石菖蒲一两半

上为末，米饮调下二钱，食前服，日二服。

白玉丹　治久年肠痔下血，服百药不效者。

凝水石不以多少，煅红研细，水飞再入煅窝中煅

上糯米糊，丸如梧子大，陈米饮下五十丸，只一服，愈。

又方　单服白梅，亦效。

疮疥证治

疮疥虽不至害人，浸淫不已，亦有数年不愈者，多因心肾不宁，伤神失志，或饮食不节，积滞肠胃，致气血凝留，发于肌肉皮膜之间，色目极异。所谓马疥，恶露，反花，痫疮，种状不同，或痒，或痛，汁水淋漓，愈而复发，诸治不差，要当调养心肾，去肠间菀荄，理无不愈。

升麻和气饮　治疮疥发于四肢臀髀，痛痒不常，甚至憎寒，发热，攻刺疼痛，浸淫，浮肿，及癫风入脏，阴下湿痒，耳鸣，眼痛者。

苍术二两，米泔浸三宿　桔梗　升麻　干葛各一两　陈皮六钱　甘草　芍药各三分　半夏汤七次　当归　白芷　茯苓各二钱　枳壳　厚朴姜制，炒　干姜各半钱　大黄蒸，半两

上为剉散，每服四大钱，水一盏半，姜三片，灯心十五茎，煎七分，去滓，食前服。

天麻煎　治风毒入胃，及心肾经络，攻注百节疼痛，头目虚肿，痰涎不利，下注腰脚，缓弱，生疮，妇人血风，男子癫风，及风湿脚气，攻注皮肤，瘙痒，瘾疹，偏正头风。

川乌头洗净，灰炒裂，去皮尖　草乌头水浸三日，洗去皮，各四两　荆芥穗半斤　干薄荷五两　杜当归水浸三日，晒干，一斤，切

上为末，醋糊，丸梧子大，茶清下三十丸，此方与瘾疹门加味乌荆丸相类，但此方入草乌，并过制不同尔。

杀疥药

羊蹄根生切，一两　姜一分　矾半钱　硫黄一钱　草乌头一个

上以米泔腌一宿，研极细，入酽醋和匀，入浴时，抓破疮傅之，迟顷，以温汤洗去，绝妙。

百草膏　治一切恶疮，不问干湿痛痒，日近年深，百药不差。

羊屎不拘多少

上一味，上下以瓦盛盖，柴木烧令烟尽，末之，麻油调傅，痒者，入轻粉少许，痛者，入麝香少许，神效。一法　用杏仁、轻粉，最杀虫。

癞 风 证 治

男子精血不调，外为风冷所袭，致阴下湿痒，搔之不已，流注于脚，悉生疮疡，名曰癞风。世谓肾脏风者，乃认癞为肾也，癞属宗筋，系于肝，胃阳明养之，阳明主肌肉，循经流入四肢，故使四肢生疮，正谓之癞风，非肾脏风也。

四生散 治癞风，上攻，下注，耳鸣，目痒，鼻赤，齿浮，或作口疮，下注阴湿，四肢瘙痒，遍体生疮，及妇人血风。

白附子 沙苑蒺藜 黄芪 羌活各等分

上为末，每服二钱，盐酒调下，有人将猪肾破开，入盐掺药于其间，煨服，亦佳。癞属宗筋，胃阳明养之，故有是证。

乌头煮盐圆 治元脏气虚，癞风入胃，上攻头疼，眼赤，眵泪，昏涩，口干咽燥，下注，四肢疼痛，历节重着，阴下湿痒，足胫腰膝，遍生疮疡，及风水浮肿。

川乌头洗净大者，破开小者，全用 苍术 吴茱萸各四两 京三棱半两 白盐十二两，用水煮四味，候乌头透，控干洗净盐

上为末，米糊，丸梧子大，每服五十丸，空腹，温酒、盐汤，任下。凡水病必忌盐，此药用盐，无所忌。

升麻和气饮 治如前。（方见疮疡门）

天麻煎 治如前。（方见疮疡门）

癣 证 治

凡癣种类亦多，所谓苔癣，瓦癣，荷叶癣，虽以皮

肤气血凝滞所为，或有风湿搏成者，或为人传染得之者，种状不同，治之各有方。

昨叶荷草散 治一切癣，无问风湿气血，与夫相染而生者。

昨叶荷草即瓦松，晒干，一两　枯矾一钱　雄黄半钱

上为末，以羊蹄菜根先蘸醋揩癣上，令痒破，即以药末乘湿涂傅，不过三两次即愈。

妒精疮证治

夫逞欲人多患妒精疮者，以妇人阴中先有宿精，男子与之交接，虚热即成，初发在阴头如粟，拂之则痛甚矣，两日出清脓，作臼孔，蚀之大痛，妇人亦有此病，生在玉门内，正似疳蚀疮，不痛为异耳。

麝香散 治妒精疮。

麝香　黄矾　青矾各等分

上为末，小便后傅之。

白散子 治妒精疮，痒不可忍者，及皮肤诸疮，手抓疮。

晋矾不拘多少煅　轻粉每服入少许

上研匀，掺疮上，立差，如治漏疮，每挑一钱，入黄柏末一钱，轻粉半钱。

津调散 治妒精疮，脓汁淋漓，臭烂。

黄连　款冬花各等分

上为末，以地骨皮、蛇床子煎汤洗，用软帛挹干，以津调药傅之，最忌不得用生汤洗，诸疮皆然。

蒲黄散 治阴蚀疮。

蒲黄三两　　水银一两

上研匀，先以猪肉汤浸洗，挹干，以药掺之。一方，治男女阴疮，以硫黄末傅之。

大 风 叙 论

经所载疠风者，即方论中所谓大风恶疾癞是也，虽名曰风，未必皆因风，大率多是嗜欲劳动气血，热发，汗泄，不避邪风冷湿，使淫气与卫气相干，致肌肉贲膹，气有所凝，则肌肉不仁，荣气泣浊，则腑热不利，故色败，皮肤疡溃，鼻梁塌坏。《千金》所谓自作不仁极猥之业，虽有悔言，而无悔心，良得其情，然亦有传染者，又非自致，此则不谨之故，气血相传，岂宿业缘会之所为也，原其所因，皆不内外涉外所因而成也，证候多端，并见诸后。

大 风 治 法

凡治大风，须推其所因，凡因风寒湿热，劳逸饮食，与夫传染，不可混滥，散寒湿、风湿，清热，调和气血，颖然不同。若例以泻风药治之，则失其机要矣，昔见一僧得病，状如白癞，卒不成疮，但每旦起，白皮一升许，如蛇蜕，医者谓多啖炙煿所致，与《局方》解毒雄黄圆，三四服而愈，岂非得其因邪治之。

第一浴法

麻黄根　　地骨皮　　草乌头各二两

上为剉散，研朴硝二两，匀和，每用药二两，水一桶，椒一合，葱三十茎，艾叶一两，同煎十沸，入米醋一中盏，打匀，去滓，坐温室中，且用手巾搭四肢，候汤可浴即浴，令汗透面上如珠流，更坐室中，或睡片时，尤佳。候汗解方着衣，避风而出，五日再浴，如此两上浴，便服换骨丹。

换骨丹

九肋鳖甲去裙　海蜈蚣细判，各半两

上以盐泥固济，候干，火煅存二分性，为末，巴豆半两，去皮膜，顺手研，青州枣七个，去核，入巴豆膏在枣中，火烧令焦，存巴豆五分性，将枣、巴豆烂研如泥，入前二味末，同研匀，以醋煮糊，为丸如绿豆大，每服七丸，虚者四五丸，用温荠汁下。候利恶物，如脓血、烂鱼肠，即住，即此三两服，未利，更加一二丸，次服遇仙丹。

遇仙丹

人参　紫参各一两　苦参　白僵蚕去觜，各二两

上为末，白面糊，丸梧子大，每服三十丸，温盐汤吞下，食前，日二，次服疏风散。

疏风散

山栀子仁一两半　大黄　白滑石　熟地黄　悬豆酥炙焦黄，各二两

上为末，入朴硝半两，令匀，每服一钱，食后，淡茶清调下。次以佛手膏去疮。

佛手膏　去黑紫疮核。

斑蝥七个去翅足　巴豆七粒，去皮　杏仁二七粒，去皮尖红娘子二七个，去翅足　砒霜一钱，别研　盆硝一钱　黄蜡半两韶粉半两　沥青研，半两　硫黄　黄丹各三钱　腻粉炒，十

钱 绿豆一合 槐角三条 麻油四两 乱发鸡子大一两

上用油煎令发化，次下红娘子，次下巴豆、槐角等，逐味下，焦者漉出，方下硫黄、盆硝及丹粉等，以箪子不住手搅，令匀，滴水成珠为度。用时，先将针轻手刺疮核，用药一粟米大，放针处，次日挤疮，有黑臭脓血出，三两日，血渐少，次服去毒丹。

去毒丹

赤芍药 甘草 滑石各半两 巴豆去皮炒，别研后入黑牵牛一两，半生半炒 朴硝 大黄各一分

上为末，面糊，丸绿豆大，临卧时服十五丸，金银薄荷汤下，加至二十丸，次服甘草散。

甘草散

甘草 滑石各半两 山豆根一两，生 大黄一分，生

上为末，每服一钱，蜜熟水调下，日二服，次服解毒圆。

解毒圆

瓜蒌根三两 甘草半两，炒 大黄一分，生 朴硝一分，别研

上为末，面糊丸如绿豆大，每服二十丸至三十丸，白汤下，次服福神丹。

福神丹

诃子四个，炮 巴戟炒 黑牵牛生，各半两 甘草三钱，生 赤小豆四十九粒，生

上为末，面糊丸如绿豆大，每服十丸至十五丸，薄荷汤下，次用水膏药。

水膏药 傅贴破处，及面脚上疮，令生肉。

陈皮去灰土，半斤，炒紫色　陈麦米半升，炒紫　藿香马蹄香各一两　麝香一钱，别研

上同为末，入麝香，用冷水调，扫傅疮上有脓处，如损破，即煎槐枝汤洗，再上药。此十方乃倪处士秘传，曾用有验，大要病人须能如法将息理会，敬而信之。

通天再造散　治大风恶疾。

郁金半两，生　大黄一两，炮　白牵牛六钱，半生半炒皂角刺一两，炮，经年黑大者

上为末，每服五钱，日未出，面东，以无灰酒下，尽量为度。晚利黑头小虫，病稍轻者，止利如鱼肠臭秽物，忌毒半月，但食稠粥软饭，渐生眉毛，皮肤如常。甚者，不过三两次，须将理，不可妄有劳动，及终身不得食牛马骡驴等肉，犯者死，不救。

三济圆　治如前。

当归　熟地黄　川芎　荆芥穗各二两　防风　细辛各一两　桂心一分

上为剉散，先以醋一升浸一宿，漉出，焙干，再以生地黄一斤捣汁，浸一宿，焙干，酒一升浸一宿，焙干，旋入乳香半两，以余酒醋地黄汁释蒸饼，为丸如梧子大，用好川乌头一个，炮裂剉，荆芥穗半两，浸酒三升，旋温下药五十丸。

八叶汤　淋渫大风疮。

桑叶　荷叶　地黄叶　皂角叶　蓊叶　苍耳叶　菖蒲叶　何首乌叶

上等分，晒干，烧存性，为末，如面药，洗手面

314

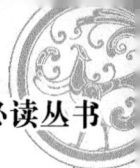

身体。

料 简

大风恶疾，疮痍荼毒，脓汁淋漓，眉鬓堕落，手足指脱，顽痹痛痒，颜色枯痒，鼻塌，眼烂，齿龋，唇揭，病证之恶，无越于斯，负此病者，百无一生，犹且爱恋妻孥，复着名利，不仁之行，仍欲更作，死而无悔，深可悲伤。凡遇此疾，切须断盐，及一切口味，公私世务，悉宜屏置，能不交俗事，绝庆吊，幽隐林下，依法治疗，非但愈疾，亦能因是而致神仙，所谓因祸而得福也。

卷之十六

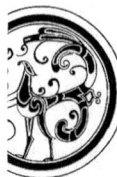

斑疮证治

夫斑疮病，《内经》与张仲景皆不载，寻摭方论，盖自魏朝，方有以白头赤根者，俗呼为豌豆，即斑疮也；细粟如麻者，俗呼为麻，即肤疹也；又有大者，俗呼为羊为萍，此皆轻重之不齐，故命名异耳。《百问》云，悔不得转利，以疮疹发于表，利之则毒气入里。庞安常云，身疼，壮热，须少解散，藏闭毒攻，非利不愈，必令汗下。初虞世亦云，疮疹发于肌肉，属阳明，古人治法，皆以承气汤利之，诸说矛盾，不无疑误，今皆存之，要当分其未发已发为治，若其始发，必作寒热如伤寒状，方证所载，耳冷，尻冷，咳嗽者，皆疮疹证。又小儿初得，手足搐搦如风痫者，亦疮疹候，便可与宣热拔毒，必须利之。《千金》治豌豆疮初发欲发者，单煮大黄服之，即明文也，若其已发，只须解肌，用升麻、紫草辈是也，如是分之，诸说自泮。又此病多因伤寒失于汗下，或时气胜复，岁主客气，及天行疫病，长幼相染者，当随因辨证治之，其间为倒靥最危，宜早为治。

三豆饮子　治天行豆疮，但觉有此证，预服则不发。

赤小豆　黑豆　绿豆<small>各一升</small>　甘草<small>半两</small>

上净淘豆，入甘草，以水煮熟，逐日空心任性食豆饮汁，七日，疮自不发。

升麻汤 治大人小儿伤风、寒、温、疫，头痛，寒热，体疼，斑疮已发未发，并可服。

升麻 干葛 甘草炙 芍药各等分

上为剉散，每服秤五钱重，水二盏，煎七分，去滓，热服，小儿量与。一法，加紫草茸煎。

鼠粘子散 治伤寒斑疮毒气，咽膈不利，声不出，疼痛。

鼠粘子炒 丹参 升麻 甘草炙 干薄荷炙，等分

上为剉散，每服三钱，水一盏半，煎七分，去滓，不拘时，小儿量与之。

龙脑膏 治斑疮倒靥。

猪心血调脑子成膏，以紫草茸煎汤解开，稀稠得所，服。无脑子，用辰砂。一法，白蓣叶烧灰，为细末，每服二钱，入麝香少许，沸汤调下。

仙灵散 治斑疮入眼。

仙灵脾 威灵仙各等分

上为末，每服二钱，食后，米汤调下。

豆皮饮子 治小儿因出疮，毒入眼，生翳。

真绿豆皮 白菊花 真谷精草去根，各等分

上为末，每服一大钱，干柿一个，粟米泔一盏，同煎，候泔尽，只将干柿去核，日服三。

丹 毒 叙 论

经云，诸痛痒疮皆属心，心虚寒则痒，心实热则

痛，丹毒之病，由心实热也。心生血，主于脉，血热肌浮，阴滞于阳，即发丹毒。方论有云，以其色赤，如丹砂涂，故得丹名，然又有水丹、白丹、五色油丹，岂专以赤为名也。又有赤硫、天火、殃火、尿灶、废灶、野火等，古方以为小儿出入游行，触犯所致，此因容或有之。若小儿在褓襁中，未能出入，亦患此者，是岂因触犯耶，大率皆血热之所为也，叙例于后。

丹 毒 证 治

天火丹者，肉中忽赤，如丹涂之色，痛痒不定，甚至遍身。白丹者，肉中肿起，痒痛如吹状；鸡冠丹者，亦名茱萸丹，肉上粟起如鸡冠；水丹者，遍体热，起黄色，如水在皮中；五色油丹者，亦名油肿赤硫丹，肿热，赤色流入四肢，以上皆不问大小，如天火，骨火，殃火，尿灶，朱田，野火等丹，多着少小，但自腹内生、出四肢者，则易愈，自四肢生，入腹者，则难治。

香栾皮汤　治诸种丹毒，发于四肢、腹背、头面，或赤，或白，或痒，或痛，或寒，或热。

香栾皮一两

上以一大碗水同煎，取半碗，以翎毛刷患处，神效。

伏龙肝散　治少小诸种丹毒。

伏龙肝不拘多少

上为末，以鸡子白和傅之，日三次。

金花散　治一切丹毒。

郁金　黄芩　甘草　山栀　大黄　黄连　糯米

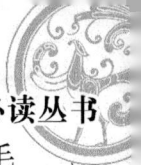

上七味，各一两，生，为末，蜜和冷水调，以鹅毛上患处。

料　简

治丹毒方，《千金》、《外台》甚多，无出用至冷物，凡至冷物，无过藻菜，如有患丹毒、热肿等，取渠中藻菜，细切熟捣，傅丹上，厚三分，干则易之最良。

瘾疹证治

世医论瘾疹，无不谓是皮肤间风，然既分冷热，冷热即寒暑之证，又有因浴出凑风冷而得之者，岂非湿也，则知四气备矣。经云，诸痒痛疮皆属于心，心实热则痛，虚寒则痒，又阳明主肌肉，属胃与大肠，亦有冷热分痛痒，不可不审，世人呼白者为婆膜，赤者为血风，名义混淆，当以理晓，内则察其脏腑虚实，外则分其寒暑风湿，随证调之，无不愈。

加味羌活饮　治风寒暑湿，外搏肌肤，发为瘾疹，憎寒，发热，遍身瘙痒，随脏气虚实，或赤，或白，心迷，闷乱，口苦，咽干。

羌活　前胡各一两　人参　桔梗　甘草炙　枳壳麸炒
川芎　天麻　茯苓各半两　蝉蜕去头足　薄荷各三钱

上为末，每服二大钱，水一盏，姜三片，煎七分，不以时服。

加味乌荆圆　治瘾疹，上攻头面，赤肿瘙痒，搔之，皮便脱落作疮，作痒或痛，淫液走注，有如虫行。

川乌汤洗浸三五次，去皮尖，焙干秤　荆芥穗各半斤　杜当

归水浸三日，洗焙，干秤一斤　薄荷五两

上为细末，好醋煮米粉糊为丸，梧子大，每服五十丸，温酒茶清下。

曲术汤　治因浴出凑风冷，遍身瘾疹，搔之，随手肿突，及眩晕，呕哕。

白术一两　神曲二两，炒　甘草一分

上为末，每服二钱，米饮调下。一方，以土朱研炒，冷酒调下二钱，不饮，以茶调之。

傅药

景天一斤，细捣，取汁傅上，热炙手，摩之再三度，差。

胡臭漏腋证治

胡臭与漏腋，虽不害人性命，而害人身，奉亲事居，乃至交游，皆非所宜，修身之士，务为清洁者，或得此患，不可不思有以去之。夫胡臭者，多因劳逸汗渍，以手摸而嗅之，致清气道中，受此宿秽，故传而为病，方论有天生臭之说，恐未必皆然，多见为人相染者。盖其气吸上元宫，遂散百脉，多相沾染，忌之为得。漏腋者，亦由腋下夹汗，致污衣数重皆透，然未必臭，以二证致之，其病自别，古方共作一病，未为至论。

蜘蛛散　治胡臭熏人，不可向迩者。

大蜘蛛一个，以黄泥入少赤石脂捣罗极细，入盐少许，杵炼为一窠蜘蛛在内，焚以火，近烧令通红，候冷剖开

上一味，研细，临卧，入轻粉一字，用酽醋调成

膏，傅腋下，明早登厕，必泻下黑汁，臭秽不可闻，于远僻处倾弃埋之，免致染人，神良。

六物散 治漏腋，腋下、足心、手掌、阴下、股里，常如汗湿污衣者。

干枸杞根　干蔷薇根　甘草各半两　胡粉　商陆根　滑石各一分

上治，下筛，以苦酒少许和涂，当微汗出，易衣，更涂之，不过三著，便愈，或一岁复发，又涂之。

头 痛 证 治

头者诸阳之会，上丹产于泥丸宫，百神所集，凡头痛者，乃足太阳受病，上连风府眉角而痛者，皆可药愈。或上穿风府，陷入于泥丸宫而痛者，是为真头疼，不可以药愈，夕发旦死，旦发夕死，责在根气先绝也，原其所因，有中风寒暑湿而疼者，有气血食饮厥而疼者，有五脏气郁厥而疼者，治之之法，当先审其三因，三因既明，则所施无不切中。

芎辛汤 治伤风寒生冷，及气虚痰厥，头疼如破，兼眩晕欲倒，呕吐不定。

附子生去皮脐　乌头生去皮尖　天南星　干姜　甘草炙　川芎　细辛各等分

上为剉散，每服四大钱，水二盏，姜五片，茶芽少许，煎七分，去滓，食后。

藿香散 治伤风，夹涎饮上厥，头疼，偏正、夹脑、诸风。

藿香半两　川乌头汤浸七次, 去皮尖, 一两　乳香三皂角子

大　草乌头炮制去皮尖，半两

上为末，每服一字，薄荷茶清调下，食后服。

惺惺散　治伤寒，发热，头疼，脑痛。

石膏　甘草生　麻黄去节汤，各等分

上为末，每服二钱，水一小盏，茶半钱，葱白三寸，碎擘，煎三五沸，先嚼葱白，细，咽下，去枕仰卧。如发热，再投一服，出汗，立愈。

玉屑散　治伤寒，发热，涩潮上厥，伏留阳经，头疼，眩晕，不可忍者。

石膏煅

上研细，每服葱白点茶调下二钱。小儿量大小，加减与之。

芎术汤　治着湿，头重，眩晕，苦极不知食味，暖肌，补中，益精气。

川芎半两　白术半两　附子生去皮尖，半两　甘草　桂心一分

上为剉散，每服四大钱，水二盏，姜七片，枣一个，煎七分，去滓，食前服。

救生散　治外伤风冷，内积忧思，气郁聚涩，随气上厥，伏留阳经，头疼，壮热，眩晕，或胸膈寒痞，兼服宽中圆，并攻之。

菊花蒂　川芎　石膏煅，各一两　甘草一分

上日干为末，每服三钱，煎葱汤调下。如觉胸痞，即调此下宽中圆，不计时服。

宽中圆　治气滞不快，饮食不消，胸膈痞塞，凝痰，聚饮，状如伤寒，头疼，胸痞。

大附子炮去皮脐　木香炮　青皮　大黄湿纸裹煨，各等分

上为末，醋煮糊丸，如梧子大，每服十丸，姜汤下。头疼甚，则调救生散送下。

天南星圆　治肾厥，头疼不可忍。

硫黄　石膏　天南星炮　焰硝各等分

上为末，糊丸如梧子大，每服三十丸，空心，食前，温酒下。

硫朱圆　治肾厥及痰厥，头疼，诸药不效。

硫黄　川乌头炮去皮，各半两　朱砂水飞，二两　天南星一两，炮制

上为末，姜汁煮糊，丸梧子大，每服十五丸，生姜薄荷汤下。

胡芦巴散　治气攻头痛如破者。

胡芦巴炒　三棱剉，醋浸一宿，各一两　干姜炮，一分

上为末，每服二钱，生姜汤或酒调下。

雄黄圆　治八般头风，及眩晕，恶心，吐逆，诸药不治。

通明雄黄一两　川乌头生去皮尖，一两半

上二味为末，滴水丸如梧子大，每服十丸，煨葱白茶清下，即用后药搐鼻。

搐鼻药

荜茇　良姜各一分　白芷一钱　细辛半钱

上为末，每服一小字，先含水一口，分搐鼻内，吐水即止。

大附圆　治元气虚壅上攻偏正头疼，不可忍。

大附子炮去皮脐，一枚

323

上为末，葱汁糊，丸绿豆大，每服十丸至十五丸，茶清下。一法，以川乌头炮去皮尖为末，用韭叶自然汁和丸，治风虚痰涎头疼。

如圣饼子 治气厥，上盛下虚，痰饮，风寒，伏留阳经，偏正头疼，痛连脑巅，吐逆，恶心，目瞑，耳聋。常服清头目，消风痰，暖胃气。

川乌头生去皮 天南星 干姜各一两 甘草 川芎各二两 天麻 防风 半夏洗去滑，各半两

上为末，汤浸蒸饼，和丸鸡头大，捻作饼子，晒干，每服五饼，同荆芥三五穗细嚼，茶酒任下，熟水亦得，不拘时候。

眼 叙 论

夫眼者，五脏之精明，一生之至宝，如天之有日月，其可不保护之。然骨之精为瞳子，属肾；筋之精为黑眼，属肝；血之精为络果，属心；气之精为白眼，属肺；肉之精为约束，属脾；裹撷筋骨血气之精，与脉并为系，系上属于脑，后出于项中，故六淫外伤，五脏内郁，饮食房室，远视悲泣，抄写雕镂，刺绣博奕，不避烟尘，刺血发汗，皆能病目。故方论有五轮、八廓、内外障等，各各不同，尤当分其所因，及脏腑阴阳，不可混滥。如目决其面者，为兑眦，属少阳；近鼻上为外眦，属太阳；下为内眦，属阳明；赤脉从上下者，太阳病；从下上，阳明病；从外走内者，少阳病；此三阳病，不可混也。睛色赤，病在心，色白，病在肺；色青，病在肝；色黑，病在肾；色黄，病在脾；色不可名

者，病在胃中；此五脏三阳病，不可混也，仍叙三因于后。

三 因 证 治

病者喜怒不节，忧思兼并，致脏气不平，郁而生涎，随气上厥，逢脑之虚，侵淫眼系，荫注于目，轻则昏涩，重则障翳，眵泪胬肉，白膜漫睛，皆内所因。或数冒风寒，不避暑湿，邪中于项，乘虚循系以入于脑，故生外翳，医论中所谓青风、绿风、紫风、黑风、赤风、白风、白翳、黄翳等，随八风所中，变生诸证，皆外所因。或嗜欲不节，饮酒无时，生食五辛，熟啖炙煿，驰骋田猎，冒涉烟尘，劳动外精，丧明之本，所谓恣一时之游佚，为百岁之固愆，皆不内外因，治之各有方。

千金神曲圆 明目，百岁可读细书，常服益眼力。

神曲四两　磁石二两，煅醋淬七次　光明砂一两

上为末，炼蜜为丸梧子大，米饮服五丸，食前，日三服。

羌活散 治风毒气上攻，眼目昏涩，翳膜，生疮，及偏正头疼，目小，黑花累累者。

羌活　川芎　天麻　旋覆花　青皮　天南星炮　藁本各一两

上为末，每服二钱，水一盏，姜三片，薄荷七叶，煎七分，食后服。一法，入牵牛末二两，以生姜汁煮糊，丸如梧子大，酒任下二三十丸。

白蒺藜散 治肾脏风毒上攻，眼目赤肿，热泪昏

涩，胬肉攀睛。

白蒺藜炒去角　防风　甘草生　僵蚕去丝嘴,各一两直者　南星一两半,黑豆二合,青盐半两水煮透,取出焙秤,不用盐豆　甘菊花三两,生

上为末，每服二钱，煎甘草汤下，食后服，忌炙煿。

洗肝散　治肝热，赤脉贯睛，涩痛，冲风泪下，兼治热血攻心。

白蒺藜一两半　防风　羌活各半两　马牙硝二两　甘草一分

上为末，每服二钱，白汤调下，食后服。

椒红圆　明目，暖水脏，补虚方。久服驻颜，缩小便。

川椒取红,四两　巴戟去心　金铃子剉炒　茴香炒　附子炮去皮脐,各一两

上为末，山药三两为末，酒煮糊，搜为丸梧子大，空心，盐汤下三五十丸。

煮肝散　治眼赤，有耳痒证，则用四生散，入羊子肝煮，甚妙。

四生散　方见癞风门，每服四钱匕，盐酒入羊子肝煮，空心，温服。羊子肝即羊肝上小片子者是。

驱风散　治风毒上攻，眼肿痒涩，痛不可忍，或上下睑眦赤烂，翳肉侵睛。

五倍子一两,去尘土　蔓荆子一两半,洗

上为剉散，每服三钱，水二盏，铜石器内煎及一盏，澄清，热洗，留滓，二服再煎。

立胜散 治风毒攻眼，及时眼隐涩，羞明，肿痛。

黄连　黄柏　秦皮去粗皮　甘草等分

上为判散，每服四钱，水一盏，枣一枚，灯心七茎，煎数沸，去滓，以新羊毫笔蘸刷眼，候温，即用手沃之。一法，不用黄柏、甘草，有黄芩、防风。

神仙照水膏 治障翳。

蜡一两　黄丹一两，水飞　蛇蜕一分，烛烧　水银一钱
初生乌鸡壳一个

上用柳木槌研细，滴蜡为饼，临卧用之，候天明，将水照眼，药堕水中，膜尽去。

柏竹沥膏 治一切赤眼障翳。

慈竹一段去两头节　黄柏去粗皮刮细者，满填竹内

上用砖对立，置竹砖上，两头各安净碗，以干竹火，烧令沥出，尽收之，以钗股铜筋点。

通利膏 治眼赤涩，翳膜遮障，时多热泪。

杏仁二十一个，口去皮尖，嚼细　乳香皂子大　轻粉一字

上旋入口中都嚼，候津液满口，吐出，瓮器中，置火上，令四边沸，以绵滤别盏中，入生脑子如皂子大，研匀，再滤过，以铜筋点之。

通神膏 治眼生翳膜，赤脉努出，涩痒，疼痛，有泪。

沙蜜四两　青盐　麝香各一字　乳香　硇砂滴淋过　枯矾各半字　当归半钱　黄连一钱

上件乳钵内研破，同蜜入青竹筒内，密封阁定，煮半日，厚绵滤过，点眼。

蛤粉圆 治雀目，不拘久近，但日落便不见物。

上色蛤粉细研　黄蜡等分

上熔蜡搜粉，为丸如枣子大，每用猪肝一片，二两许，批开，裹药一丸，麻线缠，瓮器内，水一碗，煮熟，取出，乘热熏眼，至温，吃肝，以知为度。

鼻病证治

肺为五脏华盖，百脉取气于肺，鼻为肺之闾阖，吸引五臭，卫养五脏，升降阴阳，故鼻为清气道，或七情内郁，六淫外伤，饮食劳逸，致清浊不分，随气壅塞，遂为清涕，鼻洞浊脓，脑丝，衄血，息肉，久而为齆，虽种种不同，未始不涉三因，有致泥丸泪乱，变生诸证。

羊肺散　治肺虚壅，鼻生息肉，不闻香臭。

羊肺一具，洗　白术四两　苁蓉　木通　干姜　川芎各二两，为细末

上以水量打稀稠得所，灌肺中，煮熟，细研，焙干，为末，食后，米饮服一二钱。

细辛膏　治鼻塞，脑冷，清涕出不已。

细辛　川椒　干姜　川芎　吴茱萸　附子去皮脐，各三分　皂角屑，半两　桂心一两　猪脂六两

上煎猪脂成油，先一宿，以苦酒浸前八味，取入油，煎附子黄色，止，以绵惹塞鼻孔。

通草散　治鼻齆，气息不通，不闻香臭，并有息肉。

木通　细辛　附子炮去皮脐，各等分

上为末，蜜和，绵裹少许，纳鼻中。一法，以瓜蒂

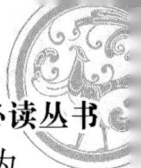

为末，绵裹纳鼻中，或吹入亦可。一法，以枯矾研为面，脂和，绵裹少许纳入鼻中，数日息肉与药消落。

粉黄膏 治肺热，鼻发赤瘰，俗谓酒皶。

硫黄一分为末　萝卜切去盖，剜作瓮子入硫黄在内，以竹针盖定，正安糠火煨一宿，取出研细　轻粉　乌头尖各少许，为末

上研匀，以面油调，卧时傅，早晚洗去，以酥调，尤佳。一法用乳香、硫黄、细辛、轻粉等分为末，水调傅。一法，栀子为末，蜡丸小弹子大，茶酒任下一丸。

凡鼻头微白者，亡血也，赤者，血热也，酒客多有之。若时行衄血，不宜断之，或出至二三升不已，即以龙骨为末，吹入。凡九窍出血，皆用此法，甚良。余衄方，见失血门。

唇 病 证 治

唇者，脾之候也，意舍之所荣，燥则干，热则裂，风则瞤动，寒则揭，气郁则生疮，血枯则沈而无色。治之之法，内则随证调其脾，外当以药傅之。

清脾汤 治意思过度，蕴热于脾，口干，唇燥，沈裂无色。

黄芪　香白芷　升麻　人参　甘草炙　半夏汤去滑，等分

上为判散，每服四钱，水一盏半，姜五片，枣二个，小麦三十粒，煎七分，去滓，不以时服。

羌活散 治风湿入脾，致唇口瞤动，裙揭，头疼，目眩，及四肢浮肿，如风水状。

羌活三两　茯苓　薏苡仁各一两

上为末，每服二钱，水一大盏，煎七分，入淡竹沥一匙许，再煎服。

菊花圆 治脾肺气虚，忧思过度，荣卫枯耗，唇裂，沈紧，或口吻生疮，容色枯悴，男子失精，女子血衰，悉主之。

甘菊花　枸杞子　肉苁蓉酒浸，洗切　巴戟去心，各等分

上为末，蜜丸梧子大，每服三五十丸，米汤下。

青灰散 治唇紧，燥裂，生疮，面无颜色。

青布烧灰

上研细，以猪脂调，夜傅，睡。一法，以头垢傅之。

凡沈唇，紧唇，唇上生疮，唇裂，并以甲煎傅之，弥效。

口 病 证 治

夫口，乃一身之都门，出入荣养之要道，节宣微爽，病必生焉，故热则苦，寒则咸，宿食则酸，烦躁则涩，虚则淡，疸则甘，五味入口，藏于胃脾，行其精华，分布津液于五脏，脏气偏胜，味必偏应于口。或劳郁则口臭，凝滞则生疮，不可失睡，失睡则愈增。

龙石散 治上膈壅毒，口舌生疮，咽嗌肿痛，以少许掺患处，咽津。

寒水石煅，三两　辰砂二钱半，别研　生脑子半字

上为末，日夜数次用，小儿疮疹攻口，先以五福化毒丹扫，却用此药掺，立效。

赴筵散 治口疮疼痛。

五倍子一两，洗　黄柏蜜涂，炙紫色　滑石各半两

上研细末，每服半钱许，掺患处，咽津不妨，便可饮食。

绿云膏 治口疮，臭气，瘀烂，久而不差。

黄柏半两　螺青二钱

上研细，临卧置一字在舌下，不妨咽津，迟明，差。一法，以铜绿易螺青。

兼金散 治蕴毒上攻，或下虚邪热，病口生疮。

细辛　黄连各等分

上为末，先以熟水揾帛揩净，掺药患处，良久，涎出，吐之。

杏粉膏 治口疮，以凉药傅之不愈者。

杏仁十粒，去皮尖　轻粉一字

上研杏仁细，调匀，临卧傅疮上，少顷，吐之，勿咽。

生香膏 治口气热臭。

甜瓜子去壳

上一味，研细，蜜熬少许调成膏，食后，含化，或傅在齿间。一方，用香附子炒去毛，为末，每早晚揩少许牙上。

齿 病 证 治

齿为关门，肾之荣，骨之余也，肾衰则齿豁，精固则齿坚，又大肠支脉在牙龈，主灌注于牙，大肠壅，则齿为之浮，大肠虚，则宣露，夹风，则攻目头面，疳

蜃，则齼脱为痔，皆气郁而生，诸证不同。治之各有方，安肾丸，八味丸，并治虚壅，牙齿痛疼浮肿。

安肾圆　方见腰疼门。

八味圆　方见脚气门。

西岳莲华峰神传齿药方

猪牙皂角及生姜，西国升麻熟地黄，木律旱莲槐角子，细辛荷叶要相当，剪荷叶心用，青盐等分同烧煅，研细将来使最良，揩齿牢牙髭鬓黑，谁知世上有仙方。

常用齿药　牢牙，去风冷，蚛蜗，宣露，不问老少，用之甚效。

槐枝　柳枝各长四寸，一握，切碎　皂角不种者七茎　盐四十文重

上同入瓷瓶内，黄泥固济，糠火烧一夜，候冷取出，研细，用如常法。有石佛庵主年七十余，云，祖上多患齿疼脱落，得此方效，数世用之，齿白齐密，乃良方也。

玉池散　治风蚛牙疼，肿痒，动摇，牙龈溃烂，宣露，出血，口气等疾。

地骨皮　香白芷　川升麻　防风　细辛　川芎　槐花　当归　藁本　甘草各等分

上为末，每用一字许揩牙，或大段痛，即取二钱，水一盏半，黑豆半合，生姜三片，煎至一盏，稍温，漱。候冷吐之，殊效。或用金沸草散熏漱，亦佳。

舌病证候 附失欠

舌者，心之官，主尝五味，以荣养于身，资于脾，

以分布津液于五脏，故心之本脉，系于舌根，脾之络脉，系于舌傍，肝脉，循阴器，络于舌本，凡此三经，或为风寒湿所中，使人舌卷缩而不能言，或忧怒思恐所郁，则舌肿满而不得息。心热，则破裂生疮；肝壅，则出血如涌；脾闭，则白胎如雪，诸证虽异，治之各有方。

升麻柴胡汤　治心脾虚热上攻，舌上生疮，舌本强，颊两边肿痛。

柴胡　升麻　芍药　栀子仁　木通各一两　黄芩　大青　杏仁去皮尖，各三分　石膏煅，二两

上为剉散，每服四大钱，水一盏，姜五片，煎七分，去滓，食后服。

金沸草散　治风寒伤于心脾，令人憎寒，发热，齿浮，舌肿。

荆芥穗四两　旋覆花　前胡　麻黄去节，各三两　甘草炙　芍药赤者　半夏汤七次，各一两

上为剉散，每服四大钱，水一盏半，姜七片，枣二个，煎七分，去滓，漱口，吐一半，吃一半。世医用此发散伤风伤寒，及加杏仁、五味子治咳嗽，皆效。独未知治舌肿牙疼，辛未年有人患舌肿如吹，满塞其中，粥药不入，其势甚危，大煎一剂，乘热以纸笼气熏之，遂愈。又一妇人牙疼，治疗不差，致口颊皆肿，亦以此药熏漱而愈，故特记之。

烙肿法

凡舌肿，舌下必有噤虫，状如蝼蛄、卧蚕，有头尾，头小白，可烧铁烙烙头上，即消。

黑散子 治舌忽然肿破。

釜底煤研细

上以醋调，傅舌上下，脱去更傅，能先决出血竟，傅之弥佳。一法，用盐等分调。

薄荷蜜 治舌上生白胎，干涩，语话不真。

薄荷自然汁　白蜜等分

上先以生姜片蘸水揩洗，竟，傅之良。

文蛤散 治热壅，舌上出血如泉。

五倍子洗　白胶香　牡蛎粉各等分

上为末，每用少许掺病处，或烧铁箅热烙孔上。

矾石散 治风湿寒，舌强不能语。

枯矾　桂心各等分

上为末，每一钱安舌下，或用正舌散治之。（方见中风门）

凡失欠颊车蹉，但开不能合，以酒饮之，令大醉，睡中吹药搐其鼻，嚏透，即自正。

咽喉病证治附哽

夫喉以候气，咽以咽物，咽接三脘以通胃，喉通五脏以系肺，气谷攸分，皎然明白。有为水喉谷喉之说者，谬说也。《千金》复云，喉咙候脾胃，咽门候肝胆，亦非至论，智者当以理推，不可强存乎人矣，诸脏热则肿，寒则缩，皆使喉闭，风燥亦然。五脏久咳则声嘶，嘶者喉破也，非咽门病，咽肿则不能吞，干则不能咽，多因饮啖辛热，或复呕吐烙伤，致咽系干枯之所为也，与喉门自别。又有悬痈暴肿，闭塞喉咙，亦如喉闭，但

334

悬痈在上腭，俗谓莺翁，又谓之鹅聚，俗语声讹，不可不备识。

小续命汤　治卒喉痹，不得语。（方见中风门）

加杏仁去皮尖，七个煎，甚效。

玉钥匙　治风热喉痹，及缠喉风。

焰硝一两半　硼砂半两　脑子一字　白僵蚕一分

上为末，研匀，以竹管吹半钱许入喉中，立愈。

神效散　治喉闭，热肿，语声不出。

荆芥穗别为末　蓖麻生去皮，别研，各等分

上入生蜜少许，丸如皂子大，以绵裹含化，急则嚼化。一法，用朴硝，不用荆芥。

蜜附子　治腑寒，咽门闭，不能咽。

大附子生去皮脐

上切作大片，蜜涂，炙令黄，含咽津，甘味尽，更涂炙用。

玉屑无忧散　治缠喉风，咽喉疼痛，语声不出，咽物有碍，或风涎壅滞，口舌生疮，大人酒癥，小儿奶癖，或误吞骨屑，哽塞不下。

玄参　贯众　滑石　缩砂仁　黄连　甘草　茯苓
山豆根　荆芥穗各半两　寒水石煅　硼砂各三钱

上为末，每服一钱，先抄入口，以新水咽下，此药除三尸，去八邪，杀九虫，辟瘟，疗渴。

荆芥汤　治风热肺壅，咽喉肿痛，语声不出，喉中如有物哽，咽之则痛甚。

荆芥穗半两　桔梗二两　甘草一两

上为㕮咀散，每服四钱，水一盏，姜三片，煎六分，去滓，温服。一法，去荆芥穗，名如圣汤。

解毒雄黄圆 治缠风，及急喉痹，卒然倒仆，失音不语，或牙关紧急，不省人事，或上膈壅热，痰涎不利，咽喉肿痛。

雄黄飞，一分 郁金一分 巴豆去皮出油，二七个

上为末，醋糊，丸绿豆大，热茶清下七丸，吐出顽涎，立省。未吐，再服，如未至死，心头尚温，灌药下喉，无有不活。

干姜散 治悬痈壅热，卒暴肿大。

干姜 半夏汤洗去滑，等分

上为末，以少许着舌上，咽津。一法，用盐抹筯头，张口拄之，日五六次。

麻仁散 治谷贼尸咽，咽喉中痒，此因误吞谷芒，抢刺痒痛。

脂麻炒，不以多少

上为末，汤点服。凡谷贼属咽，马喉风属喉，不可不分。

马鞭草散 治马喉痹，洪肿连颊，吐气数者。

马鞭草根

上捣自然汁，每服咽一合许。一法，用马衔铁汁服，亦妙。

凡治哽之法，皆以类推，如鸬鹚治鱼哽，磁石治针哽，发灰治发哽，狸虎治骨哽，亦各随其类也。

蜜绵薤白引法 通治诸哽。

煮薤白令半熟，以线系定，手捉线，少嚼薤白咽之，度薤至哽处，数牵引，哽即出矣。一法，绵一小

块，以蜜煮，用如食薤法。

玉屑无忧散 治一切物哽。（方见前治缠喉风下。）

耳 病 证 治

肾虽寄窍于耳，当知耳为听会，主纳五音，外则宫商角徵羽，内则唏嘘呵吹呬，内关五脏，外合六淫，故风寒暑湿，使人聋聩耳鸣，忧思喜怒，多生内塞，其如劳逸，不言而喻，复有出血，生脓，聤耳，底耳，或耵聍（上直庚切下乃顶切）不出，飞走投入，诸证既殊，治各有法。

菖蒲圆 治耳卒痛，及聋塞不闻声。

菖蒲　附子炮去皮脐，各等分

上为末，以醋丸如杏仁大，绵裹纳耳中，日二易之。

补肾圆 治肾虚耳聋，或劳顿伤气，中风虚损，肾气升而不降，致耳内虚鸣。

山茱萸　干姜炮　巴戟　芍药　泽泻　石斛　菟丝子酒浸　远志去心　桂心　黄芪　细辛　干地黄　附子炮　当归　牡丹皮　蛇床子　甘草　苁蓉酒浸　人参各二两　菖蒲一两　防风一两半　茯苓半两　羊肾二枚

上为末，以羊肾研细，酒煮面糊为圆，如梧子大，食前，盐酒任下三十丸至五十丸。

蜡弹圆 治耳虚聋。

白茯苓二两　山药炒，三两　杏仁去皮尖炒，一两半　黄蜡二两

上以前三味为末，研匀，熔蜡为丸如弹子大，盐汤

嚼下。有人止以黄蜡细切嚼，点好建茶送下，亦效。

干蝎散 治耳聋，因肾虚所致，十年内一服效。

干蝎黄色小者并头尾用四十九个，生姜切如蝎大四十九片，二味银石器内炒至干，为细末

上向晚勿食，初夜以酒调作一服，至二更以来，徐徐尽量饮，五更耳中闻百十攒笙响，便自此闻声。

解仓饮子 治气虚热壅，或失饥冒暑，风热上壅，耳内聋闭，彻痛，脓血流出。

赤芍药 白芍药各半两 当归 甘草炙 大黄蒸 木鳖子去壳，各一两

麝香散 治聤耳底耳，耳内脓出。

桑螵蛸一个，慢火炙及八分熟，存性 麝香一字，别研

上为末，研令匀，每用半字掺耳内，如有脓，先用绵捻纸以药掺之。一法，用染坯、枯矾等分为末，以苇管吹入耳中，即愈。或入麝香更佳。

诸百虫入耳 用麻油灌之，即效。

诸耳中出血 以龙骨末吹入，即止。

卷之十七

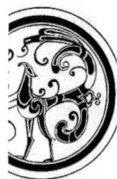

妇　人　论

夫天地造端于夫妇，乾坤配合于阴阳，虽清浊动静之不同，而成象效法之有类，原兹妇人之病，与男子不同者，亦有数焉，古方以妇人病比男子十倍难治，不亦言之深乎。但三十六病，产蓐一门，男子无之，其如外伤风暑寒湿，内积喜怒忧思，饮食房劳，虚实寒热，悉与丈夫一同也，依源治疗，可得而知之。

求　子　论

夫有夫妇，则有父子，婚姻之后，必求嗣续，故圣人谓不孝有三，无后为大者，言嗣续之至重也。凡欲求子，当先察夫妻，有无劳伤痼害之属，依方调治，使内外和平，则妇人乐有子矣。

荡胞汤　治妇人立身以来全不产，及断绪久不产三十年者。

朴硝　牡丹皮　当归　大黄蒸一饭久　桃仁汤去皮尖，面炒，各半两　细辛去苗　厚朴去粗皮，切，姜制炒　赤芍药　桔梗　人参　茯苓　桂去皮　甘草炙　牛膝酒浸　橘皮各三钱一字　附子炮去皮脐，一两　虻虫去嘴翅，炒焦　水蛭切炒，

各四十枚

上为剉散，每服四大钱，水酒各一盏半，煎取六分，去滓，空腹服，日三夜一。温覆，得少汗，必下积血，及冷赤脓，如小豆汁，斟酌下尽。若力弱，大困不堪者，只一二服，止。然恐恶物不尽，不得药力，能尽服，尽好。不尔，着坐导药。

坐导药　治全不产及断绪，服前盪胞汤，恶物不尽，用此方。

皂角去皮子　吴茱萸　当归各一两　细辛去苗　五味子　干姜炮，各二两　大黄蒸　矾石枯　戎盐　蜀椒各半两

上为细末，以绢袋盛，大如指，长三寸余，盛药令满，缚定，纳妇人阴中，坐卧任意，勿行走，小便时去之，更安，一日一度易新者，必下清黄冷汁，汁尽，止。若未见病出，可十日安之，本为子宫有冷恶物，故令无子，值天阴冷，则发疼痛，须候病出尽，方已，不可中辍，每日早晚，用苦益菜煎汤熏洗。

秦桂圆　治妇人无子，昔金城范守进此方。(见经验)

秦艽去芦　桂心不见火　杜仲去皮，姜制，炒丝断　防风三分　厚朴去皮，姜制，三分　附子去皮脐，生用　茯苓各两半　白薇　干姜炮　牛膝酒浸　沙参　半夏汤洗，各半两　人参一两　细辛去苗，二两一分

上为细末，炼蜜为丸如赤豆大，每服五十丸，食前，温酒，醋汤，任下。如未效，更加丸数，觉有则止，神效并如彼说，不复繁引。

探胞汤　断经三月，不知是胎，验之方。

340

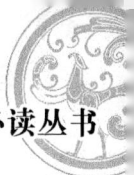

川芎不拘多少

上为末，浓煎艾汤调二钱，空腹服。微动则有胎。

脉　　例

经云，阴搏阳别，谓之有子，搏者近也，阴脉逼近于下，阳脉别出于上，阴中见阳，乃知阳施阴化，法当有子，又少阴脉动甚者，妊子也。手少阴属心，足少阴属肾，心主血，肾主精，精血交会，识投于其间，则有娠。又三部脉，浮沉正等，无病者，有妊也，余并如脉经说。

恶　　阻

妇人中脘，宿有风冷痰饮，经脉不行，饮与血搏，多喜病阻，其状颜色如故，脉理顺时，不知病之所在，但觉四肢沉重，头目眩晕，恶闻食臭，喜啖咸酸，至三四月则大剧，吐逆不自胜持，多卧少起，此由经血既闭，水渍于脏，脏气不得宣通，头惯闷，经脉秘涩，故使四肢沉重，夹风，则头目眩晕，留饮，则呕吐无时。

竹茹汤　治妊娠择食，呕吐，头疼，颠倒痰逆，四肢不和，烦闷。

人参　橘皮　白术　麦门冬去心，各一两　甘草炙，一分　白茯苓　厚朴姜制，各半两

上为剉散，每服四大钱，水一盏半，姜五片，入竹茹一块如指大，同煎至七分，去滓，空心服。

半夏茯苓汤　治妊娠恶阻，心中惯闷，头目眩晕，四肢怠堕，百节烦疼，痰逆，呕吐，嫌闻食气，好啖咸

酸，多卧，少起，不进饮食。

半夏汤洗七次，三两　茯苓　熟地黄各一两八钱　橘皮
细辛　人参　芍药　川芎　紫苏叶　桔梗　甘草炙，各一
两二钱

上为剉散，每服四大钱，水二盏，姜七片，煎七
分，去滓，空腹服。有客热烦渴口生疮者，去橘皮、细
辛，加前胡、知母。腹冷下利者，去地黄，入桂心炒。
胃中虚热，大便闭，小便涩，加大黄一两八钱，去地
黄，加黄芩六钱。

茯苓圆　治妊娠阻病，心中烦闷，头晕重，憎闻饮
食气，便呕逆，吐闷颠倒，四肢重弱，不自胜持，服之
即效，要先服半夏茯苓汤两剂后，可服此方。

茯苓　人参　桂心炒　干姜炮　半夏汤洗七次　橘皮
各一两　白术　葛根　甘草炙　枳实麸炒去瓤，各二两

上为末，蜜丸如梧子大，每服三五十丸，米饮下，
日三服。

小地黄圆　治妊娠，酸心，吐清水，腹痛，不
能食。

人参　干姜炮，各等分

上为末，用生地黄汁，丸如梧子大，每服五十丸，
米汤下，食前服。

养 胎 大 论

夫养胎，须分能所，母为能养，子为所养，名义既
殊，致养亦别，故谓之重身。父母交会之初，子假父母
精血，投识于其间，然后成妊，元气质始之谓也。一月

血聚，谓之始胚；二月精凝，谓之始膏；三月成形，谓之始胎；此亦无次第中次第也。道生一，一生二，二生三，三生万物，既以三而成，故不得不数月而分也。成形之后，阴阳施化，男女始分，故随见外象而有感于内，四月始受少阴君火气以养精，五月受太阴湿土气以养肉，六月受少阳相火气以养气，七月受阳明金气以养骨，八月受太阳水气以养血，九月受厥阴木气以养筋，十月脏腑俱备，神明已全，俟时而生，此皆所养胎息之所成始成终也。若能养者，惟在乃母，依经所载而时养之，无妄服食、针灸、劳逸等，不特伤胎，亦乃自伤，不可不备学也，为保、傅、母，尤宜熟识之，谨备列母之能养，避忌诸法，以继诸后。

避 忌 法

一月足厥阴脉，养内属于肝，肝藏血，不可纵怒，及疲极筋力，冒触邪风，亦不可妄针灸其经；二月足少阳脉，养内属于胆，胆合于肝，共荣于血，不可惊动，及针灸其经；三月手心主脉，养内属右肾，肾主精，不可纵欲，及悲哀，触冒寒冷，亦不得针灸其经；四月手少阳脉，养内属三焦，三焦精府，合肾以养精，不可劳逸，及针灸其经；五月足太阴脉，养内属于脾，脾养肉，不可妄思，及饥饱，触冒卑湿，亦不可针灸其经；六月足阳明脉，养内属于胃，胃为脏腑海，合于脾以养肉，不得杂食，及针灸其经；七月手太阴脉，养内属于肺，肺以养皮毛不可忧郁，及叫呼，触冒烦躁，亦不得针灸其经；八月手阳明脉，养内属于大肠，合肺以养气，毋食燥物，致气涩，及针灸其经；九月足少阴脉，养内属于肾，以养骨，不可怀恐，及房劳，触冒生冷，亦不得针灸其经；十月足太阳脉，养内属于膀胱，以合肾，太阳为诸阳生气，故使儿脉续缕皆成，六腑通畅，与母分气，神气各全，俟辰而生。唯不说手少阴心养者，盖心为五脏大主，如帝王不可有为也，若将理得宜，无伤胎脏，更能知转男胎教之法，斯为尽善，叙例于后。

转女为男法

论曰，阳施阴化，所以有娠，遇三阴所会，多生女子，但怀娠三月，名曰始胎，血脉不流，象形而变，是时男女未定，故今于未满三月间，服药方术，转令生男也。其法以斧置妊妇床下，系刃向下，勿令人知，恐不信者，令待鸡抱卵时，依此置窠下，一窠尽出雄鸡，此虽未试，亦不可不知。凡受胎三月，逐物变化，故古人立胎教，能令生子良善、长寿、忠孝、仁义、聪明、无疾，盖须十月之内，常见好境象，无近邪僻，真良教也。如有触忤伤胎，治各有法，据徐之才逐月养胎伤胎等方，备则备矣，事烦少用，故不暇录，识者当自阅，今出安胎方如后。

安胎饮 治妊娠，胎寒腹痛，或胎热多惊，举重腰痛，腹满，胞急，卒有所下，或顿仆，闪肭，饮食毒物，或感时疾，寒热往来，致伤胎脏。

川芎　枳壳切，麸炒去瓤，各两半　熟地黄三两　糯米二合上为剉散，每服四大钱，水一盏半，姜五片，枣一枚，金银少许，同煎至七分，食前服。

白术散 治妊娠，宿有风冷，胎痿不长，或失于将理，动伤胎气，多致损堕，常服，保护胎脏。

白术 川芎各四两 川椒去合口者，并子炒出汗，三两 牡蛎粉煅，二两

上为末，每服二钱，温酒，米汤，任调下。腹痛，加白芍药；心下毒痛，加川芎；心烦呕吐，加细辛一两，半夏二十粒，汤洗入；若渴者，以大麦汁调服，病虽愈，尽服勿置。味恶多阻人，宜作丸服，亦治室女带下诸疾。

罩胎散 治妊娠，伤寒，大热，闷乱，燥渴，恐伤胎脏。

卷荷叶嫩者焙干，一两 蚌粉花半两

上为末，每服二钱，入蜜少许，新汲水调下，食前服。

漏 阻 例

怀妊全假经血以养胎，忽因事惊奔，或从高坠下，顿仆失据，或冒涉风寒，触忤邪祟，致暴下血，胎干不动，奔上抢心，腹中急逼，或血从口出，皆伤胎证也。

胶艾汤 治妊娠，不问月数深浅，因顿仆胎动不安，腰腹痛，或有所下，或胎奔上刺心，短气，安胎。

熟地黄一两 艾叶炒 当归 甘草炙 芍药 川芎 阿胶炙，各一两 黄芪一两

上为剉散，每服四钱，水一盏半，煎七分，去滓，

食前，温服。胸中逆冷，加生姜五片，枣三枚，同煎。

苎根汤　治胎无故下血，腹痛不可忍，或下黄汁，如漆如小豆汁者。

野苎根二两，剉炒　金银各一两

上为一剂，水酒各一盏，煎至一盏，去滓，分二服，不以时服。

桂枝茯苓圆　治妇人宿有癥痼，妊娠经断，未及三月即动，此癥也。经断三月，而得漏下不止，胎动在脐上者，为癥痼害，当去其癥。又论妊娠六月动者，前三月经水利时胎也，下血者，后断三月衃也，所以下血不止者，其癥不去，故也，当下其癥。

桂心不焙　茯苓　牡丹皮　桃仁去皮尖，麸炒　芍药各等分

上为末，炼蜜丸如弹子大，每服一丸，嚼细，温酒、米汤，任下，食前服。

千金保生圆　养胎益血，安和子脏，治妊娠将理失宜；或因劳役，胎动不安，腰腹痛重，胞阻漏胎，恶露时下，子脏夹疾，久不成胎；或受妊不能固养，痿燥不长，过年不产，日月虽满，转动无力；或致损堕，及临产节适乖宜，惊动太早，产时未至，恶露先下，胎胞枯燥，致令产难；或横或逆，痛极闷乱，连日不产，子死腹中，腹上冰冷，口唇青黑，吐出冷沫，新产恶血上冲，运闷不省，喘促，汗出，及瘀血未尽，脐腹疙痛，寒热往来；或因产劳损，虚羸未复，面黄，体瘦，心忪，盗汗，饮食不进，渐成蓐劳。入月常服，壮气，养胎，正顺产理，润胎易产，产后常服，滋养血气，和调

阴阳，密腠理，实腑脏，治风虚，除瘤冷。

甘草炙　贝母　秦椒去目，炒出汗　干姜炮　桂心炒
黄芩　石斛去根　石膏煅　糯米炒　大豆卷炒，各一分　当
归酒浸一宿，微炒半两　麻子仁两半，别研

上为末，炼蜜为丸如弹子大，每服一丸，并用温酒
或枣汤，任下，细嚼，空心服。

子 烦 证 治

竹叶汤　治妊娠苦烦闷者，以四月受少阴君火气以
养精，六月受少阴相火气以养气。若母心惊胆寒，多好
烦闷，名子烦。

防风去叉　黄芩　麦门冬去心，各三两　白茯苓四两

上为剉散，每服四大钱，水一盏半，竹叶十数片，
煎七分，去滓，温服。

腹痛下利治法

当归芍药散　治妊娠，腹中疞痛，心下急满，及产
后血晕，内虚，气乏，崩中，久痢，常服，通畅血脉，
不生痈疡，消痰，养胃，明目，益津。

白芍药八两　当归　茯苓　白术各二两　泽泻四两
川芎四两，一法一两半

上为末，每服二钱，温酒调下，食前服。《元和纪
用经》云，本六气经纬丸，能祛风，补劳，养真阳，退
邪热，缓中，安和神志，润泽容色，散邪寒，温瘴，时
疫，安期先生赐李少君久饵之药，后仲景增减为妇人怀
妊腹痛本方，用芍药四两，泽泻、茯苓、川芎各一两，

当归、白术二两，亦可以蜜为丸服。

鸡黄散 治怀身下利赤白，绞刺疼痛。

鸡子一个<small>乌者尤妙。就头作一窍，倾出实者，留黄</small> 黄丹一钱，<small>入前鸡子壳内，打令黄匀，以厚纸裹黄泥固济，火上煅，取焙干</small>

上为末，每服二钱，米饮调下。一服愈者是男，两服愈者是女，凡冷热利断下门中选无毒者，皆可用。

小便病证治

凡妊娠胎满逼胞，多致小便不利者，或心肾气不足，不能使胞冷，清浊相干，为诸淋病，或胞系了戾，小便不通，名曰转胞。又胎满，尿出不知时，名遗溺，治之各有方。

苦参圆 治妊娠，小便难，饮食如故。

当归 贝母<small>炒</small> 苦参<small>各三两</small> 滑石<small>半两</small>

上为细末，蜜丸小豆大，米饮下二十丸，不拘时服。

葵子散 治妊娠，小便不利，身重恶寒，起则眩晕，及水肿者。

葵子<small>五两</small> 茯苓<small>三两</small>

上为末，每服二钱匕，米饮调下，小水利，则愈。又方，入榆白皮一两。

八味圆 治妇人病，食饮如故，烦热不得卧，而反倚息，以胞系了戾不得溺，故致此病，名转胞。但利小便，则愈，以八味圆中有茯苓故也。（方见少阴脚气门）

白薇芍药散 治妊娠，遗尿，不知出时。

白薇 芍药<small>各等分</small>

上为末，酒服方寸匕，日二三服。

胎 水 证 治

凡妇人宿有风寒冷湿，妊娠喜脚肿，俗呼为皱脚。亦有通身肿满，心腹急胀，名曰胎水。

鲤鱼汤 治妊娠，腹大，胎间有水气。

白术五两　芍药　当归各三两　茯苓四两

上剉散，以鲤鱼一头，修事如食法，煮取汁，去鱼不用，每服药四钱，入鱼汁一盏半，姜七片，陈皮少许，煎七分，去滓，空心服。

商陆赤小豆汤 治妊娠，手脚肿满挛急。

赤小豆　商陆干各等分

上为剉散，每一两，水一碗，煎至七分盏，汁清服。

肾着汤 治妊娠，腰脚肿痛。

茯苓　白术各四两　干姜炮　甘草各二两，炙　杏仁去皮尖炒，三两

上为剉散，每服四钱，水一盏半，煎七分，去滓，食前服。

滑 胎 例

凡怀妊已满十月，形体成就，神识咸备，分气趣产，宜服滑胎汤药。

枳壳散 瘦胎易产，胡阳公主服效。

枳壳剉，麸炒去瓤黑色，四两　甘草二两，炙

上为末，每服二钱，空心，沸汤点服，至七月方可

服，临月忌登高厕。

榆白皮散　治临产预服滑胎。

榆白皮　槐枝　瞿麦　木通　大麻仁各等分

上为剉散，每服五大钱，水二盏，煎七分，去滓，日二服。

产 难 证 治

妇人怀忧，无逾妊产，顷刻之间，便至夭害，故以阵面见儿为比，不亦危矣。凡欲生产，切不得喧闹，选一年高性善老娘，并纯谨家人扶持，不可挥霍，致令产妇忧恐，如腹中痛甚，且令扶行，或痛多阵，眼中出火，方是儿转，至行不得，方好上蓐。产自有时，痛不甚者，名曰弄痛，须且熟忍，时至自产。莫妄费力，定是难产，切忌丧孝秽污。家人来，产讫，亦不可见，恐伤子，须依产图方位，无致触犯禁忌为佳，产图见《太医局方》。

催生汤　治产妇阵疏难产，经三两日不生，或胎死腹中，或产母气乏委顿，产道干涩，才觉阵痛破水，便可投之。

苍术二两，米泔浸洗　桔梗一两　陈皮六钱　白芷　桂心　甘草炙，各三钱　当归　川乌头炮去皮尖　干姜炮　厚朴制　芍药　半夏汤洗七次　茯苓　附子炮去皮脐　南星炮，各二钱　川芎一钱半　枳壳麸炒，四钱　南木香一钱　杏仁炒，去皮尖　阿胶麸炒，各二钱半

上为末，每服一大钱，温酒下，觉热闷，用新汲水调白蜜服。

铅丹　催生，及难产横逆。

水银二钱　黑铅一钱，铫内熔，投水银结成砂子

上用熟绢巾纽出水银，细研，以汗衫角纽做丸子绿豆大，临坐草时，香水吞一二丸立效，仍须敬仰。

产 科 论 序

世传产书甚多，《千金》、《外台》、《会王产宝》、马氏、王氏、崔氏，皆有产书，巢安世有《卫生宝集》、《子母秘录》等，备则备矣，但仓卒之间，未易历试，惟李师圣序郭稽中《产科经验保庆集》二十一篇，凡十八方，用之颇效，但其间叙论，未为至当，始用料理简辨，于诸方之下，以备识者，非敢好辨也。

产 科 二 十 一 论 评

第一论曰，热病胎死腹中者何？答曰，因母患热病，至六七日以后，脏腑极热，熏煮其胎，是以致死，缘儿身死，冷不能自出，但服黑神散，暖其胎，须臾胎气暖，即自出，何以知其胎之已死，但看产妇，舌色青者，是其候也。

黑神散

桂心　当归　芍药　甘草炙　生干地黄　干姜炮，各一两　黑豆炒去皮，二两　附子炮去皮脐，半两

上为末，每服二钱，空心，温酒调下。一法，无附子，有蒲黄。

评曰，夫妊娠，谓之重身，二命系焉，将理失宜，皆能损胎，不特病熏煮所致，或因顿仆惊恐，出入触

冒，及素有癥瘕积聚，坏胎最多，候其舌青，即知子死。《养胎论》云，面青舌赤，母死子生，唇青吐涎，子母俱毙。又有双怀二胎，或一死一活，其候尤难知，自非临歧观变，未易预述，不可不备学也。然以黑神散温胎，未若补助产母，使其气正，免致虚乏困顿，胎自下矣。催生汤，殊胜黑神散。

催生汤 治胎死腹中，或产母气乏委顿，产道干涩。（方见产难门）

第二论曰，难产者何？答曰：胎侧有成形块，为儿枕子，欲生时，枕破与败血裹其子，故难产，但服胜金散逐其败血，即自生矣。逆生横生，并皆治之。

胜金散

麝香一钱　盐豉一两，旧青布裹了烧令红，急以乳捶研细

上为末，取秤锤烧红，以酒淬之，调下一钱。

评曰：产难，不只胎侧有儿枕破与败血裹凝，随其胎息因缘，自有难易，其如横逆，多因坐草太早，努力过多，儿转未逮，或已破水，其血必干，致胎难转。若先露脚谓之逆，先露手谓之横，法当以微针刺之，使自缩入，即服神应黑散，以固其血，必自转生。《养生方》云，仓皇之间，两命所系，不可不广传，盖赞黑散之功也。或以盐涂儿脚底，抓搔之。

神应黑散 治横生、逆生、难产。

百草霜　香白芷各等分

上为细末，每服二钱，童子小便、好醋、各一茶脚许，调匀，更以沸汤浸，四五分服。止一服见功，甚者再服，已分免矣，一名乌金散。

第三论曰，胎衣不下者何？答曰：母生子讫，血流入衣中，衣为血所胀，是故不得下，治之稍缓，胀满腹中，以次上冲心胸，疼痛喘急者，但服夺命丹，以逐去衣中之血，血散胀消，胎衣自下，而无所患，更有牛膝汤，用之甚效，录以附行。

夺命丹

附子半两，炮去皮脐　牡丹皮一两　干漆一分，捣碎，炒烟尽

上为末，酽醋一升，大黄末一两，同熬成膏，和药梧子大，温酒下五七丸，不以时服。

牛膝汤　治产儿已出，胞衣不下，脐腹坚，胀急痛甚，及子死腹中，不得出。

牛膝酒浸　瞿麦各四两　滑石八两　当归酒浸　木通各六两　葵子五两

上为剉散，每服三钱，水两盏，煎七分，去滓，不以时服。

第四论曰，产后血晕者何？答曰：产后气血暴虚，未得安静，血随气上迷乱心神，故眼前生花，极甚者，令人闷绝，不知人，口噤，神昏，气冷，医者不识，呼为暗风。若作此治之，病必难愈，但服清魄散，自差。

清魄散

泽兰叶一分　人参一分　荆芥穗一两　川芎半两

上为末，温酒热汤各半盏，调一钱，急灌之，下咽，即开眼，气定，省人事。

评曰：产后眩晕，顷刻害人，须量虚实为治。若胸中宿有痰饮阻病不除，产后多致眩晕，又血盛气弱，气

不使血，逆而上攻，此等皆非清魄可疗。瘀晕，仍用半夏茯苓汤；血壅，须用牡丹散；但驮药尤难辄用，当识轻重，所谓扰乎可扰，扰亦无扰。若气血平人，因去血多致晕者，芎劳汤尤佳。

半夏茯苓汤　方见恶阻门

牡丹散　治产后血晕，闷绝狼狈，若口噤，则拗开灌之，必效。

牡丹皮　大黄蒸　芒硝各一两　冬瓜子半合　桃仁三七粒，去皮尖

上为剉散，每服五钱，水三盏，煎至盏半，去滓，入芒硝，又煎，分二服。欲产，先煎下以备缓急，《金匮》以此治肠痈，但分两少异。

芎劳汤　方见眩晕门

第五论曰，产后口干痞闷者何？答曰：产后荣卫大虚，血气未定，食面太早，胃不能消化，面毒结聚于胃脘，上熏胸中，是以口干燥渴，心下痞闷，医者不识，认为胸膈壅滞，以药下之，万不得一，但服见晛圆。

见晛圆

姜黄　京三棱炮　荜澄茄　陈皮　人参　高良姜蓬术炮，各一两

上为末，用萝卜慢火煮烂，研细，将汁煮面糊丸，如梧子大，用萝卜汤下三十丸。

评曰：产后口干痞闷，未必止因食面，或产母内积忧烦，外伤燥热，饮食甘辛，使口干痞闷，当随其所因调之可也。烦心，宜四物汤去地黄，加人参、乌梅，煎。若外伤燥热，看属何经，当随经为治，难以备举。

饮食所伤，见睍圆却能作效。

增损四物汤 方见下第六论。

第六论曰，产后乍寒乍热者何？答曰：阴阳不和，败血不散，能令乍寒乍热，产后血气虚损，阴阳不和，阴胜则乍寒，阳胜则乍热，阴阳相乘，则或寒或热。若因产劳。脏腑血弱。不得宣越。故令败血不散，入于肺则热，入于脾则寒，医人若误作疟疾治之，则谬矣。阴阳不和，宜增损四物汤；败血不散，宜夺命丹；又问二者何以别之？答曰：时有刺痛者，败血；但寒热无他证者，阴阳不和。增损四物汤不一，皆随病加减。

增损四物汤

当归　人参　芍药　川芎　干姜炮，各一两　甘草炙，四钱

上㕮散，每服四钱，水一盏，姜三片，煎六分，去滓，热服，不以时候。

评曰：乍寒乍热，荣卫不和，难以轻议。若其败血不散，岂止入脾、肺二脏耶？大抵一阴闭一阳，即作寒热，阴胜故寒，阳胜故热，只可云败血循经流入，闭诸阴则寒，闭诸阳则热，血气与卫气解，则休，遇再会而复作，大调经散，五积散，入醋煎。

大调经散 治产后血虚，恶露未消，气为败浊凝滞，荣卫不调，阴阳相乘，憎寒发热。或自汗，或肿满，皆气血未平之所为也。

大豆炒去皮，一两半　茯神一两　真琥珀一钱

上为末，浓煎乌豆紫苏汤调下。

五积散 方见伤寒太阴经，入醋煎，妙。

第七论曰，产后四肢浮肿者何？答曰：产后败血，乘虚停积于五脏，循经流入四肢，留淫日深，却还不得，腐坏如水，故令四肢面目浮肿，医人不识，便作水气治之。凡治水气，多用导水药极虚人，夫产后既虚，又以药虚之，是谓重虚，往往因致夭枉，但服调经散，血行肿消，即愈。

调经散

没药 别研　琥珀 别研　桂心　赤芍药　当归 各一钱
细辛　麝香 各半钱，别研

上为末，每服半钱匕，生姜汁、温酒各少许，调匀服。

评曰：产后浮肿多端，有自怀妊肿至产后不退者，亦有产后失于将理，外感寒暑风湿，内作喜怒忧惊，血与气搏，留滞经络，气分血分，不可不辨，要当随所因脉证治之，宜得其情，调经散。治血分固效，但力浅难凭，不若吴茱萸汤、枳术汤、夺魂散、大调经散，皆要药也。

加减茱萸汤　治妇人脏气本虚，宿夹风冷，胸膈满痛，腹胁绞刺，呕吐，恶心，饮食减少，身面虚浮，恶寒战栗，或泄利不止，少气，羸困，及因生产，脏气暴虚，邪冷内胜，宿疾转甚。

吴茱萸 汤洗七次，炒，一两半　桔梗　干姜 炮　甘草 炙
麦门冬 去心　半夏 汤洗七次　防风　细辛　当归 酒浸炒　茯苓　牡丹皮　桂心 各半两

上为粗末，每服四钱，水一盏半，煎七分，去滓，食前，热服。

枳术汤　治心下坚大如盘，边如旋盘，水饮所作，名曰气分。

枳实_{麸炒去瓤，一两半}　白术_{三两}

上剉散，每服四钱，水盏半，煎七分，去滓，温服。腹中软，即当散也。

夺魂散　治妇人产后，虚肿，喘促，利小便，则愈。

生姜_{三两，取汁}　白面_{三两}　半夏_{七个，汤洗去滑，破}

上以生姜汁搜面，裹半夏为七饼子，炙焦熟，为末，熟水调一钱，小便利，为效。

大调经散　最治产后肿满，喘急，烦渴，小便不利。（方见第六论）

第八论曰：产后乍见鬼神者何？答曰：心主身之血脉，因虚伤耗血脉，心气则虚，败血停积，上干于心，心不受触，遂致心中烦躁，卧起不安，乍见鬼神，言语颠倒，医工不识，呼为血邪，如此治之，必不得愈，但服调经散，每服加龙脑一捻，得睡即安。

调经散　方见第七论，每服加龙脑一捻。

第九论曰：产后不语者何？答曰：人心有七孔三毛，产后虚弱，多致停积败血，闭于心窍，神志不能明了。又心气通于舌，心气闭塞，则舌亦强矣，故令不语，如此但服七珍散。

七珍散

人参　石菖蒲　川芎　生干地黄_{各一两}　细辛_{一钱}
防风　朱砂_{各半两，别研}

上为末，每服一钱，薄荷汤调下，不以时服。

第十论曰：产后腹痛又泻痢者何？答曰：产后肠胃虚怯，寒邪易侵，若未满月，饮冷当风，乘虚袭留于肓膜，散于腹胁，故腹痛作阵，或如锥刀所刺，流入大肠，水谷不化，洞泻肠鸣。或下赤白，肤胁膜胀，或走痛不定，急服调中汤立愈。若医者以为积滞取之，则祸不旋踵，谨之谨之。

调中汤

高良姜　当归　桂心　芍药　附子炮　川芎各一两
甘草炙，半两

上为剉散，每服三钱匕，水三盏，煎至一盏去滓，热服。

评曰：产后下痢，非止一证，当随所因而调之，既云饮冷当风，何所不至，寒热风湿，本属外因，喜怒忧思，还从自性，况劳逸饥饱，皆能致病。若其洞泄，可服调中，赤白滞下，非此能愈，各随门类，别有正方。今录桃胶散、白头翁汤，以备用，余从滞下门选用之。

沉香桃胶散　治产后利下赤白，里急后重，疠刺疼痛等证。

桃胶瓦上焙干　沉香　蒲黄纸膈炒，各等分
上为末，每服二钱，陈米饮调下，食前服。

白头翁汤　治产后下利，虚极。

白头翁　甘草炙　阿胶各二两　黄连　蘗皮去粗皮
秦皮去粗皮，各三两

上为剉散，每服四钱，水一盏半，煎七分，去滓，空心服。

第十一论曰：产后遍身疼痛者何？答曰：产后百节

开张，血脉流走，遇气弱，则经络分肉之间，血多流滞，累月不散，则骨节不利，筋脉急引，故腰背不得转侧，手脚不能动摇，身热，头痛也。若医以为伤寒治之，则汗出而筋脉动摇，手足厥冷，变生他病，但服趁痛散以默除之。

趁痛散

牛膝_{酒浸} 甘草_炙 薤白_{各一分} 当归 桂心 白术 黄芪_{各半两} 独活_{半两} 生姜_{半两}

上剉散，每服半两，水五盏，煎至二盏，去滓，食前，分二次，热服。

评曰：趁痛散，不特治产后气弱、血滞，兼能治太阳经感风，头疼，腰背痛，自汗，发热。若其感寒伤食，忧恐惊怒，皆致身疼，发热，头痛，况有蓐劳诸证尤甚，趁痛散皆不能疗，不若五积散入醋煎用，却不妨。

五积散 方见伤寒太阴经。

第十二论曰：产后大便秘涩者何？答曰：产卧水血俱下，肠胃虚竭，津液不足，是以大便秘涩不通也。若过五六日，腹中闷胀者，此有燥粪在脏腑，以其干涩未能出耳，宜服麻仁丸以津润之。若误以为有热而投以寒药，则阳消阴长，变动百出，性命危矣。

麻仁圆

麻仁_研 枳壳_{麸炒} 人参 大黄_{各等分}

上为末，蜜丸如梧子大，空心，温酒下二十丸，未通，又加丸数。

评曰：产后不得利，利者百无一生，去血过多，脏燥，大便秘涩，涩则固当滑之，大黄似难轻用，唯葱涎调腊茶为丸，复以葱茶下之，必通。

阿胶枳壳圆 治产后虚羸，大便秘涩。

阿胶 枳壳麸炒去瓤，等分

上为末，蜜丸如梧子大，别研滑石为衣，温水下二十丸，半日来未通，又服。

第十三论曰：产后血崩者何？答曰：产卧伤耗经脉，未得平复，而劳役损动，致血暴崩，淋沥不止，或因咸酸不节，伤蠹荣卫，气衰血弱，亦变崩中。若小腹满痛，肝经已坏为难治，急服固经圆以止之。

固经圆

艾叶 赤石脂煅 补骨脂炒 木贼各半两 附子一个，炮去皮脐

上为末，陈米饮和丸梧子大，食前，温酒、米汤下二十丸。

评曰：血崩不是轻病，况产后有此，是谓重伤，恐不止咸酸不节而能致之，多因忧惊恚怒，脏气不平，或产后服断血药早，致恶血不消，郁满作坚，亦成崩中，固经丸似难责效，不若大料煮芎䓖、当归加芍药汤，候定，续次随证合诸药治之为得。

芎䓖当归加芍药汤方 方见眩晕门，加芍药等分。

第十四论曰：产后腹胀闷、呕吐不定者何？答曰：败血散于脾胃，脾受之，不能运化精微而成腹胀，胃受之，则不得受纳水谷而生吐逆。医者不识，若以寻常治胀止吐药疗之，病与药不相干，转更伤动正气，疾愈难治，但服抵圣汤。

抵圣汤

赤芍药　半夏汤洗七次　泽兰叶　人参　陈皮各二钱
甘草炙，一钱

上为剉散，每作一剂，用水二碗，生姜半两，煎至
二盏，去滓，分三次，热服。

第十五论曰：产后口鼻黑气起，及鼻衄者何？答
曰：阳明者经脉之海，起于鼻，交频中，还出，夹口，
交人中，左之右，右之左，产后气消血散，荣卫不理，
散乱入于诸经，却还不得，故令口鼻黑起，及变鼻衄，
此缘产后虚热变生此证，其疾不可治，名胃绝肺败，此
证不可治，不出方。

第十六论曰：产后喉中气急喘者何？答曰：荣者血
也，卫者气也，荣行脉中，卫行脉外，相随上下，谓之
荣卫，因产所下过多，荣血暴竭，卫气无主，独聚肺
中，故令喘也，此名孤阳绝阴为难治。若恶露不快，败
血停凝，上熏于肺，亦令喘急，但服夺命丹，血去，喘
息自定。

夺命丹　方见第二论。

评曰：产后喘急固可畏，若是败血上熏于肺，犹可
责效夺命丹；若感风寒，或因忧怒饮食咸冷等，夺命丹
未可均济，况孤阳绝阴乎；若荣血暴绝，宜大料煮芎䓖
汤，亦自可救；伤风寒，宜旋覆花汤；性理郁发，宜大
调经散，用桑白皮、杏仁煎汤调下；伤食，宜见晛丸、
五积散。

芎䓖汤　方见眩晕门

旋覆花汤　治产后，伤风，感寒暑湿，咳嗽，喘

满，痰涎壅塞，坐卧不宁。

旋覆花　赤芍药　半夏曲　前胡　荆芥穗　五味子
甘草炙　茯苓　麻黄去节汤　杏仁各等分

上为剉散，每服四大钱，水一盏半，姜五片，枣一枚，煎七分，去滓，食前服。

大调经散　方见第七论。

五积散　方见伤寒太阴经，入醋煎。

见睍丸　方见第五论。

第十七论曰：产后中风者何？答曰：产后五七日内，强力下床，或一月之内，伤于房室，或怀忧发怒，扰荡冲和，或因着艾伤艾，伤动脏腑，得病之初，眼涩口噤，肌肉瞤搐，渐至腰脊筋急强直者、不可治。此乃人作，非偶尔中风所得也。

评曰：问产后中风，风是外邪，血虚则或有中之者，直答以人作，不可治。问答不相领解，如何开示后人，立论之难有如此者。若是中风，当以脉辨，看在何脏，依经调之，强力下床，月内房室，忧怒，着灸，非中风类，蓐劳、性气、火邪，治各有法，非产后病，不暇繁引，学者识之。

第十八论曰：产后心痛者何？答曰：心者血之主，人有伏宿寒，因产大虚，寒搏于血，血凝不得消散，其气遂上冲击于心之络脉，故心痛，但以大岩蜜汤治之。寒去，则血脉温而经络通，心痛自止，若误以为所伤治之，则虚极，寒益甚矣，心络寒甚，传心之正经，则变为真心痛，朝发夕死，夕发朝死，药不可轻用如此。

大岩蜜汤

干熟地黄　当归　独活　吴茱萸汤　干姜炮　芍药　桂心　甘草炙　小草各一两　细辛半两

上剉散，每服半两，用水三大盏，煎至一盏，去滓，微热服。

评曰：产后心痛，虽非产蓐常病，庸或有之，九痛未必便是血痛，设是，岩蜜汤岂可用熟地黄，熟地黄泥血，安能去痛，此方本出《千金》，用生干地黄耳，茱萸一升合准五两，干姜三两，细辛治陈寒在下焦，方本一两，却减作半两，制奇制偶，量病浅深，自有品数，不可妄意加减，然以岩蜜汤治血痛，不若失笑散用之有效。

失笑散　治心腹痛欲死，百药不效，服此顿愈。

五灵脂　蒲黄微炒，各等分

上末，先用酽醋调二钱，熬成膏，入水一盏，煎七分，食前，热服。

第十九论曰：产后热闷气上，转为脚气若何？答曰：产卧血虚生热，复因春夏取凉过多，地之蒸湿，因足履之，所以着而为脚气，其状热闷，掣疭，惊悸，心烦，呕吐，气上，皆其候也，可服小续命汤两三剂，必愈。若医者误以逐败血药攻之，则血去、而疾益增剧。

小续命汤　方见中风门。

评曰：脚气固是常病，未闻产后能转为者，往往读《千金》见有产妇多此疾之语，便出是证，文辞害意，可概见矣，设是热闷气上，如何令服续命汤，此药本主少阳经中风，非均治诸经脚气，要须依脚气方论阴阳经络调之，此涉专门，未易轻论，既非产后要病，更不繁引。

第二十论曰：产后汗出多而变痉者何？答曰：产后血虚，肉理不密，故多汗，因遇风邪搏之，则变痉也。痉者，口噤不开，背强而直，如发痫状，摇头马鸣，身反折，须臾十发，气息如绝，宜速斡口灌小续命汤，稍缓即汗出，如两手拭不及者，不可治。

小续命汤　方见中风门。

评曰：产后汗出多变痉，亦令服续命汤，此又难信，既汗多，如何更服麻黄、官桂、防己、黄芩辈，不若大豆紫汤为佳，《太医局方》大圣散亦良药也。

大豆紫汤　方见眩晕门。

第二十一论曰：产后所下过多，虚极生风若何？答曰：妇人以荣血为主，因产血下太多，气无所主，唇青，肉冷，汗出，目瞑，神昏，命在须臾，此但虚极生风也，如此则急服济危上丹。若以风药治之、则误矣。

济危上丹

乳香　太阴玄精　五灵脂　硫黄　陈皮　桑上寄生　阿胶炙　卷柏生，各等分

上将上四味同研匀，石器内微火炒，勿令焦了，又研极细，复入余药为末，用生地黄汁和丸梧子大，温酒或当归酒下二十丸，食前服。

评曰：所下过多，伤损，虚竭，少气，唇青，肉冷，汗出，神昏，此皆虚脱证，何以谓之生风？风是外淫，必因感冒中伤经络，然后发动，脏腑岂能自生风

也。虚之说，盖因《脉经》云，浮为风为虚，此乃两病
合说，在人迎则为风，在气口则为虚，后学无识，便谓
风虚是一病，谬滥之甚，学者当知。

　　《保庆集》二十一论，人用既多，因评其说，仍将
得效方附行，外有产科诸证，并序于后。

卷之十八

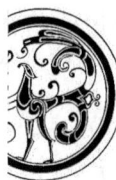

蓐劳证治

妇人因产理不顺，疲极筋力，忧劳心虑，致虚羸喘乏，寒热如疟，头痛，自汗，肢体倦怠，咳嗽，痰逆，腹中绞刺，名曰蓐劳。

石子汤 治蓐劳。

猪肾一对，去脂膜四破，无则以羊肾代之　香豉　葱白　粳米　当归　芍药各二两

上为剉散，分两剂，每一剂用水三升，煮取一小碗，去滓，分三服，任意服。

阴脱证治

妇人趣产，劳力、努咽太过，致阴下脱，若脱肛状，及阴下挺出，逼迫肿痛，举重房劳，皆能发作，清水续续，小便淋露。

硫黄散 治产后劳，阴脱。

硫黄　乌贼鱼骨各半两　五味子一分

上为末，掺患处。

当归散 治阴下脱。

当归　黄芩各二两　芍药一两一分　蝟皮烧存性，半两

牡蛎煅，二两半

上为末，每服二钱，温酒米汤任意调下，忌登高举重。

熨法

单炒蛇床子，乘热布裹熨患处，亦治产后阴痛。

桃仁膏　治产后阴肿，妨闷。

桃仁去皮尖　枯矾　五倍子各等分

上以下二味为末，研桃仁膏拌匀傅之。

硫黄汤　治产劳，玉门开而不闭。

硫黄四两　吴茱萸　菟丝子　蛇床子各一两半

上为剉散，每服四钱，水一碗，煎数沸，滤滓，洗玉门，日再洗。

下 乳 治 法

产妇有三种乳脉不行，有气血盛而壅闭不行者，有血少气弱涩而不行者，虚当补之，盛当疏之。盛者，当用通草漏芦土瓜根辈；虚者，当用成炼钟乳粉、猪蹄、鲫鱼之属，概可见矣。

漏芦散　治乳妇气脉壅塞，乳汁不行，及经络凝滞，乳内胀痛，留蓄邪毒，或作痈肿，此药服之，自然内消，乳汁通行。

漏芦二两半　蛇蜕炙，十条　瓜蒌十枚，急火烧存性

上为末，每服二钱，温酒调下，不以时，仍吃热羹汤助之。

成炼钟乳散　治乳妇气少，血衰，脉涩不行，乳汁绝少。

成炼钟乳粉

上研细，每抄二钱，浓煎漏芦汤调下。

母猪蹄汤 治如前。

母猪蹄一只，治如食法 通草四两

上以水一斗浸，煮熟，得四五升，取汁饮，不下，更作。

青桑膏 治乳硬作痛。

嫩桑叶上采研细

上米饮调，摊纸花，贴病处。《千金》云，凡患乳痈，四十以下可治，五十以上不可治，治之则死，不治，自得终其天年。

恶 露 证 治

产后儿枕不散，乃血瘕坚聚，按之攫手，日晡增剧，疼痛，淋露，不快，上攻心胸，困顿狼狈，宜服黑龙丹、当归汤、夺命丹治之。

黑龙丹 治产后一切血疾垂死者，但灌药无有不效者，神验不可言。

当归 五灵脂 川芎 高良姜 干地黄生者，各一两

并细锉，入一椽头沙合内，赤石脂泥缝纸筋，盐泥固济，封合，炭火十斤煅，通红，去火，候冷，开取合子，看成黑糟，乃取出细研，入后药。

百草霜别研，五两 硫黄 乳香各钱半 花乳石 琥珀各一钱

上为细末，米醋煮糊，丸如弹子大，每服一丸，炭火烧通红，生姜自然汁与无灰酒各一合，小便半盏，研

开，顿服立效。

当归汤 治产后败血不散，儿枕硬痛，或发或止，及新产，乘虚风寒内搏，恶露不快，脐腹坚胀。

当归微炒　鬼箭取羽用　红蓝花各一两

上为㕮咀散，每服三钱，酒一大盏，煎七分，去滓，食前，温服。

夺命丹 方见前第二论。

虚 烦 证 治

产蓐最难调理，所以忌问男女，及不许见秽恶者，皆古人预防其妄念也，每见妇人以得男则喜，得女则忧，忧喜太早，致心虚烦闷，多自此始。盖去血过多，血虚则阴虚，阴虚生内热，内热曰烦，其证心胸烦满，吸吸短气，头痛，闷乱，骨节疼痛，晡时辄甚，与大病后虚烦相类。

人参当归汤 治产后烦闷不安。

人参　当归　麦门冬去心　干地黄　桂心各一两　芍药二两

上为㕮咀散，每服四大钱，水二盏，先将粳米一合，淡竹叶十片，煎至一盏，去米叶，入药并枣三枚，煎七分，去滓，食前服。地黄宜用生干者，虚甚，则用熟。

蒲黄散 治产后虚烦，必效。

蒲黄不以多少，纸上炒

上一味，每服一钱匕，东流水调下，不以时候。

虚 渴 证 治

产后去血过多，津液不回，肾气虚弱，多使人烦渴，引饮无度，虽非三消，其证颇同。治之，当养血，通气，回津，补肾方效。

熟地黄汤 治产后虚渴不止，少气，脚弱，眼昏，头眩，饮食无味。

熟干地黄一两　人参三两　麦门冬二两　瓜蒌根四两　甘草半两

上为剉散，每服四钱，水二盏，糯米一撮，生姜三片，枣三枚，煎七分，去滓，食前服。

六气经纬圆 治同前。（方见前妊娠腹痛下利门当归芍药散）

淋 闭 证 治

诸治产前后淋闭，其法不同，产前当安胎，产后当去血，如其冷、热、膏、石、气、淋等，为治则一，但量其虚实而用之，瞿麦、蒲黄，最为产后要药，唯当寻其所因，则不失机要矣。

茅根散 治产后诸淋，无问冷、热、膏、石、结气，悉主之。

白茅根八两，生　瞿麦穗　白茯苓各四两　蒲黄　桃胶　滑石　甘草炙，各一两　子贝十个，烧　葵子　人参各二两　石首鱼脑骨二十个，烧

上为剉散，每服四大钱，水一盏半，姜三片，灯心二十茎，煎七分，去滓，温服。亦可为末，煎木通汤调

下二钱，如气壅闭，木通、橘皮煎汤调下。

产后杂病治法

当归养血圆　治产后恶血不散，发渴，疼痛，及恶露不快，脐腹坚胀，兼室女经候不匀，赤白带下，心腹腰脚疼痛。

当归　赤芍药　牡丹皮　延胡索各二两，炒　桂心一两

上为末，蜜丸如梧子大，温酒米饮下三五丸，食前温服。痛甚，细嚼咽下。

四神散　治产后留血不消，积聚作块，急切疼痛，犹如遁尸，及心腹绞痛下利。

当归　芍药　川芎　干姜炮，各等分

上为末，每服方寸匕，温酒调下。

丁香散　治产后咳逆。

石莲肉十个，去心炒　丁香十枚

上为末，水半盏，煎数沸，服。

当归黄芪汤　治产后腰脚疼痛，不可转侧，壮热，自汗，身体强，气短。

黄芪二两　当归三两　芍药二两

上到散，每服四大钱，水一盏半，姜五片，煎七分，去滓，食前，温服。

竹叶汤　治产后伤风，发热，面正赤，喘而头痛。

干葛三分　防风　桔梗　桂心　人参　甘草炙，各一分　附子炮去皮脐，半两

上为到散，每服四钱，水一盏半，姜五片，枣三

371

个，竹叶十片，煎七分，去滓，空腹服。呕者，加半夏。

神授散　治妇人产后一切疾病，不问大小，以至危笃不能者。

牡丹皮　白芍药　桂心　陈皮　青皮各半两　当归　百合水浸　川芎　甘草炙　干姜炮，各一两　人参　神曲　麦蘖炒，各三钱　红花一钱半

上为末，每服二钱，水一盏，姜三片，枣一枚，煎七分，空腹服。孕妇不得服。

调　补　法

产后血气既衰，五脏俱损，唯得将补，不可转利，虽恶血未尽，亦不可便服补药，须俟七日外，脐下块散，方可投之。若痛甚切者，或崩伤泄利，虚羸喘乏，别生他疾，带起宿患，宜寻阅诸方，审详调理，不必拘以日数也，如黑神散，却不妨。

黑神散　治产后诸疾。

当归　白芍药　甘草炙　白姜炮　桂心　黑豆炒去皮　蒲黄　熟地黄各等分

上为末，温酒或小便，任意调下，空心服，忌如常。一法，去蒲黄，加附子。

四顺理中圆　治新产血气俱伤，五脏暴虚，肢体羸乏，少气，多汗，才产直至百晬。每日常服，壮气补虚，调养脏气，蠲除余疾，消谷嗜食，兼治产后脏虚，呕吐不止。

甘草炙，二两　人参　白术　干姜炮，各一两

上末，炼蜜丸如梧子大，每服三十丸，温米饮下，空心食前服。

当归建中汤 治产后劳伤，虚羸不足，腹中疗痛，吸吸少气，小腹拘急，痛连腰背，时自汗出，不思饮食，产讫直至满月，每日三服，令人丁壮强健。

当归四两　桂心三两　白芍药六两　甘草炙，二钱

上剉散，每服四大钱，水一盏半，姜三片，枣二枚，煎七分，去滓，入饴糖一块，再煎消，服。崩伤内衄，加阿胶地黄煎。

济阴丹 治产后百疾，百日内常服，除宿血，养新血。（方见后）

人参养血圆 治产后出月，羸瘦不复常。（方见后）

羊肉汤 治产后腹中疼痛，虚劳不足，里急，胁痛，并治寒疝。

当归三钱　生姜一两一分　精羊肉四两　橘皮半两

上剉散，水三碗，酒少许，煎至一碗，去滓，分二服，或少加葱盐亦佳。

妇人女子众病论证治法

妇人三十六病，未论所述，名品不同，或云，七癥，八瘕，九痛，十二带下，共三十六，虽有名数，不见证状。又论云，十二癥者，是所下之物不同，一如清血，二黑血，三紫汁，四赤肉，五脓痂，六豆汁，七葵羹，八凝血，九清血，十米泔，十一如月浣，十二经不应期。九痛者，热伤痛，冷涩痛，淋沥痛，小便时痛，经来时痛，胁胀痛，汁出如虫啮痛，胁下分痛，腰胯折

痛。七害者，穷孔不利，阴中寒热，小腹急坚，脏内不仁，子门揭睴，洞泄，恶吐。五伤者，两胁支满，心引胁痛，气结不通，邪思泄利，前后痛寒。三痼者，羸瘦不生肌，断绪不乳产，经水闭塞，亦名三十六病。名品虽殊，无非血病，多因经脉失于将理，产蓐不善调护，内作七情，外感六淫，阴阳劳逸，饮食生冷，遂致荣卫不输，新陈干忤，随经败浊，淋露凝滞，为癥为瘕，流溢秽恶，痛害伤痼，犯时微若秋毫，作病重如山岳，古人所谓妇人之病，十倍男子，虽言之太过，亦明戒约之切也。

白垩丹 治妇人三十六病，崩中，漏下，身瘦，手足热，恶风，怯寒，咳逆，烦满，拘急，短气，心、胁、腰、背、腹、肚、与子脏相引痛，溺下五色，心常恐惧，遇恚怒忧劳即发，皆是内伤所致。

白垩煅 白石脂煅 禹余粮煅，醋淬 乌贼鱼骨 牡蛎煅 龙骨煅 细辛各一两半 当归 芍药 黄连 白茯苓 干姜炮 桂心 人参 石韦去毛，一两 瞿麦穗 白芷 附子炮去皮脐 白蔹 甘草炙，各一两 川椒炒去汗，半两

上为末，蜜丸梧子大，空心，酒下三十丸至五十丸。

济阴丹 治妇人久冷无子，及数经堕胎，皆因冲任之脉虚冷，胞内宿夹疾病，经水不时，暴下不止，月内再行，或前或后，或崩中漏下，三十六疾，积聚癥瘕，脐下冷痛，小便白浊，以上疾证，皆令孕育不成，以至绝嗣。此药治产后百病，百日内常服，除宿血，生新

血，令人有孕，及生子充实，亦治男子亡血诸疾。

木香炮　茯苓　京墨烧　桃仁炒去皮尖，各一两　秦艽　甘草炙　人参　桔梗炒　石斛酒浸　蚕布烧　藁本各二两　当归　桂心　干姜炮　细辛　牡丹皮　川芎各一两半　川椒炒　山药各三分　泽兰　熟地黄　香附各四两　苍术八两　大豆卷炒，半升　糯米炒，一升

上为末，蜜丸每两作六丸，每一丸嚼细，食前，温酒、醋汤，任下。

乌鸡煎　治妇人百病。

吴茱萸醋煮　良姜　白姜炮　当归　赤芍药　延胡索炒　破故纸炒　川椒炒　生干地黄　刘寄奴　蓬莪术　橘皮　青皮　川芎各一两　荷叶灰四两　白熟艾用糯米饮调饼，二两

上为末，醋糊丸如梧子大，每服三五十圆，具汤使如后。

月经不通，红花苏木酒下；白带，牡蛎粉调酒下；子宫久冷，白茯苓煎汤下；赤带，建茶清下；血崩，豆淋酒调绵灰下；胎不安，蜜和酒下；肠风，陈米饮调百草霜下；心疼，菖蒲煎酒下；漏阻下血，乌梅温酒下；耳聋，蜡点茶汤下；胎死不动，班蝥二十个煎酒下；腰脚痛，当归酒下；胞衣不下，芸苔研水下；头风，薄荷点茶下；血风眼，黑豆甘草汤下；生疮，地黄汤下；身体疼痛，黄芪末调酒下；四肢浮肿，麝香汤下；咳嗽喘痛，杏仁桑白皮汤下；腹痛，芍药调酒下；产前后痢白者，白姜汤下；赤者，甘草汤下；杂者，二宜汤下；常服，温酒、醋汤，任下，并空心，食前服。

延龄丹 治妇人众病，无所不治。

熟地黄　川芎　防风　槟榔　芜荑炒　蝉蜕洗　柏子仁别研　马牙消烧　人参　黄芪　白薇　川椒各半两　鲤鱼鳞烧　晚蚕沙炒　当归　木香炮　附子炮去皮脐　石膏煅　泽兰各一两　藁本　厚朴姜制炒　甘草炙　白姜炮，各一两半　红花炒　吴茱萸洗，各一分

上为末，炼蜜搜和，杵数千下，丸如弹子大，每服一丸，具汤使如后。

血瘕块痛，绵灰酒下；催生，温酒细嚼下；血劳血虚，桔梗酒下；血崩，棕榈灰酒下；血气痛，炒白姜酒下；血风，荆芥酒下。

血晕闷绝，胎死腹中，胞衣不下，并用生地黄汁、童子小便、酒各一盏，煎二沸调下，常服，醋汤、温酒化下，并空心食前服。

交感地黄煎圆 治妇人产前产后，眼见黑花，或即发狂，如见鬼状，胞衣不下，失音不语，心腹胀满，水谷不化，口干，烦渴，寒热往来，口内生疮，咽中肿痛，心虚忪悸，夜不得眠，产后中风，角弓反张，面赤，牙关紧急，崩中下血，如豚肝状，脐腹疗痛，血多血少，结为癥瘕，恍惚昏迷，四肢肿满，产前胎不安，产后血刺痛。

生地黄二斤，研，以布裂取汁留滓　当归一两　延胡索糯米内炒赤色，去米，一两　生姜二斤，洗研如上法，以生姜汁炒地黄滓，地黄汁炒生姜滓，各至干堪为末则止　蒲黄四两，炒香　南番琥珀二两，别研

上为末，蜜为丸弹子大，当归汤化下一丸，食

前服。

皱血圆 调补冲任，温暖血海，治胞络伤损，宿瘀干血不散，受胎不牢，多致损堕，常服，去风冷，益血。

当归 牛膝酒浸 延胡索炒 芍药 茴香 蒲黄纸炒 香附去毛 蓬术煨 菊花 熟地黄 桂心各二两，为末 乌豆一升，醋煮为末

上用醋煮乌豆，干，取豆为末，再入二碗，煮至一碗，留在作糊，为丸如梧子大，酒、饮任下五十丸。

人参养血圆 治女人禀受怯弱，血气虚损。常服补冲任，调血脉，宣壅破积，退邪热，除寒痹，缓中，下坚胀，安神，润颜色，通气散闷。兼治妇人怀身，腹中绞痛，口干，不食，崩伤，眩晕，及产出月，羸瘦不复常者。

人参 赤芍药 川芎 菖蒲各一两，炒 当归二两 熟地黄五两 乌梅肉三两

上为末，蜜搜，杵数千下，丸如梧子大，每服五十丸至百丸，温酒、米汤任下，食前服。

四物汤 调益荣卫，滋养气血，治冲任虚损，月水不调，脐腹疗痛，崩中，漏下，血瘕块硬，发歇疼痛，妊娠宿冷，将理失宜，胎动不安，血下不止，及产后乘虚风寒内搏，恶露不下，结生瘕聚，小腹坚痛，时作寒热。又治血藏虚冷，崩中去血。

熟地黄 当归酒浸洗 川芎 白芍药各等分

上为剉散，每服四钱，水一盏半，煎七分，去滓，空心服。忌葱、萝卜。

温经汤　治冲任虚损，月候不匀，或来多不断，或过期不来，或崩中去血过多，不止，及治曾经陨堕，损妊娠瘀血停留，小腹中痛，发热，下利，手心烦热，唇口干燥。治小腹有寒，久不受胎。

半夏汤七次去滑　当归酒浸一宿　川芎　人参　白芍药　牡丹皮　桂心　阿胶蛤粉炒　甘草炙，各二两　吴茱萸汤洗炒，三两　麦门冬去心，五两

上为剉散，每服三钱，水一盏半，生姜五片，煎八分，去滓，热服，空心，食前。

牡丹散　治血虚劳倦，五心烦热，肢体疼痛，头目昏重，心忪，颊赤，口燥，咽干，发热，盗汗，减食，嗜卧，及血热相搏，月水不利，脐腹胀痛，寒热如疟。又治室女血弱阴虚，荣卫不和，痰嗽，潮热，肌体羸瘦，渐成骨蒸。

牡丹皮　芍药　甘草一半盐汤浸炙，一半生用　桂心　没药别研　延胡索　红花　当归　乌药各一两　陈皮　苏木　鬼箭　蓬术炮，各一分　干漆炒，二钱

上为末，每服二钱，白水煎七分，忌生冷。

伏龙肝散　治气血劳伤，冲任脉虚，经血非时，忽然崩下，或如豆汁，或成血片，或五色相杂，或赤白相兼，脐腹冷痛，经久未止，令人黄瘦，口干，饮食减少，四肢无力，虚烦惊悸，使人无子。

伏龙肝　赤石脂煅醋淬　牡蛎煅取粉　乌贼骨取粉　禹余粮煅醋淬　桂心各等分

上为细末，空腹，酒饮任下二钱。白多者，加牡蛎、乌贼骨；赤多者，加赤石脂、禹余粮；黄多者，加

伏龙肝、桂心；随病加之。一法，有龙骨。

艾煎圆 治崩伤淋沥，小腹满痛。常服，补荣卫，固经脉。

食茱萸汤洗 当归各七钱半 熟地黄 白芍药各一两半 石菖蒲炒 川芎 人参各一两 熟艾四两，用糯米饮调作饼焙

上为末，酒煮糊为丸，梧子大，每服五十丸，酒饮任下。

滋血汤 治妇人血风，血热，血虚，经候涩滞，经脉不通，四肢麻木，肌体浑身疼痛倦怠，将成劳瘵。

马鞭草取穗 荆芥穗各四两 桂心 当归 枳壳汤浸，麸炒 赤芍药 川芎各二两 牡丹皮一两

上粗为末，每服四大钱，水一盏半，乌梅一枚，煎七分，去滓，空心服。

抵当汤 治妇人经水不利。

水蛭剉炒 虻虫去翅足，各炒三十个 桃仁三十七个，炒去皮尖 大黄蒸，三钱三字

上为粗末，每服四钱水一盏半，煎七分，去滓，温服。血未利，更服。亦治男子有瘀血，膀胱痛。

万病圆 治室女月经不通，脐下坚结，大如杯升，发热往来，下痢羸瘦，此为血瘕。若生肉癥，不可为也，（血瘕一作气瘕，此即若瘕证也。）

干漆杵细炒，令火烟出，烟头青白一时久 牛膝酒浸一宿，各一两六钱 生地黄四两八钱，取汁

上以地黄汁入，下二味为末，慢火熬，俟可丸即丸，如梧子大，空心，米饮或温酒下二丸，日再。勿妄加，病去止药。妇人气血虚，经不行，若服破血行经

药，是杀之也，谨之。

矾石兑圆　治妇人经水闭，不利，脏坚癖不止，中有干血，下白物。

矾石三分，烧　杏仁一分，去皮尖炒

上研杏仁细，入矾灰，加少蜜，丸如枣大，绵裹，纳阴中。未知。再作。

三棱煎　治妇人血癥，血瘕，食积，痰滞。

三棱　蓬术各四两　青皮　半夏汤洗七次　麦蘗各三两

上用好醋六升煮，干，焙为末，醋糊丸梧子大，醋汤下三四十丸。痰积，姜汤下。

乌金散　治妇人血气，血癥，血风，劳心，烦躁，筋骨疼痛，四肢困瘦。

好黑豆十两　没药　当归各半两，洗焙干为末

上先将黑豆不犯水净拭，用沙瓶一只，入豆在内，以瓦片盖，盐泥固济，留嘴通气，炭火二斤煅，烟尽，存性，以盐泥塞瓶嘴，退火，次日取出，豆如鸦翼，研细，方入后末，研匀，不拘时候，温酒调下二钱，重者不过三五服。忌鲤鱼、毒肉、水母之类。

乌喙圆　治肠覃病，因寒气客于肠外，与胃气相薄，正气不荣，紧癖内着，恶气乃起，其生也，始如鸡卵，久久乃成，状如怀胎，按之坚，推即移，月事时下，故曰肠覃。亦治乳余疾，大小便不利，并食有伏虫，胪胀，痛疽，毒肿，久寒邪气。

乌喙炮去皮尖，一钱　半夏汤洗七次，四钱　石膏煅　藜芦炒　牡蒙　苁蓉酒浸，各一钱　桂心　干姜炮，各一钱三字　巴豆六七个，研膏

380

上末，蜜丸如绿豆大，每服三五丸，食后，酒饮任下。治男子疝痛。

木香散　治妇人脾气，血气，血蛊，气蛊，水蛊，石蛊。

木香　沉香　乳香研　甘草炙，各一分　川芎　胡椒　陈皮　人参　晋矾各半两　桂心　干姜炮　缩砂各一两　茴香炒—两半　天茄五两，赤小者日干秤

上洗焙为末，空心，日午，温陈米饮调下二钱，忌羊肉。

石茎散　治妇人血结胞门，或为癥瘕在腹胁间，心腹胀满，肿急如石水状，俗谓之血虫。

石茎一两　当归尾　马鞭草各半两　红花炒，半两　乌梅肉各半两　蓬茂炮　三棱炮　苏木节　没药　琥珀别研，各一分　甘草各一钱

上为末，浓煎苏木酒调下二钱，不饮酒。姜枣煎汤调，亦得。

大腹皮饮　治妇人血瘿，单单腹肿。

大腹皮　防己　木通　厚朴姜制　瓜蒌　黄芪　枳壳麸炒　桑白皮炙　大黄蒸　陈皮　青皮　五味子各等分

上剉散，每服秤一两，水一碗，煎至六分盏，去滓，入酒一分，温服，不以时候。

大黄甘遂汤　治妇人小腹满，如敦状，小便微难而不渴，产后者，为水与血并结在血室也。

大黄四两，蒸　甘遂炮　阿胶炒，各二两

上剉散，每服三钱，水一盏，煎七分，去滓，温服，其血当下。

381

小柴胡汤 治妇人伤风，七八日，续得寒热，发作有时，经水适断，此为热入血室，其血必结，故使如疟状发作有时（方见少阳经伤。伤寒门云，伤风必须有汗，宜加桂心）。

小麦汤 治妇人脏躁，喜悲伤欲哭，状若神灵所作，数欠呻。

小麦一升　甘草三两

上为剉散，每服半两，水二盏，枣四枚，煎至六分，去滓，空心，温服，亦补脾气。

牡丹圆 治妇人月病，血刺疼痛，方见疝气门。

黄芪五物汤 治妇人血痹，方见痹门。

竹茹汤 治妇人汗血，吐血，尿血，下血。

竹茹　熟地黄各三两　人参　白芍药　桔梗　川芎　当归　甘草炙　桂心各一两

上为剉散，每服四钱，水一大盏，煎七分，去滓，不以时候。

膏发煎 治妇人谷气实，胃气下泄，阴吹而正喧。

头发灰　猪脂

上调匀，绵裹如枣核大，纳阴中。

䘌 疮 证 治

凡妇人少阴脉数而滑者，阴中必生疮，名曰䘌疮，或痛或痒，如虫行状，淋露脓汁，阴蚀几尽，皆由心神烦郁，胃气虚弱，致气血留滞。故经云，诸痛痒疮皆属心。又云，阳明主肌肉，痛痒皆属心，治之当补心养胃，外以熏洗坐导药治之乃可。

补心汤　方见心脏虚实门。

狼牙汤　治妇人阴中蚀疮烂溃，脓水淋漓、臭秽。

狼牙一味，剉，浓煎汁，以绵缠筯头，大如茧，浸浓汁沥阴中，日数次。

雄黄兑散　方见狐惑门，凡蚀于肛者，单烧雄黄末熏之。蚀于下部则咽干，苦参汤洗。

养胃汤　方见五痿门。

小　儿　论

凡小儿病，与大人不殊，唯回气，脐风，夜啼，重舌，变蒸，客忤，积热，惊痫，解颅，魃病，疳病，不行数证，大人无之。其如伤风，伤寒，斑疮，下痢，用药则一，但多少异耳，诸方前已类编，可披而得，故不重引。然养小之书，隋唐间，犹未甚该博，吾宋则有《钱氏要方》，《张氏妙选》，《胡王备录》，《幼幼新书》，及单行小集，方论证状，动计千百，不胜备矣。今略取保生要方具前数证，以防缓急之需，博雅君子，不妨广览。

小儿初生回气法

小儿初生，气欲绝不能啼者，必是难产，或冒寒所致，急以绵絮包裹抱怀中，未可断脐带，且将胞衣置炭火炉中烧之，仍捻大纸捻，蘸油点灯于脐带上往来遍带燎之，盖脐带连儿脐，得火气由脐入腹，更以热醋汤荡洗脐带，须臾气回，啼哭如常，方可浴，洗了即断脐带。

小儿初生所服药法

小儿初生，急以绵裹指，拭尽口中恶血，若不急拭，啼声一出，即入腹成百病矣，亦未须与乳，且先与拍破黄连浸汤，取浓汁调朱砂细末，抹儿口中，打尽腹中旧屎，方可与乳，儿若多睡，听之，勿强与乳，则自然长而少病。

小儿初生通大小便法

小儿初生，大小便不通，腹胀欲绝者，急令妇人以温水先漱口了，吸咂儿前后心、并脐下、手足心共七处，每一处，凡三五次漱口，吸咂取红赤为度，须臾自通，不尔，无生意，有此证，遇此方，可谓再生。

小儿脐风撮口证

小儿初生，一七日内，忽患脐风撮口，百无一活，坐视其毙者皆是，良可悯，有一法极验，世罕有知者。凡患此，儿齿龈上有小泡子，如粟米状，以温水蘸熟帛裹手指轻轻擦破，即口开，便安，不用服药，神效。

千金变蒸论

凡小儿有生三十二日一变，再变为一蒸，十变而五小蒸，又三大蒸，积五百七十六日，大小蒸都毕，乃成人。小儿所以变蒸者，是荣其血脉，改其五脏，变者上气，蒸者体热，其轻者，本热而微惊，耳冷，尻冷，上唇头白泡起，如鱼目珠子，微汗出；其重者，体壮热而

脉乱，或汗，或不汗，不欲食，食辄吐呃，目白睛微
赤，黑睛微白，变蒸毕，自明矣。此其证也，单变小
微，兼蒸小剧，凡蒸，平者五日而衰，远者十日而衰，
先期五日，后之五日，为十日之中，热乃除耳。或违日
数不除，切不可妄治及灸刺，但少与紫丸微下之，热歇
便止。若身热，耳热，尻亦热，此乃他病，可作别治。

　　紫圆　治小儿变蒸，发热不解，并夹伤寒，温壮，
汗后热不歇，及腹中有痰癖，哺乳不进，乳则吐呃，食
痫，先寒后热者。

　　代赭石　赤石脂各一两　巴豆三十粒，去壳压油　杏仁五
十粒，去皮尖

　　上以上二味为末，别研巴豆、杏仁为膏，相和更捣
一二千杵，当自相得。若硬，入少蜜同杵之，密器中收
三十日，儿服如麻子大一粒，与少乳汁令下，食顷后，
与少乳勿令多，至日中当小下，热除。若未全除，明日
更与一粒，百日儿服如小豆一粒，以此准定增减，夏月
多热，喜令发疹，二三十日辄一服，佳。紫圆无所不
治，虽下，不虚人。

夜　啼　四　证

　　小儿夜啼有四证，一曰寒，二曰热，三曰重舌口
疮，四曰客忤，寒则腹痛而啼，面青白，口有冷气，腹
亦冷，曲腰而啼，此寒证也。热则心躁而啼，面赤，小
便赤，口中热，腹暖，啼时或有汗，仰身而啼，此热证
也。若重舌口疮，则要乳不得，口到乳上即啼，身额皆
微热，急取灯照口，若无疮舌必肿也，客忤者，见生人

卷之十八

气忤犯而啼也。

蒜圆 治冷证腹痛夜啼。

大蒜一颗，慢火煨香，熟取出细切，稍研，日中或火上焙半干，研 乳香半钱，别研

上研匀，丸如芥子大，每服七粒，以乳汁送下。

灯花散 治热证心躁夜啼。

灯花三两头

上研细，用灯心煎汤调涂口中，以乳汁送下，日三服。

蒲黄散 治小儿重舌。

真蒲黄微炒，纸铺地上出火气

上研细，每抄些小掺舌下，时时掺之自愈。更以温水蘸熟帛裹指轻轻按掠之，按罢，掺药。

牡蛎散 治小儿口疮。

牡蛎煅通红，取出候冷，研细以纸裹了，埋一尺土中七日出火气，三钱 甘草炙为末，一钱匕

上和匀，时时抄少许掺口中，或咽，或吐，皆无害。

治客忤夜啼法

用本家厨下火柴头一个火灭者，以朱书云，吾是天上五雷公，将来作神将，能收夜啼鬼，一缚永不放，急急如律令，柴头以火烧焦头为上，书了勿令儿知，立在床下，倚床前脚里，男左女右。

黄土散 治小儿卒客忤。

灶中黄土 蚯蚓屎各等分

上研匀，和水涂儿头上，及五心，良。

积 热 证 治

小儿积热者，表里俱热，遍身皆热，颊赤，口干，小便赤，大便焦黄，先以四顺清凉饮子利动脏腑，热则去，或既去而复热者，内热已解，而表热未解也，当用惺惺散、红绵散加麻黄微发汗，表热乃去，表热去后，又发热者，何也？世医到此，尽不能晓，或再用凉药，或再解表，或以谓不可医，误致夭伤者甚多，此表里俱虚，气不归元，而阳浮于外，所以再发热，非热证也。只用六神散入粳米煎，和其胃气，则收阳气归内，身体便凉，热重者，用银白散。

四顺饮子 治小儿头昏，颊赤，口内热，小便赤，大便少，此里热也。

大黄　当归洗　赤芍药　甘草各等分

上为末，三岁上小儿，每服一大钱，水一盏，煎至七分，作二服，食后服。一法，用芍药，欲利小便，则用赤者。虚热者，加甘草；下利者，减大黄；冒风邪，加麻黄去节；中风身体强戴眼者，加独活；并于一两中加减半钱。

惺惺散

桔梗　细辛　人参　甘草炙　白茯苓　瓜蒌根　白术

上等分为末，每服一钱匕，水一小盏，薄荷三叶，同煎四分，温服，不拘时候。

红绵散

僵蚕炒　白术炒直者　天麻一两，生用　天南星二两，薄

片切油浸黄 苏木节二两半，别研

上为末，每服一钱，水一小盏，入红绵少许，同煎至六分，温服。凡小儿风热，头目不清，并宜服之。若伤寒有表证发热者，每服入去节麻黄末半钱以下，有里热心躁渴者，入滑石末半钱以下，同煎服之。

六神散

人参　白茯苓　干山药　白术　白扁豆　甘草炙，各等分

上为末，每服一大钱，水一小盏，枣一个，生姜二片，同煎至五分，通口服。此药用处甚多，治胃冷，加附子；治风证，加天麻；治利，加罂粟壳。

银白散

干山药　白术　白茯苓各半两　人参　白扁豆　知母　甘草炙　升麻各等分

上为末，每服一钱，水一小盏，枣一个，煎七分，温服，不拘时候。

急慢惊风证治

小儿发痫，俗云惊风，有阴阳二证，身热，面赤，而发搐搦，上视，牙关紧硬者，阳证也。因吐泻，或只吐不泻，日渐困，面色白，脾虚，或冷而发惊，不甚搐搦，微微目上视，手足微动者，阴证也。阳证用凉药，阴证用温药，不可一概作惊风治也。又有一证，欲发疮疹，先身热惊跳，或发搐搦，此非惊风，当服发散药。

阳痫方

朱砂一分，研　腻粉　麝香各半钱　芦荟　白附子

甘草各二钱　　胡黄连一钱　　蝎梢七个　　僵蚕十条　　金箔七片
赤脚蜈蚣一条，炙

上为末，二岁以上，服半钱匕，以金银薄荷汤调下。三岁以上，服一钱，如口不开，灌入鼻中。

阴痫方

黑附子生去皮脐　　生天南星　　半夏各二钱　　白附子一钱半

上研细，井花水浸七日，每日换水，浸讫，控干，入朱砂二钱，麝香一钱，拌匀，每服一字，薄荷汤调下，量儿加减。一方，用附子生去皮脐，为末，每服二钱，以水一盏半，生姜二片，同煎至半盏，分三二服，量儿加减。吐者，入丁香五粒同煎，乳空时服。或用水浸炊饼，为丸如粟米大，每服二十粒亦可，余方见癫痫门。

解　颅　治　法

三辛散　　治小儿头骨应合而不合，头骨开解，名曰解颅。

细辛　　桂心各半两　　干姜七钱半

上为末，以乳汁和，傅颅上，干复傅之，儿面赤，即愈。

又方

蛇蜕炒焦为末

上用猪颊车中髓，调傅顶上，日三四度，曾有人作头巾裹头遮护之，久而自合，亦良法也。

魃病证治 魃音技

《千金》论，小儿有魃病者，是娠妇被恶神导其腹中，令儿病也，魃亦小鬼也。其证微微下利，寒热去来，毫毛鬓发，鬐鬐不悦者，是也，宜服龙胆汤。凡妇人先有小儿未能行，而母更有娠，使儿饮此乳，亦作魃也，令儿黄瘦骨立，发热，发落。

龙胆汤 治婴儿出腹，血脉盛实，寒热温壮，四肢惊掣，吐呃者，若已能进哺，中食实不消，壮热，及变蒸不解，中客人鬼气，并诸痫惊。

龙胆草 柴胡 黄芩 桔梗 钩藤皮 芍药 甘草
炙 茯苓各二钱半 蜣螂二枚 大黄一两，湿纸裹煨

上为剉散，以水一升，煮取五合，为一剂，十岁以下小儿皆可服。若儿生一日至七日，分一合为三服，八日至十五日，分一合半为三服，生十六日至二十日，分二合为三服，二十日至三十日四十日，尽以五合为三服，皆以得下即止。此剂为出腹婴儿所作，若日月长大者，以次依此为例，必知，客忤及有鬼气，可加人参、当归各二钱半，一百日儿，加一钱一字，二百日儿，加二钱半，一岁儿，加半两，余药皆准此。

疳病证治

小儿疳病者，多因缺乳，吃食太早所致，或因久患脏腑胃虚虫动，日渐羸瘦，腹大不能行，发竖，发热，无精神，肥儿丸主之。

肥儿圆

黄连　神曲各一两　大麦蘖半两，炒　木香二钱　槟榔二个，不见火　使君子肉　肉豆蔻面裹煨，各半两

上为末，面糊为丸如萝卜子大，每服三二十丸，量儿岁数加减，熟水吞下。

六神圆　治如前证。

丁香　木香　肉豆蔻去壳，各半两，三味用面裹同入慢灰火，煨令面熟为度　诃子半两，煨去核　使君子　芦荟各一两，细研入

上为末，以枣肉和丸如麻子大，每服五丸至七丸，温米饮下，乳食前服。

龙胆圆　治疳病发热。

龙胆草　黄连　使君子肉　青橘皮各等分

上为末，猪胆汁和，为丸如梧桐子大，每服三十粒，以意加减，临卧时，熟水下。

不 行 证 治

五加皮散　治小儿三岁不能行者，由受气不足，体力虚怯，腰脊脚膝，筋骨软躄，故不能行。

真五加皮

上为末，粥饮调，滴酒少许，每服一粟壳许，日三服。

方 剂 索 引

方剂索引

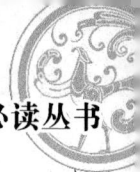

六画

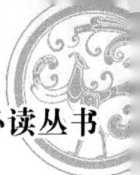

方剂索引

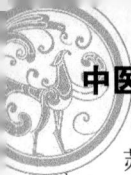

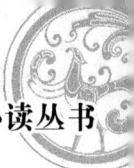

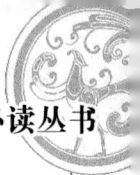

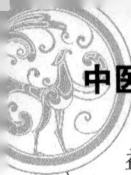

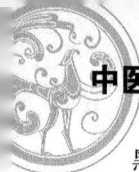

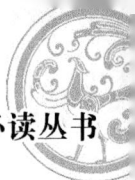